W0345817

BASTEI
LÜBBE

Über die Autorin:

Barbara Ludwig, aufgewachsen in Berlin, zog mit ihrem Mann nach einem Australienaufenthalt erst nach Konstanz und später nach München, wo sie heute noch lebt. Nach dem Tod ihres Mannes begann sie die Geschichte seiner Krankheit niederzuschreiben. Jürgen Ludwig starb an der Creutzfeldt-Jakob-Erkrankung.

Barbara Ludwig

Zum Weinen ist die Zeit zu schade

Diagnose: Creutzfeldt-Jakob-Erkrankung

BASTEI LÜBBE

BASTEI LÜBBE TASCHENBUCH
Band 61574

1. Auflage: Oktober 2005
2. Auflage: Februar 2007

Bastei Lübbe Taschenbücher in der Verlagsgruppe Lübbe

Originalausgabe
Copyright © 2005 by Verlagsgruppe Lübbe GmbH & Co. KG,
Bergisch Gladbach
Redaktion: Sylvia Gredig
Titelbild: © Ronnie Kaufmann/CORBIS
Umschlaggestaltung: Gisela Kullowatz
Satz: Textverarbeitung Garbe, Köln
Druck und Verarbeitung: Ebner & Spiegel, Ulm
Printed in Germany
ISBN 978-3-404-61574-2

Sie finden und im Internet unter
www. luebbe.de

Der Preis dieses Bandes versteht sich einschließlich
der gesetzlichen Mehrwertsteuer.

VORWORT

Die Creutzfeldt-Jakob-Erkrankung (CJK) ist eine rätselhafte Erkrankung des Gehirns, bei der in kurzer Zeit die geistigen Funktionen und die Koordination der körperlichen Bewegung verfallen. Die CJK ist eine tödliche Erkrankung, die relativ selten vorkommt; in Deutschland treten jährlich etwa 100 neue Fälle auf. Familie und Arzt stehen dem raschen Verfall der Persönlichkeit fassungslos und ratlos gegenüber. Ein Abbild dieser Hilflosigkeit, der man schicksalhaft ausgeliefert ist, ist in dem Buch von Barbara Ludwig dargestellt.

Zu den Rätseln dieser Krankheit gehört, dass sie fast immer, das heißt in neun von zehn Fällen, sporadisch auftritt und eine Ursache für die Erkrankung auch bei intensiver Suche nicht gefunden werden kann; auf der anderen Seite ist in vielen Untersuchungen gezeigt worden, dass das Hirngewebe der betroffenen Patienten hochinfektiös ist. Es sieht in der Tat so aus, als könnte diese infektiöse Krankheit spontan entstehen. Eine weitere Besonderheit ist, dass die Krankheit auch durch einen Gendefekt entstehen kann.

Die Creutzfeldt-Jakob-Krankheit gehört zusammen mit dem Gerstmann-Sträußler-Scheinker-Syndrom und der tödlichen familiären Insomnie beim Menschen und Erkrankungen im Tierreich, wie zum Beispiel Scrapie (Traberkrankheit) beim Schaf und BSE beim Rind, zu den so genannten Prionkrankheiten. Prionkrankheiten werden durch so genannte Prionen übertragen. Prionen bestehen aus einem körpereigenen Eiweißstoff, dem Prionprotein, das in seiner äußeren Gestalt durch den Krankheitsprozess so verändert wird, dass es in der Lage ist, weitere körpereigene Prionproteine falsch zu falten. Die falsch gefalteten Prionproteine führen zum Untergang der Gehirnzellen, zum geistigen Verfall und zum Tod der Betroffenen. Die Prionkrankheiten werden also durch die falsche Faltung von körpereigenen Molekülen verursacht.

Hans Georg Creutzfeldt und Alfons Jakob haben diese Erkrankung Anfang der zwanziger Jahre des vergangenen Jahrhunderts beschrieben. Doch erst in den sechziger Jahren kam der Gedanke auf, dass die Creutzfeldt-Jakob-Krankheit eine ganz besondere übertragbare Erkrankung ist, bei der das Immunsystem des Körpers auf den infektiösen Prozess nicht reagiert, da er ganz offensichtlich die veränderten körpereigenen Eiweißmoleküle nicht als fremd erkennen kann. Viele Jahre hatte man angenommen, dass die CJK durch ein »langsames Virus« verursacht wird. In den achtziger Jahren wurde von Stanley Prusiner aus San Francisco die geschilderte Prionhypothese entwickelt.

Das allgemeine und wissenschaftliche Interesse an dieser Krankheitsgruppe war über viele Jahrzehnte gering. Dies änderte sich schlagartig mit der Entdeckung, dass die BSE des Rindes eine Prionerkrankung ist, dass die BSE in Großbritannien eine oder gar mehrere Millionen Rinder befallen hatte, und dass die BSE eine weltweit verbreitete Rindererkrankung ist. Auch in Deutschland wurden BSE-Fälle identifiziert und jetzt, vier Jahre nach Einführung von Maßnahmen, die die Verbreitung der Krankheit bei Rindern verhindern, nämlich die Durchsetzung des Fütterungsverbotes von Tiermehlen an landwirtschaftliche Nutztiere, werden immer noch neue BSE-Fälle entdeckt.

Es besteht kein Zweifel, dass der BSE-Erreger beim Menschen eine neue, abgewandelte (variante) Creutzfeldt-Jakob-Erkrankung (vCJK) hervorruft. Die vCJK lässt sich von der sporadischen CJK, die wir seit 80 Jahren kennen, mit den Untersuchungsmitteln der Biochemie und Neuropathologie gut unterscheiden. Etwa 150 überwiegend junge Menschen sind der vCJK in Großbritannien zum Opfer gefallen, acht in Frankreich, ein Patient in Italien. In Deutschland wurde trotz intensiver Überwachung bisher kein einziger Fall der vCJK beobachtet. Die Erkenntnis über diese Zusammenhänge hat zum ersten Mal zu einer groß angelegten Förderung der Prionforschung durch die öffentliche Hand in Europa geführt. Die Funktion der Prionproteine, der Infektionsweg der Prionen und ihre Umfaltung wird seitdem untersucht.

Erstmals wird auch intensiv hinsichtlich möglicher Behandlungswege dieser seltenen Erkrankungen geforscht. Möglicherweise wird es gelingen, das Immunsystem gegen die Prionen zu aktivieren. Chemische Substanzen wurden gefunden, die die Interaktion und die Umfaltung von Prionproteinen verändern, allerdings erst im Reagenzglas. Wir hoffen, dass einige dieser Substanzen auch im lebenden Organismus ihre Wirkung zeigen und zumindest die Ausbreitung der Prionen im Körper verhindern werden. Zusammen mit der Entwicklung einer Frühdiagnose könnte man dann den Schlüssel für die Behandlung dieser tödlichen Erkrankung in der Hand halten.

Prof. Dr. Hans A. Kretzschmar,
Leiter des Zentrums für Neuropathologie und Prionforschung der Ludwig-Maximilians-Universität München

PROLOG

Es sind die ersten Wochen im März. In Australien ist es Herbst, und die Regenzeit endet. Die Hitze wird endlich trocken und erträglich. Eine Gruppe Touristen steht beeindruckt vor dem Ayers Rock, diesem riesigen monolithischen Felsen inmitten der Wüste im Nationalpark Uluru. Das Licht der untergehenden Sonne lässt den Stein ebenso rot wie den Sand leuchten. Sie fotografieren und filmen. Als das von jahrhundertealten Erosionen in die Felswand gefressene Relief scharf hervortritt, erklärt der Reiseleiter: »Oben am Felsen sehen Sie *The Brain*, so nennen wir Aussies dieses Steingebilde, das die Aborigines als Heiligtum verehren. Zu Recht, meine ich. Schließlich ist das Gehirn mit seinen mehr als hundert Milliarden Zellen das wichtigste und heiligste Organ, das wir Menschen besitzen.«

Alle nicken ergriffen und finden, dass die Eingrabungen im Stein tatsächlich dem Querschnitt eines überdimensionalen Menschenschädels ähneln.

In Deutschland rollt ein Güterzug durch die winterliche Märznacht. Halbrunde, übergroße Stahlbehälter lagern stoßgesichert in gleichmäßigen Abständen auf den Räderplattformen. Fast lautlos gleitet der Zug mit gedrosselter Geschwindigkeit durch die Dunkelheit, überquert geschlossene Bahnübergänge, durchfährt menschenleere Bahnsteige. Männer vom Bundesgrenzschutz begleiten den Transport, unsichtbar für den Betrachter.

Müde wartet ein Mann vor einer heruntergelassenen Bahnschranke. Er sieht den Zug wie einen Gespensterzug vorbeiziehen. Er kennt die Castorbehälter aus der Presse und weiß, dass in den Behältern radioaktives Material nach Gorleben zur Zwischenlagerung transportiert wird.

Er weiß nicht, dass der Zug heute um vier Uhr früh in Göttingen stoppen wird.

Ein junger Wissenschaftler wird, begleitet von zwei Polizisten, am Bahnsteig warten, um einen Sicherheitsbehälter in Empfang zu nehmen. Der Inhalt des Behälters ist nicht radioaktiv aufgeladen, aber ebenso gefährlich. Selbst ein 1000stel Gramm dieses Materials bringt für Menschen, die damit ungeschützt in Berührung kommen, den sicheren Tod.

Das hochinfektiöse Material ist für die Prion-Forschungsgruppe der Universität Göttingen bestimmt. Es wurde dem Gehirn eines Toten entnommen. Die Leiche war männlich, 54 Jahre alt, weiß. Seine Gehirnmasse wog 1479 Gramm.

Der Mann starb am 11.03.1999 an den Folgen der Creutzfeldt-Jakob-Erkrankung.

Die Creutzfeldt-Jakob-Erkrankung (CJK) beim Menschen gehört wie BSE bei Rindern zu einer Gruppe übertragbarer, stets tödlich verlaufender Erkrankungen des zentralen Nervensystems. Sie werden durch ungewöhnliche Erreger ausgelöst, so genannte Prionen.

Eine spätere Analyse des Materials ergibt, dass die neue Variante der Creutzfeldt-Jakob-Erkrankung nicht vorliegt. Die DNA-Untersuchung fördert eine genetische Disposition zutage. Das bedeutet, ein kleines Gen entschied in diesem Fall über den Ausbruch der Erkrankung. Angestoßen durch einen unbekannten Auslöser nahm es sein unheilvolles Werk auf. Welche Erreger dazu führten, dass die Nervenzellen im Gehirn dieses Mannes verklumpten, sich auffalteten und schließlich ihren Dienst völlig versagten, bleibt unbekannt.

TEIL 1

MORGEN GEHT ES SICHER WIEDER BESSER

Juli 1998

Jürgen

Die Welle rollt auf mich zu, türmt sich meterhoch vor mir auf, ihr Sog zerrt an meinen Füßen, gleich werden ihre Wassermassen sich auf mich stürzen. Mein Körper strafft sich, in meinem Bauch dehnt sich das Kribbeln aus, ich zwinge mich zu warten – die Sekunden dehnen sich – bis ich mich mit den Beinen kräftig abstoße und in die Welle hineinspringe, so hoch wie möglich dem Kamm entgegen, um ihre Dynamik zu nutzen und in rasender Fahrt ans Ufer zu gleiten.

Ich glitt nicht. Der Sprung fand nicht statt. Der Befehlsimpuls meines Gehirns erreichte mein Bein nicht, das perfekte Zusammenspiel von Muskeln und Sehnen versagte. Mein Bein knickte unter mir weg. Die sich überschlagende Welle übernahm die Gewalt. Die Wassermassen erschlugen, erdrückten und verschlangen mich. Mein Körper wurde ihr Spielzeug, sie warfen mich wie einen Ball auf den Ufersand, gaukelten mir einen kurzen Augenblick Sicherheit vor, bevor sie ihr Spiel fortsetzten und mich erneut mit ihren riesigen Fangarmen hochhoben, herumwirbelten und mich von einer Welle zur anderen schleuderten. Ich war ihnen ausgeliefert, jede Orientierung verlor sich in dem raschen Wechselspiel des Oben und Unten.

Der raue Sand schürfte meinen Körper schmerzhaft auf, erfolglos versuchte ich, auf die Beine zu kommen, den Kopf wieder über Wasser zu bringen. Die Welle siegt, dachte ich damals resignierend, das Salz des Meeres wird meinen Körper auflösen, und ich werde auf ewig in den Wellen schaukeln. Okay, dann lasst mich ein Teil von euch werden, ihr Wellen.

Mein Bein, was war an jenem Tag mit meinem Bein los? Wie Wackelpudding ist es unter mir weggewabbelt! Warum?

An jenem Tag im April – während unseres Urlaubs auf Fuerteventura vor drei Monaten – wäre ich beinahe ertrunken. Ich erinnere mich noch sehr gut an diesen Moment. Als ich wieder zu mir kam, sah ich …

»Herr Ludwig?«

Ich blicke hoch, muss mich aus meinen Erinnerungen lösen, mich der Gegenwart stellen. Der Stationsarzt steht neben mir und drückt mir einen mehrseitigen Fragebogen in die Hand. Fakt ist, ich habe vor Wochen einen Termin für eine Untersuchung bei einem als Schlaganfallspezialisten bekannten Chefarzt ausgemacht, jetzt stehe ich in einem Krankenhausflur, vor mehreren Sprechzimmern, um vor dem ersten Behandlungsgespräch einige Untersuchungen zu absolvieren.

»Bitte notieren Sie möglichst genau Ihre Beschwerden auf diesem Bogen. Für die Diagnose interessieren uns alle Begebenheiten, die aus dem normalen Umfeld rausfallen und füllen Sie den Fragebogen hier aus, bevor wir mit den anderen Untersuchungen anfangen.«

Ich nehme die Blätter und blicke mich um.

»Sie finden am Ende des Ganges Sitzgelegenheiten und einen Tisch. Vor dem Fenster ist ausreichend Tageslicht.«

Der Mann im weißen Kittel zeigt auf eine Sitzgruppe. Ich sehe den Kittelträger an, schätze ihn auf Anfang dreißig, mir fallen seine rotblonden, über der Stirn abstehenden Haare auf, die mit Gel auf Stand gebracht sind. Er könnte mein Sohn sein. Ich fühle mich alt. Widerwillig setze ich mich auf den hellblauen Plastikstuhl, der vor dem Tisch steht. Mein Blick fällt auf die sorgfältig in zwei Stapeln angeordneten Zeitschriften und Hinweisheftchen.

»Jede Sekunde ist wichtig für den Schlaganfallpatienten – Rettungsdienstkette hat sich hervorragend bewährt«, lautet die Überschrift auf dem Hochglanzpapier der Broschüren. Das Cover zeigt ein Team von Ärzten und Sanitätern in roter Bekleidung lachend aus einem Hubschrauber steigend, als würden sie von einem Bergausflug zurückkehren und sich auf die gemeinsame Jause freuen.

Panik erfasst mich. Ein kurzer Fluchtimpuls durchzuckt meinen Körper. Geh einfach, sagt mir meine innere Stimme. Dann frage ich mich: Was bist du? Ein Schisser, eine Memme, ein Weichei, ein Angsthase, ein Schlappschwanz, ein Warmduscher, ein Kleinkind, oder was? – Nein, denke ich. Du bist ein Mann von 54 Jahren!

Ich lege das Papier vor mich hin, überlege. Es fällt schwer, schwarz auf weiß zu bekennen, dass einiges nicht mehr stimmt, schwieriger geworden ist.

Schließlich schreibe ich …

Januar 1998

Jürgen

Alles beginnt im Januar. Wir lassen München hinter uns und damit den Winter. Ich blicke aus dem Flugzeugfenster und lächele. Das ungeliebte Weißgrau entfernt sich. Ich hasse den Winter. Diesen mehr als die anderen. Er setzte sich bereits im Oktober mit Schnee in Szene, der sich bald in einen schmutzigen Matsch verwandelte. Wochenlang verdüsterte eine graue

Nebelsuppe das Gemüt. Sonnenschein und jene klaren Tage mit Schnee in den Bergen, die wie Sahnehäubchen das schlechte Wetter erträglich machen, konnte dieser Winter nicht bieten.

Barbara gibt mir mit einem zärtlichen Stups gegen den Ellbogen zu verstehen, dass ich nicht allein unterwegs bin.

»Ich bin neugierig, wie Achim und Sigrid sich ihr Leben eingerichtet haben«, sagt sie. »Hörte sich spannend an, was Achim erzählte. Fast vier Jahre haben wir sie nicht gesehen. Ob Sigrid sich verändert hat?«

»Mich interessiert, wie sie es geschafft haben, die Winter auf Fuerteventura zu verbringen. Macht mich neidisch«, erwidere ich, streiche eine verirrte dunkelbraune Locke aus Barbaras Gesicht und blicke in ihre grünen Augen, die ebenso lachen können wie ihr Mund. Mir fallen ein paar kleine Lachfältchen um ihre Augen herum auf. »Hübsch siehst du aus«, sage ich noch. Dann drehe ich den Kopf wieder zum Kabinenfenster.

Es ist der Versuch, ein weiteres Gespräch abzubiegen. Ich weiß, wenn Barbara in ihrer realistischen Art anfängt sich zu ereifern – dann machen wir dies, dann machen wir das, wie wird das Hotel sein, sind die Koffer auch wirklich mitgekommen –, ist Schluss mit meinen Träumereien. Ich würde mich augenblicklich von den angenehmen Gedanken an Sonne und Meer trennen müssen. Dabei spüre ich geradezu die Wärme der Sonne durch den dünnen Stoff des T-Shirts auf der Haut. »Ich bin reif, reif, reif – reif für die Insel …« Der Peter-Cornelius-Song fällt mir ein, und ich summe vor mich hin.

Mein ganzes Leben lang träume ich mal mehr, mal weniger davon, das normale Leben hinter mir zu lassen, auf einer Insel im Süden zu leben, aus dem Alltag auszusteigen.

Aber, wer kann sich das ohne Lottogewinn leisten? Wir nicht, unser Geld reicht nur für einen – nicht ganz freiwilligen – Teilausstieg. Mein neuer Chef wünschte sich einen neuen Manager, und ich musste meinen Platz freimachen. Zugegeben, der Abschied brachte Vor- und Nachteile mit sich. Zum Beispiel erinnere ich nur mit Grauen an die Zeit, in der jeder Tag fern vom Büro hart erkämpft war und mit der Angst einherging, es könnte dort während meiner Abwesenheit alles schief laufen. Das Gefühl verursachte Schlaflosigkeit und Albträume, machte mich nervös und gereizt. Oft gelang es mir erst in der letzten Urlaubswoche abzuschalten. Jetzt habe ich weniger Stress als in den vergangenen Jahren, aber auch wesentlich weniger Einkommen. Einziger Minuspunkt: Meine Beratertätigkeit ernährt uns nicht. Wir müssen an unser Erspartes und sind auf Barbaras Einkommen angewiesen. Auf der Habenseite steht ein vorher rares Gut: Zeit! Ich empfinde die gewonnene Zeit als unschätzbares Geschenk und bin glücklich darüber. Ich liebe Barbara dafür, dass sie ebenso fühlt.

»Au, was ist jetzt? Lass los!« Barbara windet ihre Hand aus meinem zärtlich gemeinten Griff.

»Urlaub, Mädchen, Urlaub!«

»Ist die Schweigeviertelstunde abgelaufen, sprichst du wieder mit mir?« Lachend schüttelt sie ihre malträtierte Hand.

»Was darf ich Ihnen zu trinken anbieten?«, fragt uns die Stewardess.

»Zwei Glas Sekt bitte.« Ich sehe Barbara an, und wir zwinkern uns zu. Der Sekt im Urlaubsflieger ist ein lieb gewonnenes Ritual. Wir tauchen ab in eine andere Realität, das Abenteuer kann beginnen. Alles wird möglich. Ich kann mir wie ein kleiner Junge vorstellen, mit Sven Hedin das unwirtliche Sandmeer von Takla-makan zu durchqueren, mit Heinrich Harrer die Tropeninsel Neuguinea zu erforschen oder in Gedanken Rollo Gebhardt nacheifern und als Einhandsegler durch die Südsee schippern. Drei Wochen im Winter auf den Kanaren sind auch schon etwas, geht mir durch den Kopf.

Ich nehme mein Buch aus dem Rucksack, behalte es dann, ohne darin zu lesen, auf dem Schoß und lasse mich von den Reisebildern auf den Monitoren ablenken, bis die Lautsprecheransage verkündet:

Meine Damen und Herren, wir befinden uns im Landeanflug auf Fuerteventura. Die derzeitige Lufttemperatur beträgt 20 Grad Celsius, es ist sonnig. Bitte bringen Sie nun Ihre Sitzlehnen in eine senkrechte Position, stellen Sie das Rauchen ein und schnallen Sie sich an. Bitte bleiben Sie angeschnallt, bis das Flugzeug seine endgültige Position erreicht hat. Kapitän Mehle und seine Crew verabschieden sich von Ihnen und wünschen Ihnen einen angenehmen Aufenthalt auf Fuerteventura.

Barbara

Es wird ein gutes Jahr werden, denke ich und proste mir mit dem Sekt selbst zu. Über den Wolken strahlt die Sonne. Ein warmes Gefühl voller Zuversicht durchflutet mich. Ich bin glücklich.

Du kannst alles schaffen, du musst nur die Schranken in deinem Kopf einreißen, lautet mein Motto. Vor einiger Zeit habe ich den Ausspruch von Arnold Schwarzenegger ausgeschnitten und in meinen Kalender geklebt. Ich lächele und sehe zu Jürgen hinüber. Er hat die Kopfhörer aufgesetzt, und ich höre, wie er leise mitsingt. Ein Blick nach vorn zeigt mir, dass die Stewardessen nicht so bald mit dem Verkaufswagen durch die Reihen gehen werden. Ich stecke die Banknoten für das Parfüm wieder in meine Tasche und streife mir ebenfalls die Bügel der Kopfhörer über. Bald plätschern meine Gedanken ebenso angenehm wie die seichten Schlager vor sich hin.

Die letzten Jahre – sie ließen mich des Öfteren daran zweifeln, ob es erstrebenswert ist, als Frau zur Welt zu kommen. Ich, seit Jugendjahren dazu neigend, mich fröstelnd durch die Welt zu bewegen, stellte fest, dass mit einem Mal alles völlig anders war. Ich dampfte seitdem durch die Gegend, meine Kleidung passte mir nicht mehr, Jürgens warme Hand, die sich mir näherte, war mir ein Graus, Sonne verhasst, geschlossene Fenster fand ich plötzlich unerträglich, kurzum: Alles, was einmal gut war, stimmte auf einmal nicht mehr. Hinzu kam, dass mein Spiegelbild mir ein Wesen zeigte, das mir fremd war, an das ich mich erst gewöhnen musste. Ich beschloss, die Zeit vor dem Spiegel auf ein Mindestmaß zu beschränken. Das Gleiche galt für die Tortur beim Besteigen der Waage, um festzustellen, dass der Zeiger wieder hochgeschnellt war. Wobei ich dies längst an meinen Hosen bemerkt hatte und mich inzwischen beim Neukauf am wohlsten in der Abteilung für große Größen fühlte.

Dann musste Jürgen auch noch aus seinem Job ausscheiden. Konnte ich vorher schalten und walten, wie ich wollte, mir meine Zeit wenigstens zu Hause nach Belieben einteilen, musste ich mich jetzt darauf einstellen, dass Jürgen auf einmal permanent zu Hause war! Gewohnt, im Büro der Chef zu sein, gab es in der Anfangsphase einigen Ärger. Alles sollte sich plötzlich nach seiner Nase drehen und Sachen, die ich bislang locker allein bewältigt hatte, wollte er erläutert haben. So war zum Beispiel die Steuererklärung eine echte Herausforderung für mich und für den Bestand unserer Ehe. Außerdem mochte er es nicht, wenn ich einmal länger im Büro blieb oder in der freien Zeit nicht jede Minute mit ihm verbringen wollte und konnte.

Zum Glück haben wir diese Klippe inzwischen mit viel Geduld überwunden. Mittlerweile klappt die Haushaltsverteilung gut, und in unserer Freizeit gibt es Tage, an denen er plant, und andere, an denen ich vorschlage, was wir machen. Es läuft wieder.

Während die Stimme des Flugkapitäns die Musik unterbricht, sehe ich versonnen aus dem Fenster. Es gefällt mir, wie die Wolken die Welt unter uns abschirmen, auch wenn sie sich plötzlich zusammentürmen. Jürgen blickt auf den Monitor vor uns und an dem zugezogenen Vorhang erkenne ich, dass die Stewardessen Pause machen, entspannt lehne ich mich wieder zurück.

Ich schaffe es! Immerhin habe ich letztes Jahr die Radiojodtherapie zur Verkleinerung von zwei Schilddrüsenknoten hinter mich gebracht und endlich nach langem Suchen eine passende Hormontherapie für mich gefunden, die mir Schweißausbrüche erspart. Jetzt werde ich meinen nach den Wechseljahren fülliger gewordenen Körper wieder auf ein Maß bringen, mit dem ich mich wohl fühle.

Der Urlaub ist wie geschaffen für mein Vorhaben! Jeden Tag werde ich lange am Strand entlanglaufen, wir werden viel Tennis spielen, im Meer schwimmen, und ich werde auf jeden Fall zusätzlich im Pool meine Runden drehen. Drei Wochen Fitness pur!

Ich freue mich, dass Jürgen dieses günstige Angebot ausfindig gemacht hat, mal kein Apartment und keine Rucksackreise, sondern ein Viersternehotel!

Ich nehme die Kopfhörer ab. Endlich schiebt das Kabinenpersonal den Verkaufswagen durch die Reihen. Als die Stewardess zu uns kommt, kaufe ich das Chanel-Parfüm.

Kurz darauf packt Jürgen seine Ohrstöpsel und sein Buch in den Rucksack. Die Flugzeit nähert sich allmählich dem Ende.

Auf einmal werde ich nervös. »Hoffentlich sind unsere Koffer mitgekommen und das Hotelzimmer ist ruhig«, sage ich zu Jürgen und sehe, dass er – wie immer bei der Landung – die Hände um die Sitzlehnen krallt.

Jürgen

Irgendein Gott hat meine Gebete erhört. Die Sonne steigt wie ein leuchtender Ball aus dem Meer auf. Die Luft, die in den letzten Tagen noch kühl und eher frühlingshaft war, schmeckt nach Afrika. Mit dem Duft von Gewürzen in der Nase und dem Zirpen eines Vogels im Ohr meine ich, eine Kamelkarawane zu erkennen. Gemächlich schaukelnd bewegt sie sich als Trugbild der Morgendämmerung durch den Sand. Barbara schläft, das Betttuch zwischen ihren Schenkeln, die Beine entblößt, von allem unberührt. Ich erinnere mich, wie ich früher sacht ihre warmen Schenkel berührte und die Linien bis zu den Innenseiten verfolgte, wie sie im Schlaf leise stöhnte und ich sie, wenn ich Lust bekam, weckte.

Heute ziehe ich leise die Tür hinter mir ins Schloss. Der lange Sandstrand ist um diese Stunde menschenleer, nur flinke Krabben zeichnen Spuren, die gleich darauf von der einlaufenden Flut ausgelöscht werden. Die Sonne hat sich vom Horizont gelöst und schickt ihre Strahlen noch flach über das Wasser, gebündelt in einem Korridor aus weichem Licht.

Ich ziehe meine Badehose aus und gehe ins Meer. Ich spüre, wie die Kälte meinen Körper gefangen nimmt, lasse mich fallen, schwimme in die Wellen hinein und versuche, das Licht der Sonne einzufangen. Bilder anderer Strände, anderer Länder tauchen vor mir auf und vereinigen sich beim Eintauchen in das Türkisblau des salzigen Wassers in mir.

Ich schließe für einen Moment die Augen, speichere den Eindruck in meinem Gehirn auf die Diskette »Erinnerungen«. Am Schreibtisch zu Hause kann ich sie abrufen, um mich, wenn ich es will, mit einem Mausklick in die Brandung zu versetzen, das Meeresrauschen zu hören, das Salz zu riechen und zu schmecken.

Nass und mit sandigen Füßen betrete ich später das Hotelzimmer, Barbara liegt im Bett und blinzelt mir verschlafen entgegen. »Hey, du Langschläferin, du hast etwas versäumt. Das Wasser war einfach traumhaft!«

Ich fahre mit meinem nassen Finger über ihre Nase. Sie schaut mich ungläubig an. »Warst du schwimmen?«, fragt sie und macht »Brr«. »Ist doch viel zu kalt!«

Ich ziehe ihr die Decke weg. »Keine Spur. Zieh dich an, ich habe einen Bärenhunger. Außerdem kommt der Mann von der Autovermietung in einer Stunde.«

Barbara

Mein Blick schweift über die Frühstücksterrasse des Hotels. Ich bleibe einen Moment lang stehen und genieße.

Das Hotel liegt oberhalb auf einer Klippe am Anfang des sehr langen, noch unberührten Sandstrandes. Ich sehe das Licht auf dem Wasser glitzern und weiße Schaumkronen sacht auf dem hellgelben Sand ausrollen. Die Sonne scheint mir warm ins Gesicht, ich sauge die milde Luft als positive Energie in meinen ladebereiten Akku.

Jürgen winkt mir zu, er sitzt weiter hinten. Ich bewege mich durch die Reihen mit den in Rot gedeckten Tischen. Mein Mann scheint mich nicht vermisst zu haben, er unterhält sich mit einem Ehepaar am Nebentisch. Ich sehe ihn mit lebhaften Gesten seine Worte unterstreichen.

Als ich den Tisch erreiche, zieht er mich an sich und sagt zu seinen Gesprächspartnern gewandt: »Meine Frau!«

»Hallo!«, grüße ich, dann drücke ich Jürgen ein Küsschen auf die Wange, lege meine Tasche auf den Stuhl neben seinen und wende mich wieder zum Gehen. »Ich schau mal, was es so gibt.«

Das Frühstücksbüfett ist ebenso reichhaltig bestückt wie das Abendbrotbüfett, ich seufze. »Jünger, schlanker, schöner«, murmele ich mein Mantra vor mich hin und fühle mich wie die Heldin des Romans, den ich gerade lese. Ich nehme nur eine Portion Obst auf den Teller. Auch heute Abend werde ich mich standhaft nur an der Salattheke bedienen und mir höchstens ein wenig Fisch dazu genehmigen. Die Tische, auf denen sich Kuchen und Süßspeisen, gelblich-sahnig und schokoladentriefend neben den in zarten Pastelltönen gehaltenen Eissorten in Pistaziengrün, Erdbeerrosa oder Cremeweiß tummeln, werde ich – wie gestern Abend schon – wehrhaft umschiffen. Als Ausgleich werde ich mir zarte Dessous in diesen Farben vorstellen, in die ich meinen Alabasterkörper hüllen werde, wenn er zehn Kilo weniger wiegt. Denn noch eines habe ich mir vorgenommen, ich werde unserem Eheleben neue Impulse geben, wenn …

»Nicht in allen Hotels kann man so schön draußen sitzen«, höre ich meinen Mann sagen und: »Sechs Tennisplätze gibt es! Hartplätze, aber immerhin! Spielen Sie Tennis?«

Für diesen Urlaub wanderten extra Tennissachen mit in das Gepäck, eine Premiere. Ich blicke auf die Uhr. Kurz vor zehn, heute haben wir uns für elf Uhr eingetragen! Seit einiger Zeit sind wir wie versessen darauf, Tennis zu spielen. Nach Jahren harten Einzelunterrichts haben wir endlich eine Stufe erreicht, auf der wir den Ball in einem gleichmäßigen Hin und Her über das Netz bringen oder uns ein richtiges Match liefern. Obwohl Jürgen meist gewinnt, spiele ich gern mit ihm, und ich bin sicher, wenn ich meine Rückhand weiter verbessere, macht es mir noch mehr Spaß. Früher habe ich schnell aufgegeben, doch diese Zeiten sind vorbei.

Eine gute Stunde später läuft der erste Schweiß. Ich renne, gehe locker in die Knie, komme gut mit dem Schläger unter den Ball und schmettere Jürgen meine Bälle nur so um die Ohren. Als wir uns fast am Ende der Partie bei der kleinen Ablagebank auf der Seite des Platzes treffen und die Wasserflasche zwischen uns hin- und herwandern lassen, kann ich mir nicht verkneifen, ein wenig zu sticheln. »Lohnt sich, mehr zu trainieren! Da musst du dich anstrengen, um mitzuhalten.«

Jürgen packt seinen Schläger in die Hülle. »Machen wir Schluss für heute!«, erwidert er.

Eigentlich hatte ich ein »Klar, warte nur bis morgen, dann gebe ich dir Revanche!« erwartet und denke enttäuscht, dass eiserne sportliche Disziplin nicht seine Sache ist, er sieht alle Sachen mehr von der lässigen Seite. Wie er es trotzdem immer schafft, mithalten zu können, ist mir ein Rätsel. Wenn ich ehrlich bin, habe ich ihn mehr als einmal darum beneidet. Doch ich beiße mir auf die Unterlippe und verschlucke eine weitere Bemerkung. Anscheinend geht ihm mein missionarischer Eifer – der ihn zu mehr Bewegung verleiten will – auf den Wecker. Das wenige Essen macht mich anscheinend verdammt zickig!

Am nächsten Morgen gehen wir zusammen zum Frühstück. »Wenn der Hotelgarten fertig ist, sicher eine schöne Anlage!«

Jürgen spielt auf die Bauarbeiten am Hotel an.

Ich knuffe Jürgen kumpelhaft in die Seite. »Super, dass du die Suite für uns ergattern konntest! Oben hört man die Baumaschinen gar nicht. Was machen wir heute?«

»Nicht schon wieder Tennis!«

»Dann lass uns eine Strandwanderung unternehmen«, schlage ich vor.

»Richtung *Los Gorionnes*?«

»Hm«, ist mein zustimmender Kurzkommentar. Bei unserem vorigen Aufenthalt in Fuerteventuras Süden sind wir den Weg immer am Strand entlang bereits einmal gegangen, er erstreckt sich über etliche Kilometer, ab und zu führt er über Klippen, aber meist verläuft er eben. Beinahe die gesamte Strecke ist naturbelassen und wunderschön. Das Hotel *Los Gorionnes*, der Endpunkt unserer Wanderung, liegt einsam an der Playa Barca, einem besonders weitläufigen Strand. Die Gezeiten erzeugen dort einen zur Piste hart gepressten Sandboden, der sich über mehrere Kilometer ausdehnt. Wenn man will, kann man mit einem Strandsegler über den Sand flitzen. Aber ebenso gut kann man nur die Segler beobachten oder an anderer Stelle durch die bei Ebbe auftauchenden Priele stapfen und nach Muscheln Ausschau halten.

Beim Frühstück trödelt Jürgen, wieder und wieder schlendert er zum Büfett. Ich bin mit meiner Obstration längst fertig und beginne, nervös zu werden.

»Ich gehe schon rauf ins Zimmer!«, sage ich zu ihm und mache mich auf den Weg. Oben packe ich unseren kleinen Rucksack mit den Badesachen, fülle aus der großen Wasserflasche etwas Wasser in eine kleine Flasche und bringe sie ebenso wie die Taschenbücher und das Sonnenöl in den einzelnen Fächern unter, so kann ich meine Ungeduld besser in den Griff bekommen.

»Endlich!«, schleudere ich Jürgen entgegen, als er eintrudelt.

Wir verlassen das Hotel, nehmen den Weg zum Strand hinunter, vorbei an den Tennisplätzen eines anderen Hotels. Ich verkneife mir ein »Morgen spielen wir aber wieder!«.

Als wir den Strand erreichen, ziehen wir die Sandalen aus und laufen barfuß weiter. Die Sonne strahlt von einem wolkenlosen, blauen Himmel, der sich im Meer ruhig spiegelt. Die Flut kommt, und das Wasser umspielt unsere Füße. Nur wenn kurze Felsabschnitte die Weite des Strandes unterbrechen, verlassen wir die direkte Strandlinie. Wir durchqueren kleine mit Kieseln übersäte Buchten, die von – an anderen Tagen vorhandenen – Wellen angeschwemmt worden waren. Ich schreite zügig aus. Jürgen geht nach meinem Empfinden sehr langsam. Hin und wieder drehe ich mich um und warte, bis er nachkommt.

In der letzten Strandbude, bevor das Naturschutzgebiet beginnt, beschließen wir, eine Rast zu machen. Als wir sitzen, kann ich mich nicht länger beherrschen. »Mein Gott, kannst du nicht einen Zacken zulegen, bei deinem Tempo kommen wir nie an«, und obwohl ich versuche, meinen Worten eine leichte verbindliche Note zu verleihen, fällt mein Ton ziemlich barsch aus.

»Tob dich aus, wenn du das brauchst!«, antwortet Jürgen lakonisch, und streckt seine langen Beine aus. »Ich bleib hier sitzen!«

Demonstrativ, wie mir vorkommt, bestellt er eine Portion der kleinen kanarischen Kartoffeln mit scharfer Mojosauce und ein Bier.

»Immer musst du mir was voressen, du solltest auch mal an deine Figur denken!«, maule ich und nippe verärgert an meinem Mineralwasser. Als er dann genüsslich zu essen beginnt, verfluche ich meine Vorsätze und bin kurz davor, mir ebenfalls eine Portion dieser kanarischen Köstlichkeit zu bestellen. »Ich gehe weiter, kannst ja hier bleiben!«, verkünde ich stattdessen und erhebe mich. Trotzig wie ein kleines Kind stapfe ich durch den tiefen Sand. Ich schimpfe in Gedanken vor mich hin: Wenn ich im Urlaub einfach nur mein Buch lesen will, und es ist noch nicht jeder unbekannte Weg erkundet, bekniet er mich so lange, bis ich es zur Seite lege und mitgehe. Typisch Jürgen, wenn er einen Weg bereits kennt, fehlt ihm die Spannung! Neues entdecken, andere Länder, fremde Landschaften, das reizt ihn. Dann ist ihm kein Strand zu lang, und kein Berg zu hoch. Aber Laufen nur als Sport ist nicht sein Bier.«

Nach einer Weile werde ich endlich ruhiger. Du kennst ihn doch, Barbara, sage ich mir und beschließe, mich nicht länger zu ärgern.

Als ich eine Stunde später zurückkomme, bin ich gut gelaunt und fröhlich.

»Dahinten bei den Felsen«, ich weise mit der Hand in die Richtung, aus der ich kam, »sind unheimlich viele Erdhörnchen. Ganz zahm und lieb! Und possierlich! Sie haben mir die Krumen aus der Hand geholt! Sie sind leicht wie Federn, nur die kleinen Pfoten haben scharfe Krallen und können sich kräftig abdrücken!«

Ich zeige Jürgen den kleinen Ritz in meiner Hand, »Sieh hier!«, und merke an dem Lachen, das zuerst von seinen braunen Augen ausgeht, dass er froh ist, mich wieder bei sich zu haben.

»Und, wollen wir gleich zurückmarschieren, oder gehen wir noch schwimmen?«, fragt er mich. Wir nehmen unsere Sachen und laufen ein Stück den Strand entlang. An einer einsamen Stelle ziehen wir uns aus und rennen, uns gegenseitig bespritzend, in das salzige Nass. Das samtweiche Wasser umschmeichelt unsere nackte Haut. Wir schwimmen eine Weile. Erschöpft lassen wir uns schließlich auf dem warmen Sand fallen, um uns von der Sonne trocknen zu lassen. Den Weg zurück gehen wir Hand in Hand.

Im Hotelzimmer – ich packe den Krimi von Donna Leon, den mein Mann gerade liest, aus – necke ich Jürgen. »Na, hat Commissario Brunetti seinen fünften Fall schon gelöst?« Ich spiele auf die Zeit an, die er den Tag über zum Lesen hatte.

Jürgen lacht, legt einen Arm um meine Taille und zieht mich an sich, um mir mit der anderen Hand das Buch zu entwinden. Er wirft es auf das Bett, drückt mir einen Kuss in den Nacken und lässt sich auf die Liegestatt plumpsen.

»Mal sehen, wer der Mörder ist!« Er nimmt das Buch und macht es sich gemütlich.

Später beim Abendessen erzählt er mir, dass er die ganze Zeit, in der ich in den Dünen war, gelegen und ein Nickerchen gemacht hatte.

Jürgen

Der Tag entwickelt sich prächtig. Ich fühle mich wohl und entspannt. Der knallgelbe Fiat Punto liegt gut in den Kurven und fährt sich angenehm. Während der Fahrt überlege ich, ob Achim und Sigrid wohl noch immer solche wagemutigen Outfits tragen. Wenn die beiden uns früher besuchten, in bodenlange indische Gewänder gehüllt, wirkte unsere modern eingerichtete Wohnung unpassend, so wie wir vermutlich in unseren Schlaghosen und grafisch gemusterten Oberteilen in ihrer mit persischen Teppichen zur Höhle umfunktionierten Wohnung fehl am Platze waren. Später, wenn wir sie in ihrem Haus besuchten und normal in Jeans und Pulli herumliefen, trugen sie bergbauernähnliche Gewänder, lange Schürzen, Trachtenlederhosen und karierte Hemden. Wir kamen uns erneut spießig und bieder vor. Kennen gelernt haben wir Achim und Sigrid in Konstanz. Sie kamen gerade aus Afghanistan, wir aus Australien. Es war die Zeit, als die Beatles nach Indien gingen, Allen Ginsberg seine Gedichte über das Land des Tadsch Mahal schrieb und Scott McKenzie San Francisco besang. Wir waren damals jung und fühlten uns als Auserwählte.

Das graublaue Band der Straße schlängelt sich wie eine Viper durch die Vulkanberge von Fuerteventura. Ich liebe die in allen Erdtönen schimmernden Berge der Insel. Die Einsamkeit verwischt den lärmenden Eindruck der Touristenhochburgen, leert den Geist, reinigt die Gedanken, lässt Wünsche wach werden nach einem Einswerden mit der Natur. Sie berührt das Herz. Ab und an blitzt das Meer tief unten durch die Bergeinschnitte und durchbricht die beruhigende Monotonie.

»Jürgen, sieh nur! Halt doch mal an!«

Ich werfe einen Blick auf die grandiose Kulisse.

Barbara rutscht unruhig auf ihrem Sitz hin und her.

»Gleich, gleich!«, antworte ich.

Bei der nächsten Gelegenheit parke ich den Wagen, und wir steigen aus. Ich nehme den Fotoapparat mit, und wir gehen ein Stück über den karstigen Boden eine Anhöhe hinauf, um eine noch bessere Sicht zu bekommen.

»Herrlich!«, stelle ich fest. Barbara nickt, breitet die Arme aus und springt voller Freude herum.

»Stell dich mal dorthin, ich will dich mit drauf haben«, dirigiere ich sie an die Stelle, die mir als die beste für das Foto erscheint. Der Abgrund ist ziemlich nah, und wir amüsieren uns über den uralten Scherz, mit noch einem Stückchen und noch einem Stückchen, bevor wir wieder einsteigen.

Der nächste Streckenabschnitt verläuft landeinwärts, endlos kurven wir jetzt durch baumlose Berglandschaft.

»Einsam hier! Kaum noch Häuser! Wenn das Haus von Achim und Sigrid ebenso isoliert liegt …«, höre ich Barbara mehr zu sich als zu mir sagen.

»Ja, karstige Gegend! Anscheinend ist hier nur Ziegenwirtschaft möglich.« Ich weise mit meinem Finger auf die Tiere, die sich aus der Entfernung wie kleine braun-weiße Punkte auf der Weite des unteren Hanges verteilen.

»Wir hätten Sigrid und Achim letzten Winter schon besuchen können.« Bei meinen Worten drehe ich die Lüftung des Wagens ein wenig höher, mir ist heiß.

»Ich hab mich gefreut, als Achim plötzlich vor unserer Tür stand. Wäre irgendwie schade, wenn man sich völlig aus den Augen verliert, nachdem man sich mal so gut verstanden hat«, meint Barbara. Sie kramt in ihrer Tasche und verbreitet weiter Unruhe.

»Stimmt! Aber, wir haben uns davor auch lange nicht gemeldet«, antworte ich nachdenklich.

Die verschiedenen Lebensorte unserer Freunde machen es nicht leicht, den Kontakt zu halten, überlege ich. Meine Freunde aus der Schulzeit fallen mir ein. Bernhard, der in Berlin geblieben ist, und Stefan, der in den Sechzigern aus beruflichen Gründen nach München zog. Bei Bernhard weiß ich, dass die Distanz seinem Naturell entgegenkommt. Im Briefwechsel erhalten philosophische Betrachtungen mehr Gewicht und Schwere und daraus ergeben sich, wenn wir uns sehen, anregende Gespräche. Telefonieren ist bei Bernhard tabu. Und Stefan? Er hat seinen Familienkreis. Im Grunde genommen sehen wir uns ebenfalls nur ab und an. Wenn wir zurück sind, muss ich mich mal wieder melden.

Jetzt sollte ich mich auf die Straße konzentrieren! Verdammt – irgendwo muss der Hinweis auf die Abzweigung kommen und das Straßenschild, hinter dem wir die Hauptstraße verlassen müssen.

»Sieh mal in die Karte, wie weit ist es denn noch?« Barbara faltet die Karte auf, sagt dann aber: »Halt lieber noch mal an. Mir wird schlecht beim Kartenlesen. Die blöden Kurven!«

»Okay!«

Nach einigem Suchen finden wir endlich die richtige Abzweigung. Eine kleine unbefestigte Straße führt uns in lang gestreckten Serpentinen ein wenig abwärts. Dann sehen wir von weitem zwei riesige Plastiken aus rotem Lehm, wie Stelen ragen sie in den Himmel oder wie Indianerpfähle, oben bunt bemalt, unten Natur. Sigrid hat dem Eingang ihren Stempel aufgedrückt, ihre Kunstwerke zeigen an: Hier wohne ich. Das passt zu ihr.

»Hallo, ihr beiden. Schön, euch zu sehen! Hey Barbara, ich habe neulich zu Sigrid schon gesagt, bis auf die fehlende Wallemähne hast du dich nicht verändert.« Achim umarmt Barbara freundschaftlich und drückt ihr nach afghanischer Art wechselseitig Küsschen auf die Wangen.

»Hallo Sigrid, wir haben deine Kunstwerke von weitem gesehen und wussten, hier sind wir richtig. Lass dich anschauen. Eine Künstlerin mit knallroten Haaren! Steht dir!« Mir fällt ein, dass der Gedanke an ihre verrückte, unkonventionelle Art mir vor Jahren schlaflose Nächte verursacht hat, und lache, als ich Sigrid umarme.

Sie zwinkert mir zu, nimmt meinen Arm und befiehlt mir, die Augen zu schließen, um mich ein paar Schritte zu führen. Durch die Nähe nehme ich ihren Duft wahr. Sie riecht nach Erde und Pflanzen.

»Augen auf!«, höre ich ihre dunkle Stimme kurze Zeit später durch das Schwarz. »Wie findest du diesen Blick? Atemberaubend, nicht wahr?«

Ich nicke. Die Vulkanberge ziehen sich sanft zum Meer hin. Ich kann nicht anders, in Gedanken sehe ich mich Abend für Abend auf dieser Terrasse sitzen, fasziniert die untergehende Sonne betrachten. Beobachten, wie sie von der gleißenden Helligkeit in ein gelbliches Orange wechselt und das Meer in einen goldenen See verwandelt, wie sie dann die Form eines Balles annimmt, der sich nach der Vereinigung mit dem Meer sehnt und beim Kuss mit dem Wasser langsam und zärtlich zerfließt.

»Setzt euch, ich koche uns was«, sagt Sigrid und beendet damit meine schwärmerischen Vorstellungen. »Achim wird euch unser Winterreich zeigen. Das geht schnell, groß ist es nicht.« Sigrid wendet sich ab.

Kurz darauf führt uns Achim durch das kubusförmige weiße Gebäude, das vier verschieden große Zimmer beherbergt. Ein Zimmer zweigt zu einem kleinen Hof hin ab, der wie eine Veranda überdacht ist und als Küche fungiert. Keine Großstadtküche, sondern ein Herd, vier Gaskochplatten, alles verbunden mit einer großen Butangasflasche, daneben eine Steinspüle, groß und tief.

Sigrid steht vor dem Herd und hantiert mit einem Holzlöffel in der großen Pfanne. Sie ist hager geworden, denke ich, als ich sie von der Seite betrachte. Dass Achim nicht mehr so asketisch schlank wie in jungen Jahren ist, habe ich bei seinem Besuch letzten Monat mit Genugtuung bemerkt. Ich kichere still in mich hinein. Als ob diese Äußerlichkeiten noch wichtig sind! Das Schwergewicht bleibe ich allemal mit meinen 95 Kilo bei einer Größe von 1 Meter 88. Aber, Barbara hat Recht, ohne Bart sieht er jünger aus.

Am Rande nehme ich wahr, wie Barbara das Kachelmuster bewundert, und Achim eine Geschichte über die Vorbesitzer zum Besten gibt. Die Korbstühle knarren ein wenig, als wir uns setzen. Das dunkle Holz des Tisches schimmert, die tief stehende Abendsonne lässt die Gebrauchsspuren hervortreten.

»Die Paella ist fertig.« Sigrid stellt die große Pfanne mitten auf die Holzplatte.

»Langt zu! Schön, euch bei uns zu haben.«

Sie nimmt den großen Löffel und schaufelt eine ordentliche Portion der Mischung aus Reis, Gemüse, Garnelen und Muscheln auf einen Teller und stellt ihn vor mich hin.

Achim schenkt Wein ein und erhebt dann sein Glas. »Zum Wohl, lasst es euch schmecken.«

»Auf euer Wohl!«

Wir prosten uns zu. Einen Moment lang herrscht Stille. Der fast dunkellilafarbene Rotwein schmeckt herb, er passt zu der Landschaft. Ich stelle das Glas zur Seite, versuche, das Gespräch wieder aufzunehmen. »Das ist ja ein Tröpfchen! Ein Spanier? Erinnert ihr euch noch an den Bodensee, wie wir in der *Badischen Weinstube* mit geschlossenen Augen versucht haben, die Weinsorte herauszufinden?«

»Ich erinnere mich, wie ich Achim und dich am Faschingsdienstag abholen musste, na ja«, erwidert Sigrid und ergänzt: »Aber zu deiner Frage, es ist einheimischer Wein. Wir bekommen ihn von einem Bauern aus der Nähe von Betancuria. Es gibt nicht viel davon, er kommt nicht in den offiziellen Handel.«

Nun meldet sich Barbara zu Wort. »Ich sehe schon, ihr seid immer noch so bewusst beim Essen, wie früher alles naturbelassen und selbst zubereitet. Und Kochen kannst du wirklich, Sigrid. Spitze die Paella!«

»Sigrid ist ein richtiger Freak, was das Essen angeht.« Achim lächelt seiner Ehefrau zu.

Sigrid freut sich. »Die Zutaten für das Essen habe ich auf dem Markt gekauft. Alles ist frisch. Aber wir sind ja auch von zu Hause verwöhnt, wir bauen unser Gemüse selber an, haben unser eigenes Obst und kaufen nur wenig dazu. Brot backe ich auch selber. Und seit längerem essen wir vegetarisch. Der Appetit auf Fleisch ist uns vergangen.«

»Seit der Skandale um BSE und Rinderwahnsinn kann man schließlich nicht sicher sein, einwandfreies Fleisch zu bekommen«, fügt Achim hinzu.

Das Gespräch bekommt eine ernste Wendung, ich nehme einen Schluck Wein. Barbara nickt und wirft mir einen jener Blicke zu, der mir bedeutet: Wir könnten ebenfalls gesünder leben, wenn du hundertprozentig mitmachen würdest. Meine Vorliebe für selbst gebackenen Kuchen aus herrlichem Weißmehl, mein Appetit auf Rinderrouladen oder einen saftigen Schweinsbraten sabotieren Barbaras Bemühungen um eine gesunde Ernährung tatsächlich immer wieder.

»Ich versuche, möglichst fettarm zu kochen. Jürgens Cholesterinwerte sind ziemlich hoch und bei mir sind es die Pfunde, die mir zusetzen«, wirft Barbara nun ein.

»Mein Eheweib ist am Diäten, Vorsicht ist geboten!«, versuche ich, locker einzuwerfen. Aber in diesem Punkt lässt sie nicht mit sich scherzen. Sie wirft mir einen Giftpfeilblick zu und ich weiß, dieses Thema ist tabu.

Mit ernster Stimme ergänzt Barbara meine Bemerkung: »Eine Unterleibstotaloperation – Gebärmutter und Eierstöcke mussten entfernt werden – hat mir vorzeitig die Wechseljahre beschert und mein Gewicht schnellte nach oben. Aber ich bekomme das wieder in den Griff!«

Sigrid blickt Barbara mitfühlend an.

Ich versuche, die Stimmung zu retten, und zeige auf die Landschaft. »Fantastisch! Alle Träume, ausgesponnen in ellenlangen Diskussionen, habt ihr tatsächlich realisiert!« Ich hebe mein Glas. »Auf unsere Träume!« Beeindruckt von so viel Vorzeigbarem füge ich hinzu: »Wir verwirklichen unsere Inselträume Jahr für Jahr ein Stück weit mit Reisen. Seit ich nicht mehr abhängig arbeite, haben wir mehr Zeit für uns und genießen das.« Ich sehe Barbara an. Sie bestätigt meine Aussage mit einem Nicken.

»Wie kommt ihr damit zurecht? So unruhig, wie du bist, Jürgen, kann ich mir gar nicht vorstellen, dass du einen geduldigen Hausmann abgibst«, wirft Achim ein und lacht.

Ein wenig ungewollt sprudelt es aus mir heraus: »Du hast Recht, einfach ist es nicht. Ich sitze zu Hause und Barbara macht Überstunden. Manchmal denke ich, sie rennt mir davon! Ich komme mir jedenfalls ab und zu wie eine Hausfrau vor, die auf den Ehemann wartet. Meist versuche ich vergeblich, sie mit Kaffee und Kuchen nach Hause zu locken.«

Sigrid lacht und nimmt die Schöpfkelle in die Hand.

»Gib mir deinen Teller, eine Kleinigkeit musst du noch essen.«

Ich halte ihr den Teller hin, sie schaufelt Paella darauf und sagt mit einem schelmisch Blick: »Das Alleinsein fällt dir anscheinend immer noch schwer, du hast dich nicht geändert, Jürgen. Ich habe damit keine Probleme, ich male. Achim ist oft monatelang im Ausland unterwegs. Nur, dann hängt die ganze Arbeit mit den Häusern an mir.«

Täusche ich mich oder schwingt ein wenig Bitternis in den Worten mit?

»Kannst du denn den ganzen Winter auf Fuerteventura bleiben? Was ist mit deiner Stelle?« Barbara – sie hat in ihrem Job als Personalfachfrau viel mit diesen Fragen zu tun – will es jetzt genau wissen.

»Glücklicherweise ist man im Schuldienst über jede Beurlaubung froh. Hoffentlich bleibt es so, dass ich im Sommer arbeiten und im Winter freimachen kann. Manchmal würde ich im Sommer auch gern pausieren, aber dann würde unser Geld nicht langen. Wir leben sparsam. *Small is beautiful*.«

»Unsere Lieblingslektüre damals, E. F. Schumacher, mit seinem Buch *Die Rückkehr zum menschlichen Maß*, erinnerst du dich, Jürgen?«

»Schumacher, Pestalozzi und Fromm, unsere Bibeln. Den Rosenstiel mit seinem Zeitmanagement habe ich sogar in meine Diplomarbeit eingebaut. Das waren noch Zeiten!«

Angetörnt von dem guten Rotwein werden unsere Betrachtungen rosiger, in der Rückblende entfallen die Ängste um die fehlenden Mathematikkenntnisse für die Statistikprüfung, die Unsicherheiten in der Zeit der Diplomarbeit, die Enttäuschungen, wenn die großen Bewerbungsumschläge reihenweise wieder zurückkamen. Wir erinnern uns nur, wie begeistert und felsenfest wir überzeugt waren, dass man das Leben selbst in die Hand nehmen kann, um es neu zu gestalten. Wie wir meinten, dass alles möglich wäre, nachdem wir mit Australien einen Anfang gewagt hatten. Wir Männer verfangen uns geradezu in den Erinnerungen. Dann bringt uns Barbara wieder in die heutige Zeit und auf den Boden der Tatsachen zurück.

»Bei uns in der Firma geht es nur noch um Personalabbau«, sagt sie. »Eingestellt wird heute nicht mehr. Ich sage euch, alle über 55 stehen auf der Abschussliste. Ein Gutes hat es, im Rentenalter sind wir dann endlich unabhängig. Und das Rentenalter kommt schneller auf uns zu, als wir denken.«

Es ist spät geworden und kühl. »Ihr könnt im Atelier schlafen, wenn ihr mögt.« Sigrid zeigt auf ein kleines Nebengebäude ebenfalls weiß und viereckig.

Ich schaue auf die weißen Wände und betrachte die vom Mond beleuchteten Mückenleichen an der Decke und versuche, zur Ruhe zu kommen.

Barbara schläft!

Sie dreht sich um und weg ist sie. Ich wünschte, ich könnte ebenso leicht abschalten. Mein Kopf gibt keine Ruhe! Er versucht, die Gespräche und Eindrücke zu verarbeiten, und verbindet sie mit unseren früheren endlosen Diskussionen über das Leben auf Inseln, über das Aussteigen, über den sinnvollen Gebrauch von Lebenszeit, über den Sinn der Arbeit, über den Sinn des Lebens allgemein. Voller Bewunderung und ein wenig neidvoll denke ich daran, dass Sigrid und Achim vieles von ihren Plänen verwirklicht haben und überlege, wie es bei uns aussieht.

Die Studienzeit kommt mir in den Sinn. Wie begierig ich das Wissen in mich aufgenommen habe. Mir fällt ein, dass ich erst neulich den Voss im Fernsehen gesehen habe, Professor ist er inzwischen in St. Gallen. Seine Empfehlung hat mir den Weg geebnet, mir geholfen, den guten Job zu finden. Ob Achim mit seinen selbstständigen Aufträgen so viel verdient hat wie ich? Wer weiß. Nun gut, 14 Jahre war ich ein gut bezahlter Manager, bevor der Schleudersitz betätigt und ich rauskomplimentiert wurde. Gut, dass wir für unsere Träume ein paar Scheine zurückgelegt haben und Barbara immer gearbeitet hat. Die Überbrückungshilfe vom Arbeitsamt hat uns ebenfalls geholfen. Sie hatten einen Arbeitslosen weniger in der Statistik und ich konnte die ersten Monate der Selbstständigkeit überbrücken.

So schlecht war und ist unser Leben nicht. Die Erinnerungen an unsere Reisen kann uns niemand nehmen. Achim war nie ein Reisender, obgleich er beruflich viel rumkommt. Er interessiert sich nicht so wie ich für fremde Länder, aber was soll es! Sein Bier. Erstaunlich, dass er und Sigrid trotz der langen Trennungen noch immer zusammen sind. Scheinen sich ebenso gut zu verstehen wie ich mich mit

Barbara. Vielleicht wäre so ein Ferienhaus auch etwas für uns?

Ich höre eine Weile auf Barbaras gleichmäßiges Atmen, bis ich in den Schlaf hinübergleite.

Barbara

Ein neuer Morgen. – Ich trete an das Fenster unseres Hotelzimmers. Die schweren Übergardinen vor den Fenstern gleiten geräuschlos zur Seite. Ich wünschte mir, zu Hause würden meine Gardinen ebenso kunstvoll arrangiert die Fenster schmücken und vor allen Dingen, sich so leicht auf- und zuziehen lassen. Als ich den bis zum Horizont reichenden blauen Himmel sehe, atme ich tief durch und lächle. Jürgen schläft noch. Rasch ziehe ich meinen Badeanzug an, den Bademantel darüber und schlüpfe in die Badelatschen. Minuten später stehe ich in der frischen Morgenluft am Pool. Die Gardinen sind vergessen. Ich steige langsam die Leiter hinunter und lasse mich genüsslich in das wohl temperierte Wasser hinab.

Um diese Zeit gehört der Pool mir allein, welch ein Luxus! Ich beginne, meine Runden zu drehen.

Mag ja schön sein, ein Ferienhaus zu haben, wie Achim und Sigrid, überlege ich, während meine Arme und Beine Schwimmbewegungen machen, aber das Meer nur als Anschauungsobjekt und kein Pool weit und breit? Schön war es dort aber.

Ich sehe noch einmal das urige Haus vor mir – fast archaisch, so grob, wie die Steine aneinander gefügt und dann weiß übertüncht worden waren. Immerhin hat Sigrid es verstanden, mit etwas angepflanztem Grün und ihren Kunstwerken ein Kleinod daraus zu machen. Ihr Farbensinn ist beeindruckend. Die warmen Töne der Umgebung hat sie bei der Auswahl der Stoffe innen berücksichtigt und alles fügt sich zu einem harmonischen Ganzen zusammen.

Zehn Minuten geschafft. Bald kenne ich jede Rundung des Pools.

Der Sonnenuntergang setzte allem die Krone auf, als hätten Achim und Sigrid das Spektakel bestellt. Wie in einem Kitschfilm versank die Sonne im Meer. Jürgen blickte ganz versonnen. Er träumte wieder – vom einfachen Leben weitab der Zivilisation. Unser Dauerbrennerthema viele Jahre lang.

Wohin wollten wir nicht überall auswandern, wo wollten wir nicht überall leben, Landwirtschaft betreiben, Jürgen steckte immer voller Pläne. Mit Australien hat es angefangen, unser großer Überseekoffer war voll gepackt mit allen Utensilien, die wir meinten, für einen solchen Schritt zu brauchen. Werkzeug, Handbücher, Bauanleitungen und vieles mehr. Alles blieb unausgepackt, aber die Träume hörten nicht auf. Fünfzehn Minuten geschafft. Mir scheint, das Poolwasser ist kälter geworden! Noch zehn Minuten, dann kann ich endlich beginnen, die letzten Runden zu zählen!

Es war schön, so viel zu lachen. Jürgen, der Entertainer, eine Rolle, die ihm gefällt. Sigrid steht dem nicht nach, der Indianertanz, den die beiden im Licht der Fackeln um die Pfähle herum aufgeführt haben, war wirklich bühnenreif.

Vorher, als ich Jürgen und Achim so beieinander sitzen sah, musste ich an Konstanz denken. Wie ich damals – im Sommer 1973 – unsere Dachterrasse betrat und die beiden ebenso versunken im Gespräch vorfand, Jürgen temperamentvoll gestikulierend, Achim ruhig und überlegt. Er begrüßte mich höflich, bewunderte den Blick auf den Hockgraben und meinte, er würde mit Sigrid – seiner Frau – nur eine Straße weiter wohnen, wegen der Nähe zur Uni, dann setzten die beiden Männer ihre Unterhaltung fort. Ich kann mich an das Gespräch gut erinnern.

»Meinst du, ich kann im zweiten Semester einsteigen, wenn ich den Prüfungsnachweis als Verwaltungsinspektor – mit Prädikat natürlich – vorlege?«, fragte Achim damals. Und Jürgen erklärte, wie das bei ihm gelaufen war, als er nach Konstanz gekommen war. Er erzählte ihm von der Zulassung und der Zusatzprüfung vor dem Personalausschuss und, und, und …

Später kam Achim auf seine Jahre in Afghanistan zu sprechen, seine Arbeit für die Entwicklungshilfe, und Jürgen war Feuer und Flamme, endlich eine verwandte Seele zu treffen, die noch dazu ebenso wie er im zweiten Anlauf Verwaltungswissenschaften studieren wollte. Es war erstaunlich, wie viele Parallelen die beiden Leben aufwiesen. – Ein weiterer Hotelgast zieht inzwischen ebenso wie ich seine Runden im Pool. Wir vermeiden es, uns zu nahe zu kommen.

Sigrid lernten wir bald darauf kennen. Sie malte, war Kunstlehrerin und ganz und gar ungewöhnlich. Ich bewunderte ihren Mut, sich darzustellen, ihre Kreativität, sich originell zu kleiden und zu geben.

Und ich mochte ihre Bilder – richtige Wunderwerke auf Seide. Ich begann damals ebenfalls zu malen, erinnere ich mich, gab es dann später wieder auf.

Sie nicht, in dem Inselhaus standen oder hingen überall Werke von ihr. Es war interessant zu sehen, wie sich ihr Stil verändert hatte. Als Sigrid über dem einfachen Abwaschbecken die Teller spülte und ich mir ein Handtuch angelte, schaute sie mich fragend an.

»Du hast dir meine neuen Bilder angesehen. Was meinst du?«

»Sie wirken härter, expressiver als früher, ausdrucksstärker. Früher hast du runde, weichere Formen bevorzugt.«

»Ich bin in einer Experimentierphase. Kommt das sehr stark raus?«

»Ich finde schon«, und druckste herum, »ihr Ausdruck beunruhigt mich. Mag sein, es liegt an mir. Ich befinde mich zurzeit in einer Phase, in der mir Harmonie und Ruhe fehlen.«

Während mir das Gespräch noch einmal durch den Kopf geht, nähert sich mein Rundenpensum dem Ende. Fast wie ein Automat schwimme und schwimme ich. Mir ist inzwischen kalt und ich träume von einer heißen Dusche. Nur noch zehn Runden, dann …

Als Sigrid nachfragte, erzählte ich von meinen guten Vorsätzen für dieses Jahr. Dass ich jetzt ein »böses Mädchen« werde, weil böse Mädchen überall hin kommen, nun ja.

Sigrid lachte und meinte: »Vermutlich war ich schon immer ein ›böses Mädchen‹! Ich mache Yoga, meditiere jeden Tag und male, wenn es mir mal nicht so gut geht, und auch, wenn es mir gut geht.« Sie stellte die Teller, die ich abgetrocknet hatte, in ein großes Steinregal.

»Hast du keine Angst, hier allein zu leben, wenn Achim unterwegs ist?«, fragte ich sie.

»Nein, warum?«

»Also, ich bewundere dich, es ist wirklich schön hier, aber für mich wäre es zu einsam, ich hätte Schiss.«

Beim Thema Alleinsein und Einsamkeit kamen wir auf unsere Eltern zu sprechen.

»Jürgens Vater macht uns große Sorgen, er wird von Jahr zu Jahr hinfälliger. Seine Beinprothese sitzt nicht mehr und er benötigt einen Rollstuhl.«

»Ach, das tut mir Leid. Mein Bruder lebt mit meinem Vater zusammen, du kennst Robi ja. Es ist schwierig, denn Robi ist sehr depressiv und dann der alte Mann! Insofern bin ich manchmal nicht glücklich, so weit vom Schuss zu sein. Seht ihr Jürgens Eltern denn oft?«

»Wir fahren mit den Eltern ab und zu weg, damit Jürgens Mutter etwas rauskommt. Für ein paar Tage wenigstens. Im August fahren wir mit ihnen an die Ostsee, wir haben bereits eine behindertengerechte Wohnung gebucht. Mein Schwiegervati ist ein charmanter Mann, aber will bedient werden. So hat jeder seine Probleme.«

Die letzte Schwimmrunde! Ich sehe, wie der Bademeister die dicken Polster auf den Liegen verteilt und die frischen Badetücher bereitlegt. Ein neuer Urlaubstag kann starten.

Gern hätte ich Sigrid gefragt, wie es um ihr Eheleben nach einer so langen Ehe bestellt ist, aber ich habe mich nicht getraut. Wir hatten uns zu lange nicht gesehen, um solche Dinge zu erörtern. Vielleicht beim nächsten Mal.

Ich steige aus dem Wasser, hülle mich in den Bademantel und mache mich auf den Weg zurück in unser Hotelzimmer. Wir wollen heute zusammen zum Frühstücken gehen.

»Hallo mein Schatz!«, begrüße ich kurz darauf Jürgen, der auf dem Balkon mit seinem Buch in der Hand sitzt und liest.

»Na, hast du dein Sportprogramm durchgezogen?«

Kein Rüffel, dass ich ihn warten ließ, oh Wunder!

»Ich bin gleich angezogen, dann können wir gehen.«

Jürgen

Wir haben beschlossen, heute einen Tag Faulenzen einzulegen. Ich genieße es, meine Beine auf den bequemen Hotelliegen ausstrecken zu können, mit einem kühlen Glas Orangensaft neben mir und meinem Buch in Reichweite. Barbara schwirrt irgendwo durch die Gegend, früher war sie ruhiger! Ich schaue auf das Meer, es liegt ziemlich schlaff und träge da. Langweilig! Ich wünschte mir ein paar mehr Wellen.

Meine Gedanken kreisen immer mal wieder um den Besuch bei Sigrid und Achim. Ich überlege, wie Barbara und ich in solch einem Haus leben würden, bis die laute, launige Stimme des Animateurs sich in meine Träume bohrt und verkündet, dass die Aerobicstunde beginnt. Ich ziehe meine Kappe ein wenig tiefer über die Augen, die Helligkeit macht mir zu schaffen. Alles wirkt grell und unbarmherzig. Wird am Alkohol von gestern Abend liegen, sage ich mir, während ich an meinem Saft nippe.

Barbara erscheint frisch und fröhlich in ihren weißen Shorts und dem knappen roten Hemdchen. Als ich sie betrachte, geht mir durch den Kopf, dass sie sich gut gehalten hat und ihre langen Beine die kleinen Pölsterchen an den Hüften locker ausgleichen und dass sie einen hübschen vollen Busen bekommen hat, seit sie fülliger geworden ist.

»Ich gehe zur Aerobic, willst du nicht mitkommen?«, fragt sie mich.

»Sport macht mich heute nicht an, geh nur.«

Ich verschiebe das Thema »Ferienhaus«.

Erst als wir am Abend gemütlich auf dem Balkon unserer Hotelsuite sitzen, halte ich den richtigen Zeitpunkt für gekommen und fange an, vorsichtig das Terrain zu sondieren.

»Wollen wir uns ebenfalls ein Winterquartier zulegen? Wir könnten die nächsten Urlaube dort verbringen und in ein paar Jahren den gesamten Winter.«

»Ich weiß nicht, Jürgen«, wiegelt Barbara ab, »ein Haus bedeutet Verantwortung. Irgendetwas ist immer zu reparieren, mal die Wasserleitung, mal das Dach, und wir sind beide keine großen Handwerker. Jedes Mal wenn du ankommst, musst du dich erst um alles kümmern!«

Ich muss ihr Recht geben, ich bin nicht übermäßig geschickt. Zwar habe ich einige Fortschritte gemacht, aber ich sehe mich kaum wie einige meiner Sportfreunde jede freie Stunde an meinem Ferienhaus herumwerkeln. Ich würde auf der Veranda sitzen, Bücher lesen, mir vielleicht mal wieder ein Pfeifchen gönnen, was ich lange nicht getan hatte.

»Aber der Winter, das Wetter«, starte ich einen neuen Anlauf.

»Ich glaube nicht, dass ich Lust habe, irgendwo in der Prärie zu sitzen«, sagt Barbara lakonisch. »Außerdem erinnere dich an die Angst der Ferienhausbesitzer vor Diebstahl!«

Mir fällt ein, dass dieses Thema auf meiner Geburtstagsfeier, bei der meine Sportkollegen bei uns eingeladen waren, lang und breit erörtert wurde.

Ich zaubere noch diverse gute Gründe für ein Ferienhaus aus meinem Hut, und tatsächlich, irgendwann kommt von Barbara: »Na gut, wir können uns umsehen. Wenn ein wirkliches Traumobjekt bezahlbar ist, denken wir noch mal drüber nach.«

Ich werde Achim ansprechen, nehme ich mir vor. Er ist ein Mensch, der es versteht, Verbindungen aufzubauen. Vielleicht kennt er jemanden, der uns helfen kann. Er hat von einer tüchtigen Maklerin erzählt, einer Einheimischen, die mit einem Deutschen verheiratet ist.

Barbara nimmt ihre kleine Tasche und legt sich ihren Pullover über die Schultern. »Lass uns essen gehen.« Sie lacht. »Nur gut, dass wir noch kein Ferienhaus haben, sonst müsste ich jetzt erst kochen!«

Als wir die Schlacht am Abendbüfett hinter uns haben, betreten wir die große Hotelhalle mit dem hohen überdachten Palmenhain. Sanfte Klavierakkorde fluten durch den haushohen Raum. Wir lassen uns auf den einladenden Klubsesseln neben dem netten Ehepaar aus Westfalen nieder, das wir an einem der ersten Urlaubstage kennen gelernt haben.

»Hallo, ein herrlicher Tag heute, nicht wahr?«

»Ja, prächtig«, antworte ich. Die Sonne war mir zwar zu heiß gewesen, das Licht zu grell, mein Kopf hat geschmerzt, aber was soll es. Smalltalk im Urlaub. Der gemütliche Teil des Abends kann beginnen.

»Wir haben eine lange Strandwanderung gemacht zum Hafen. Zurück sind wir mit dem Bus gefahren. Sie sollten die Sangria probieren«, meint die Frau aus Westfalen.

Ich schüttele mich innerlich.

Barbara sieht mich kritisch von der Seite an.

Also kehre ich den launigen Unterhalter raus und gebe eine kleine Story zum Besten.

»Sangria? Um Gottes willen! Das gibt morgen mit Sicherheit üble Kopfschmerzen. Wir sind gebrannte Kinder! In jungen Jahren haben wir das, gerade auf dem Campingplatz angekommen, unbedingt gleich probieren müssen. Es war erst zwei Uhr am Nachmittag. Aus dem einen Glas wurden zwei und drei, schließlich ist das süße Zeug süffig und wird immer wohlschmeckender, je mehr man trinkt. Wir waren mehr als beschwingt und angeregt, als wir anschließend unser Zelt aufbauten. So ein großes Hauszelt, mit Vordach und allem Drum und Dran! Als es einigermaßen stand, sanken wir auf unsere Luftmatratzen. Irgendwann in der Nacht fing es fürchterlich an zu stürmen! Und wir? Haben gepennt! Natürlich hatten wir in unserer Superstimmung vergessen, die Zeltheringe richtig festzumachen! Alles flog durcheinander! Das Überzelt landete im Baum über uns, unsere Sachen wurden vom Sturm im Umkreis verteilt. Alles wurde pitschnass, während wir seelenruhig unseren Rausch ausschliefen.« Wir lachen. »Mein ganzer Stolz, eine neue Schweinslederjacke erholte sich von dieser Behandlung nie mehr, sie mutierte zu einem Brett. Als wir die Bescherung am Morgen sahen, blickten wir uns an und zuckten mit den Schultern und amüsierten uns köstlich. *C'est la vie*. Erinnerst du dich, Barbara?«

»Und mieteten dann einen Bungalow mit Wäscheleine!«, komplettiert Barbara meine Erzählung.

»Immerhin konnten Sie damals schon lachen. Solche Erinnerungen sind Gold wert. Jeder Augenblick, in dem wir lachen können, ist lebenswert.«

Ich sehe die beiden an. Sie sind etwa in unserem Alter, vermute ich und bemerke den kurzen Blick der Frau zu ihrem Mann und wie sie ihm die Hand auf den Arm legt. Darum sage ich: »Das klingt ernst.«

Die Frau zögert ein wenig, dann meint sie: »Wir haben schlimme Erfahrungen in den letzten Monaten hinter uns gebracht. Wolfram hat einen Herzinfarkt erlitten und uns ist bewusst geworden, wie kostbar jede Sekunde Leben ist. Wir sind seither großzügiger mit uns und allen Dingen um uns herum. Wir wissen jetzt, Lachen ist etwas Wunderschönes.«

Sie haben Recht, denke ich, als ich zur Bar gehe, um uns einen Rotwein zu holen. Stefan fällt mir ein, ihn hat es vor einem halben Jahr erwischt. Er kam noch rechtzeitig in die Klinik, und sie konnten ihm einen Bypass setzen. Das Leben ist kurz, schlussfolgere ich nicht zum ersten Mal.

Am nächsten Morgen rufe ich Achim an, um die Sache mit dem Haus ins Rollen zu bringen.

Beim Frühstück, das Wetter ist heute den ersten Tag kühler, es ist Wind aufgekommen, und wir sitzen im Speisesaal, schlage ich Barbara vor, zur Westküste zu fahren.

»Achim meint, wenn wir an einem Haus interessiert wären, sollen wir uns Ajuy anschauen. Die Fischer geben ihre Häuser auf, weil die raue See im Winter das Fischen unrentabel macht. Viele Häuser wurden umfunktioniert oder es werden neue Wochenendhäuser gebaut. Wie in Lanzarote ist der Strand dort schwarz.«

»Gute Idee, nach einer Weile geht einem das Hotelleben auf den Geist, besonders dieser volle Speisesaal!« Sie rückt zum dritten Mal zur Seite, weil jemand hinter ihr vorbeiwill.

»Erinnerst du dich an unseren Ausflug zur Villa Winter? Laut Reiseführer sind in Ajuy die Reste von Betonpfeilern zu sehen, die angeblich zu einem U-Boot-Hafen gehören sollen, den Gustav Winter errichten wollte.«

»Dieser Nazi, dem damals die ganze Halbinsel Jandia gehörte und von dem gesagt wird, dass er die Villa als Zwischenaufenthalt für eine eventuelle Flucht Hitlers nach Südamerika gebaut hat?«

»Genau der«, antworte ich.

»Vielleicht können wir den Ausflug mit einer Wanderung verbinden, zieh feste Schuhe an«, sagt Barbara und steht beschwingt auf.

Wozu haben wir das Auto gemietet, denke ich.

Wir lassen den Lärm des Speisesaals hinter uns, und ich atme erleichtert auf, als wir kurz darauf im Freien stehen.

Es ist erstaunlich. Das Wetter ist dieses Jahr durchweg schön, es fehlen die Regentage, die es sonst auf den Kanaren im Januar gibt. Ajuy, ein kleines Örtchen, liegt malerisch dem Meer zugewandt. Wir wandern einen steinigen Felsenpfad weit oberhalb der Wasserkante entlang, bis wir nach einer guten halben Stunde unser Ziel erreichen.

Große Treppen führen steil ungefähr 100 Meter hinunter zu einer kleinen Grotte, die, wie behauptet wird, die Anlegestelle für die Boote des Villenbesitzers Winter gewesen sein soll. Viele Stufen sind vom Meer ausgehöhlt und einige weggebrochen. Barbara klettert geschickt über die restlichen Felssteine. Mir ist schwindlig, als ich zu ihr hinunterblicke. Ich bleibe oben stehen. Sie ruft mir zu: »Was ist los, Jürgen, brauchst du eine Extraeinladung, du bist doch sonst immer der Erste?«

»Ich bleibe hier, geh du nur.«

Als Barbara wieder bei mir ist, sieht sie mich besorgt an. »Was sind das für Geschichten, so kenne ich dich gar nicht. Du schwächelst in letzter Zeit. Warst du gestern zu lange in der Sonne?«, fragt sie mit einem scherzhaften Ton in der Stimme.

»Ich weiß nicht. Es ist schon wieder vorbei«, antworte ich ausweichend.

Sie umarmt mich und drückt mir einen Kuss auf die Wange.

Vielleicht war ich gestern wirklich zu lange in der Sonne. Vertrage ich sie nicht mehr? Und warum ist mir schwindelig, wenn ich in die Tiefe blicke? Warum habe ich das Gefühl zu fallen, ohne einen Schritt zu machen? Unruhe erfasst mich. Ein leises Ziehen in der Herzgegend erschreckt mich, ich habe plötzlich Angst!

Februar 1998

Barbara

Als ich die Verbindungsbrücke zwischen den zwei Bürokomplexen überquere, aus der Chefetage zurück in mein Büro hetze, fluche ich leise. »Drei Wochen Urlaub für die Katz! In nur einer Stunde wird man platt gemacht und die Erholung ist dahin!«

Regen schlägt vehement von beiden Seiten an die Glasfronten, für zwei Uhr nachmittags ist es dunkel draußen. Wie meine Stimmung, denke ich. Meine Schleimhäute fangen an zu kribbeln, ich schimpfe über die trockene Heizungsluft, die durch die Büroräume wabert, während es draußen nasskalt ist. Die meisten Kollegen husten sich durch die Gegend oder schniefen. Ich hoffe, meine Abwehrkräfte bleiben – aufgetankt durch Sonne und Luft in Fuerteventura – intakt. Aber, solche Tage wie dieser …

Als Bereichsleiterin soll ich dafür geradestehen, dass meine Leute die Gehälter rechtzeitig auf den Weg bringen. Wie kann die Geschäftsleitung dann, ohne mich zu informieren, eine Kraft abziehen! Nicht ab nächsten Monat, sondern sofort! Wer soll die Arbeit machen? Ich kann wieder sehen, wie ich meine bewährten Mitarbeiter bei Laune halte und dazu bringe einzuspringen. Dabei ist der ganze Bereich mit der Umstellung auf die neue Software sowieso schon bis an die Oberkante überlastet und alle maulen herum – zu Recht, wie ich finde.

Ich würde ja selbst einspringen. Wie sonst auch, wenn es brennt. Aber – Überstunden sind ab sofort verboten! Mein mit Plusstunden gut gefülltes Zeitkonto ist der Geschäftsführung plötzlich ein Dorn im Auge! Ich muss zugeben, dass sich die Mehrarbeitsstunden in der letzten Zeit summiert haben und ich weit über dem Limit liege.

»Ausnahmen wie sie Ihnen der bisherige Abteilungsleiter einräumte, können wir Ihnen nicht mehr zugestehen«, höre ich noch die Stimme unserer neuen Referatsleiterin.

Ich schreite schneller aus, den Kopf hoch erhoben, während ich weiter vor mich hingrummle. »Heute ist nicht mein Tag.«

Bislang hat sich niemand darum geschert, dass meine Halbtagstätigkeit als Leiterin der Gehaltsbuchhaltung oft den Einsatz und somit die Arbeitszeit einer Dreiviertelstelle verlangt!

Immer noch wütend erreiche ich das andere Gebäude, in dem mein Büro liegt. Ich umkurve genervt die Designermöbel, die locker verteilt im weiträumigen Treppenhaus rumstehen. In unserer Etage angekommen, fällt mir auf, dass die Kunst an den Wänden des Flurs nachgerade Depressionen fördert, so düster wie der Maler die Welt abbildet.

»Neue Besen!«, schimpfe ich nun laut und meine die neue Chefin.

Klar, am liebsten würde die neue Führungscrew eine volle Kraft auf meinem Posten sehen und nicht mehr zwei Teilzeitkräfte. Obgleich es bislang mehr Vorteile durch diese Lösung gab als Nachteile. Unser alter Chef wusste das! Aber seit meine alte Teamkollegin weg ist …! Meine neue Jobsharingpartnerin ist ein Kapitel für sich … Jedenfalls werde ich es kaum bis Ende April schaffen, die Stunden abzubauen.

Ich schließe die Tür zu meinem Büro auf und fasse einen Entschluss: Ich werde einfach freinehmen! Sollen sie doch sehen, wie sie zurechtkommen.

Oder? – Ach, alles Mist! – Darunter würden nur meine Leute leiden!

Das Klingeln des Telefons befreit mich von meinen negativen Gedanken. Ich gehe zum Schreibtisch, nehme den Hörer ab und versuche, meine Stimme normal klingen zu lassen.

»Hallo Barbara, arbeitest du heute noch lange?«

»Jürgen? Was gibt es denn?«

»Hast du Ärger? Schlimm?« Vermutlich klingt meine Stimme angespannt.

»Ja, es geht um meine Überstunden und – ich erzähl es dir heute Abend.«

»Ich wollte dich bitten, die Urlaubsfotos beim Kaufhof abzuholen. Geht das? Du fährst doch sowieso dort vorbei. Soll ich dir die Abholnummer durchgeben?«

»Viel Lust habe ich nicht, aber okay.« Ich notiere 67 794 52. »Der Kaufhof am Marienplatz oder am Stachus?«

»Marienplatz. Lass dich nicht stressen, denk einfach daran, dass wir bald jederzeit nach Fuerte in unser Ferienhaus fahren können.«

»Schön wär's, am liebsten würde ich schon morgen wieder fliegen! Ich muss, bis später.«

Ich lege den Hörer auf, packe den Zettel mit der Abholnummer in meinen Terminkalender und beginne, meine E-Mails zu checken. Gleichzeitig überlege ich, wie ich das Personalloch stopfen und wer die Übergangskraft einarbeiten kann, sehe die normale Post durch, sortiere sie nach Schwierigkeit, beantworte einfache Sachen sofort per E-Mail oder Brief, schwierige Sachen versehe ich mit einer Notiz. Morgen werden sie mir leichter von der Hand gehen, weiß ich und stapele sie zu einem kleinen Häufchen neben dem PC. Zum Glück finden heute keine weiteren Besprechungen statt, stelle ich erleichtert nach einem Blick in meinen Kalender fest und beschließe, früher als üblich zu gleiten. Meine Konzentration lässt zu wünschen übrig.

In der Straßenbahn rechne ich spaßeshalber, wie viele Tage Urlaub die Überstunden ergeben werden. Klasse! Es kommen etliche Wochen zusammen! – Jürgen wird begeistert sein, sinniere ich. Er schimpft eh immer, dass ich mehr als halbtags arbeite, ohne dafür bezahlt zu werden. Warum nicht in Fuerteventura nach einem Ferienhaus schauen und dort ab und zu leben, wie Sigrid und Achim es schon lange tun!

Als ich später beim Kaufhof die Bilder abhole, fällt mein Blick auf ein Reiseangebot. Australien! Ich lasse mir Reiseprospekte geben und fange bereits in der U-Bahn an, darin zu blättern.

Wie sich die Zeiten ändern, denke ich, zwei Wochen Camper und Flug sind wirklich preiswert zu haben. Als wir zum Jahreswechsel 1971/72 in Australien waren, kostete der Rückflug noch stramme 2 500 DM, *one way*, versteht sich, und das war sehr viel Geld, bei einem Monatsverdienst von 390 DM. Für unser neues VW Cabrio, orangerot mit weißem Verdeck, hatten wir ein Jahr zuvor 6 500 DM auf den Tisch geblättert.

Unser erstes richtig neues Auto, hart erspart. Es fiel uns schwer, es wieder zu verkaufen, um das Startkapital für unseren Australienaufenthalt zu sichern.

Als ich aus der U-Bahn steige, regnet es noch immer. An dem Zeitungsständer gleich beim Ausgang kündigt die Überschrift der Abendzeitung für die nächste Woche Schneefall an. Auch das noch! Ich haste bis zum überdachten Teil unserer Wohnanlage und schüttele kurz darauf die Feuchtigkeit aus dem Schirm, bevor ich in das Haus trete. Den Postkasten hat Jürgen sicher bereits geleert, vermute ich, also eile ich direkt zum Fahrstuhl, um in den sechsten Stock zu gelangen. Einen meiner guten Vorsätze – jede Treppe zu Fuß zu laufen – vergesse ich heute.

»Grüß dich, Jürgen!«, rufe ich als, ich das Wohnzimmer betrete.

»Hallo Barbara!« Jürgen hockt im Schneidersitz vor unserer Bücherwand, um sich herum allerlei Unterlagen. Ein wenig sieht es aus, als hätte eine Bombe eingeschlagen.

Ich beuge mich zu ihm herunter, hauche ihm einen Kuss auf die Wange. »Ich gehe erst mal den Frust fortspülen.«

»Mach das, scheint ja schlimm zu sein.« Im Schlafzimmer angekommen schleudere ich meine Sachen auf den Stuhl, trotte ins Bad, stelle mich kurz unter die Dusche, um wieder im Zimmer bequeme Leggings und einen Wohlfühlpullover anzuziehen. »So, jetzt geht es mir besser!«, sage ich, als ich das Wohnzimmer betrete. Ich schlendere zum Plattenregal, greife zielsicher nach Frank Sinatra, stelle den Player an, lege die Scheibe auf und drücke den Startknopf, um mich dann auf eine unserer riesigen schwarzen De-Sede-Couchen fallen zu lassen. Sinatras Stimme verkündet wohl tönend: *»I did it my way.«*

»Jetzt brauche ich noch ein schönes Glas Rotwein! Dann verrate ich dir, warum ich gerade diese Platte aufgelegt habe«, animiere ich Jürgen, seinen Platz zu verlassen und sich mir zuzuwenden.

Er erhebt sich, verschwindet in der Küche und kommt bald darauf mit zwei Gläsern und dem Wein zurück.

»Na, dann rück raus mit der Sprache!«

Ich lehne mich zurück und lächle geheimnisvoll.

»Woran denkst du bei dem Lied?«

»Soll ich raten? Australien! Richtig?«

»Erinnerst du dich an die kleine Bar auf unserem Ozeanriesen Fairsky, an den Pianisten und die Engländerin mit der samtigen Stimme? Jeden Tag, sechs Wochen lang sang sie gerade dieses Lied. Und wir voller Hoffnung, gespannt wie Flitzbogen mitten in unserem großen Abenteuer! Als Auswanderer für nur 200 DM um die halbe Welt zu dem unbekannten Kontinent Australien und ins Ungewisse. Mit uns Schicksalsgenossen aus Deutschland auf der Suche nach unserem Weg.«

Wir stoßen an.

»Auf *down under*, prost.«

»Ich hätte Lust, bald noch mal hinzufahren. Dieses Mal brauchen wir für die Reise unser Auto nicht zu verkaufen«, spiele ich auf unser Cabrio an, »die Reisen sind erschwinglich geworden.« Ich lege den aufgeschlagenen Katalog vor Jürgen hin. »Wir können einen Zwischenstopp in Singapur einlegen, April wäre eine super Zeit für den Norden und Westen. Du hast die Route doch ausgearbeitet? Haben uns die Eltern zu Weihnachten nicht einen neuen Australienreiseführer geschenkt?«

Ich will aufstehen, um im Bücherregal zu suchen, lasse es aber, als ich merke, dass Jürgen nicht mitzieht.

Er sagt bloß: »Ich schaue es mir morgen an. Wie sieht es denn heute mit Essen aus?«

»Ja, klar, du hast Hunger, entschuldige, ich ebenfalls. Warte, ich mach uns was.«

Meine gute Stimmung fällt in sich zusammen, ich schlurfe in die Küche, enttäuscht. Er hat mich einfach auflaufen lassen und das, obwohl er sonst beim Thema Reisen Feuer und Flamme ist; ich verstehe es nicht! Heute ist wirklich nicht mein Tag! Mein Büroärger fällt mir wieder ein.

Später esse ich die angerichteten Brote, ohne zu schmecken, was darauf ist. Jürgen erzählt irgendetwas von der neuen Klingel, es plätschert an meinem Schneckenhaus, in das ich mich verkrochen habe, vorbei. Ich nicke mechanisch. Als Jürgen nach dem Essen den Fernseher einschaltet, stehe ich auf.

»Ich verschwinde ins Bett und lese. Ach ja, hier sind die Urlaubsbilder!«, mit diesen Worten lege ich ihm die Packung mit den Fotos hin und gehe.

Jürgen blickt mich an, sagt klugerweise nichts. Sonst gäbe es Streit.

Im Schlafzimmer räume ich mechanisch meine Sachen in den Schrank, werfe die Unterwäsche in den Schmutzkorb, und bin froh, als ich im Bett liege. Fröstelnd ziehe ich die Bettdecke bis unter die Nase.

Er hätte ja mal fragen können, was im Büro los war!, schießt es mir noch durch den Kopf. Obgleich ich fairerweise zugeben muss, ihm dazu keine Chance gegeben zu haben. Und dann seine Reaktion auf meine Reisepläne! Warum ist er dermaßen uninteressiert? So ist er doch sonst nicht! Aber klar, er ist nicht in der Macherposition, bemitleide ich mich.

Nach einer Weile versöhnt und besänftigt mich die Wärme der Bettfedern. Ich rutsche ein wenig höher, nehme die Arme über die Decke und betrachte, bevor ich nach meinem Buch greife, eine Weile unsere liebevoll im Raum verteilten Urlaubsmitbringsel. Auf der Kommode steht der Buddha aus Thailand, auf dem Fensterbrett ein bunt bemalter Elefant aus Sri Lanka, daneben eine schöne Muschel aus Tahiti. Mein Blick bleibt an einem Foto hängen. Es zeigt Jürgen und mich in Shorts, um etliches jünger, vor einem Pioneerbus, der auf einer geraden roten Sandstraße steht, die ins Nirgendwo zu führen scheint.

Australien – mit einem warmen Gefühl erinnere ich mich, wie wir Ende 1971 am zweiten Weihnachtsfeiertag mit dem Schiff in Sydney ankamen. Unsere Gefühle waren damals mehr als gemischt. Unser Beamtenberuf auf Lebenszeit gehörte der Vergangenheit an, wir hatten die Brücken hinter uns abgebrochen, wie man so sagt, unsere Heimat lag mehrere 1 000 Kilometer entfernt. Zwei Jahre wollten wir bleiben … Unsere Wohnung in Berlin war jedenfalls für diese Zeitspanne vermietet.

Es war ein erhebendes Gefühl, als der Ozeanriese in die Sydneybucht einfuhr, an der damals noch nicht fertigen Oper vorbei. Sechs Wochen war er für uns und die weiteren 150 Auswanderer Wohnstatt gewesen und jetzt hieß es, Abschied nehmen, auch von vielen Freunden, die wir unterwegs gewonnen hatten. Wie würde unser Leben in Australien wohl aussehen?

Ein Zyklon, ein Tiefdruckgebiet, hatte die Stadt Darwin im Norden Australiens am ersten Weihnachtsfeiertag weit gehend zerstört und alle Eisenbahnlinien lahm gelegt. Wir saßen am Bahnhof fest, es herrschte Chaos. Erst nach einer

Ewigkeit fuhr ein von einer uralten Dampflok gezogener antiquierter Zug ein. Alle Fenster offen, die Toiletten nicht benutzbar, brachte er uns in weiteren endlosen Stunden nach Brisbane, im Osten des Landes, zu Jürgens Tante, rußgeschwärzt und glücklich.

Wir erwischten in jeder Hinsicht einen ungünstigen Zeitpunkt. Die deutsche Zeitung *Die Woche* berichtete, dass sich zwei Einwanderer mit Benzin übergossen und angezündet hatten, weil es keine Arbeit gab und weil sie von der geringen Arbeitslosenunterstützung nicht leben konnten. Zehn australische Dollar pro Woche waren nicht ausreichend, mussten wir ebenfalls bald feststellen. Wir konnten nicht ewig bei Jürgens Tante bleiben, aber für die Anmietung eines einfachen Zimmers pro Woche waren 15 Dollar zu veranschlagen! Wir gingen nach Sydney, wo es mehr Arbeit gab und die meisten unserer neuen Freunde lebten, und zogen in ein staatliches Hostel.

Bei dem Wort Hostel schüttelt es mich sofort, weil mir die unliebsamen Kakerlaken in den morschen Holzwänden einfallen. Ebenso werde ich nie vergessen, wie ich mich nach einem Neunstundentag als Reinigungsfrau oder nach der Arbeit am Band einer Keksfabrik gefühlt habe – wie eine Hundertjährige. Wurst und Fleisch bei einem *German Butcher* zu verkaufen war dagegen ein Vergnügen.

Mir fallen die jungen Aborigines ein, die auf der vierundzwanzig Stunden dauernden Fahrt von Melbourne nach Alice Springs mitten in der Wüste ausstiegen und nicht wussten, was Geld war. Ich sehe die rote Weite noch einmal vor mir, die sich endlos bis zum Horizont dehnte, übersät mit kleinen weißen und gelben Blümchen, weil die Regenzeit gerade erst vorbei war, die Hunde, die um unser kleines Zweimannzelt tobten und uns zwangen, darin länger als beabsichtigt auszuharren, das alte Haus in Sydney mit den für den Stadtteil Paddington typischen Stahlbalkons, die uns in der Auswanderer-WG als Küchenraum dienten, die Strände und die meterhohen Wellen, die einen mit Kraft auf das Ufer schleuderten, wenn man nicht aufpasste. Und wenn ich mich zurückversetze auf den Campingplatz am Ayers Rock gleich neben dem einzigen Hotel und an unsere Ausflüge zum roten Monolithen und zu den Olgas denke, komme ich ins Schwärmen. – Wenige Monate, die wie Jahre zählen!

Mein Buch lege ich ungelesen auf den Nachttisch. Ich schließe die Augen und knipse das Licht aus. Später höre ich Jürgen das Schlafzimmer betreten. Als er ins Bett schlüpft, schiebe ich ihm meine immer noch nicht ganz warmen Füße rüber und nuschle ein »Schlaf gut!« zur anderen Seite hinüber.

Jürgen

Der Föhn hat den Schnee auf den Wegen unseres Innenhofes wegschmelzen lassen. Der Blick von unserer Dachterrasse nach Süden zeigt mir, dass fast jeder Klettersteig der Zugspitze und des Alpspitz zu erkennen ist. Alles scheint zum Greifen nahe. Ich laufe über die Holzbohlen der Terrasse, prüfe, ob meine im Herbst in die Tröge versenkten Tulpenzwiebeln bereits jetzt – Ende Februar – an Frühling denken, und überlege, ob ich mich mit einem Stuhl in die Sonne setzen soll. Es ist Samstag. Barbara gesellt sich mit einer Kaffeetasse in der Hand zu mir.

»Richtiges Frühlingswetter heute!«, meint sie und zeigt auf den blauen Himmel. »Fast wie auf den Kanaren!«

»Und, was machen wir bei dem schönen Wetter?«, frage ich sie.

»Ja, das ist eine gute Frage!« Barbara reicht mir ihre Tasse rüber. »Nimm erst mal einen Schluck.«

Mit der Tasse in der Hand überlegt es sich gleich noch einmal so gut. »Zum Radfahren wird es noch zu kalt sein, die Waldwirtschaft fällt damit weg«, spinne ich den Faden fort. »Wie wäre es mit der Leopoldstraße? Anschließend spazieren wir durch den Englischen Garten bis zum Haus der Kunst«, schlage ich vor.

So machen wir es.

Die engen Bürgersteige der Leopoldstraße sind schwarz vor Menschen. Auf den Gehwegen vor den Cafés stehen Tische und Stühle, die Wirte haben schnell geschaltet. Südliches Flair! Und ich denke wieder einmal, wie toll es wäre, die Fahrbahnen der Straße zu untertunneln, um hier eine richtige Flaniermeile einzurichten, ohne Verkehr und Abgase.

Wir schlendern die Leopoldstraße an den Schaufenstern der Geschäfte entlang, bis mein Blick plötzlich bei den Auslagen eines Optikers hängen bleibt.

»Sieh mal, die Sonnenbrillen. Sehen ganz pfiffig aus. Ich könnte eine neue gebrauchen. Immer die Ray Ban wird auf die Dauer langweilig«, sage ich und versuche, Barbara zum Stehenbleiben zu bewegen, indem ich sie in den Eingangsbereich des Geschäftes ziehe. Ich zeige auf eine Brille, die mir gefällt, eine ähnliche habe ich kürzlich auf einer Werbeseite im *Stern* gesehen.

»Wenn du willst, können wir ja mal reingehen«, schlägt Barbara vor.

Als wir kurz darauf in dem Geschäft stehen, fragt mich der Verkäufer: »An welche Art Modell haben Sie gedacht?«

Ich deute auf die Brille im Schaufenster.

»Ein Modell von Calvin Klein! Einen Moment«, sagte er und fördert aus der Vitrine hinter der Theke eine gleiche Brille zutage.

Ich setzte sie auf, werfe einen kurzen Blick in den Spiegel und drehe mich dann um, stolz den Kopf hin und her wendend. »Na, wie sehe ich aus?«, feixe ich und tue, als wäre ich ein VIP, der nicht erkannt werden will. Mit stolz erhobenem Kopf schreite ich auf und ab, ziehe den Kragen meiner Jacke hoch, um das Gesicht halb zu verdecken.

Barbara hält sich die Hand vor den Mund, um ihr Lachen zu verbergen. Bemüht ernst sagt sie – und ich sehe, wie ihre Augen dabei lachen –: »Sind Sie nicht dieser berühmte …? Bitte, bitte … ein Autogramm!«, und fügt mit einem gespielt verführerischen Augenaufschlag hinzu: »*Je t'adore* …, eine Fahrt in deinem Sportwagen und …«. Sie kichert. »Und das soll modern sein?«, fügt sie dann gefasst hinzu.

Der Verkäufer des kleinen Ladens scheint in seiner Ehre getroffen.

»Dieses Modell von Calvin Klein ist aus der neuesten Kollektion, es wird – besonders von jungen Leuten – sehr gern getragen! Es ist sicher bald vergriffen«, wirft er beleidigt näselnd ein und nimmt die Brille, die ich zurückgelegt habe, hoch, um sie wieder wegzuschließen.

»Warten Sie!« Ich setze die Gläser erneut auf, betrachte mich kritisch im Spiegel. In einen jungen Mann verwandelt sie mich nicht! Meine grauen kurzen Haare und die in der Stirn eingegrabenen Furchen bleiben, aber die mit Design abgedunkelte Augenpartie gibt dem Gesicht einen interessanten Touch, stelle ich fest.

»Soll ich sie nehmen? Was meinst du, Barbara?«, frage ich.

»Mich darfst du nicht fragen. Du kannst doch alles tragen! Bei Sonnenbrillen bin ich nicht auf dem Laufenden, da ich meine geschliffenen Gläser tragen muss.«

Beim Absetzen des Gestells schaue ich auf den Preis.

»Ich glaube, wir lassen es besser.« Und füge leise zu Barbara gewandt hinzu: »Sie ist sauteuer!«

Der Verkäufer tut unbeteiligt und wartet.

»Wenn sie dir gefällt, nimm sie. Sie steht dir wirklich gut«, versucht Barbara, mich nun zu überreden.

»Na gut!« Ich zücke meine Börse, zahle und erhalte das teure Stück samt Rechnung.

Barbara steckt das Etui in ihre Handtasche.

Als wir wenig später in einem der kleinen Cafés sitzen und die Leute an uns vorbeiziehen sehen, bitte ich Barbara, mir die Brille zu geben und platziere sie auf meiner Nase.

Mit den von Calvin Klein verdunkelten Augen fallen mir diverse ebenfalls mit ähnlichen Kostbarkeiten verhüllte Gesichter auf.

Als unsere Cappuccinotassen bereits eine Weile leer herumstehen, die Sonne langsam auf die andere Seite der Leopoldstraße wandert, es zum Sitzen langsam zu kühl wird und die Heizungsstrahler auch nicht mehr helfen, wird es Zeit weiterzuspazieren.

»Was meinst du? Wollen wir noch kurz beim *Lehmkuhl* reinschauen, bevor wir uns zum Englischen Garten aufmachen? Vielleicht gibt es schon den neuen Brunetti!«, sage ich zu Barbara. Wir besuchen die Buchhandlung immer, wenn wir in der Leopoldstraße sind. Eine liebe Reminiszenz an unsere erste Münchenzeit, in der wir in Schwabing wohnten. Insofern eine rein rhetorische Frage.

»Vielleicht haben sie noch herabgesetzte Kalender. Letztes Jahr im Frühjahr gab es diesen tollen Kalender *Inselträume*, erinnerst du dich?«, fällt Barbara zu meinem Vorschlag ein.

Wir bummeln die Straße entlang, immer mal wieder ausweichend, heute sind tatsächlich viele Leute unterwegs. Ich behalte die Sonnenbrille auf. Auf einmal scheinen sich die Autos auf der Fahrbahn und die auf mich zulaufenden Menschen zu vermengen, die gerade Linie der Abgrenzung zwischen den verschiedenen sich bewegenden Objekten hebt sich auf. Mir ist unbehaglich. Ich schwanke. Ich bleibe stehen und stütze mich auf Barbara.

»Stimmt etwas nicht?«, fragt sie.

»Ich seh alles verzerrt, irgendwie versetzt.«

»Setz erst einmal die Sonnenbrille ab! Und dann nimm meinen Arm! Wir sind gleich beim *Lehmkuhl*.«

»Hier ist es besser!«, sage ich, nachdem wir kurze Zeit später die Buchhandlung betreten haben. Es ist angenehm, das helle Licht draußen hinter sich zu lassen und in das Halbdunkel des Ladens einzutauchen.

»Mag sein, dass es am Schliff der Brille liegt«, meint Barbara, als wir im oberen Stock bei den Reiseführern mit ein paar Büchern vor uns in der Besucherecke sitzen.

»Ein Optiker hat es mir einmal erklärt, als ich ähnliche Probleme hatte. Die Augen reagieren auf die ungewohnte Brechkraft der Gläser mit einem visuellen Schwindel«, führt sie dozierend aus. Als ich nichts erwidere, sagt sie: »Probier es nachher noch mal, wenn nicht, gehen wir zurück und tauschen die Brille um. Möglich, dass dir der Föhn zu schaffen macht, er ist heute mörderisch!«

»Sicher ist es die Brille!«, antworte ich. »Ich glaube, wir sollten sie gleich zurückgeben.«

Barbara erklärt sich bereit, die Sonnenbrille wieder in den Laden zu bringen, während ich mich bei den Büchern erhole.

Als wir nach einiger Zeit die Buchhandlung gemeinsam verlassen und erneut auf die Straße treten, geht es mir wieder einigermaßen gut. Obgleich mich das komische Gefühl, zwei Ebenen zu sehen, in denen Autos und Menschen wirken, als wären sie aus verschiedenen Teilen zusammengesetzt, nicht ganz verlässt. Alles scheint weiterhin ein wenig zu kippen. Der Boden schwankt nicht mehr ganz so stark wie vorher; ich hatte mich wie auf einem Schiffkutter gefühlt, der auf hoher See durch die Wellen pflügt. Aber sicherheitshalber gehe ich weiterhin ein wenig breitbeinig, und es gelingt mir ganz gut den jetzt noch vorhandenen Schwindel auszugleichen. Vielleicht doch nur der Föhn, denke ich.

Barbara nimmt meinen Arm, passt sich meinem Schritttempo an und wir spazieren mit vielen Sitz- und einigen Einkehrpausen durch den Englischen Garten. Am Odeonsplatz steigen wir in die U-Bahn.

März 1998

Jürgen

Inzwischen ist es März geworden, ein Augenarzt und ein Optiker haben mir zum Besitz zweier normaler Brillen anstelle einer aufregenden Sonnenbrille verholfen; eine ist zum Lesen und eine ist zum Fernsehen bestimmt. Ab sofort blicke ich meine Klienten über den Rand der Brille hinweg an. Es stört mich und ist mir lästig, mit dieser Unbequemlichkeit zu leben, und es ist kein Trost für mich, dass Millionen anderer Menschen ebenfalls mit solchen Hilfsmitteln zurechtkommen müssen.

Ich sehe immer häufiger schlecht, ein Umstand, den ich nicht länger mit »Heute ist Föhn« beschönigen kann. Meine beiden Brillen werden hoffentlich Abhilfe schaffen. Ganz sicher bin ich nicht! Heute habe ich auch mit der Lesebrille ein komisches Sehgefühl. Wütend setze ich das Hilfsmittel auf und wieder ab. Es ist nervig, denn das versetzte Sehen macht das Lesen unheimlich anstrengend. Die Zeilen verschieben und verdoppeln sich wie durch Zauberhand. Ich versuche, mich mit dem Gedanken zu trösten, dass ich mich erst an meine Sehhilfe gewöhnen muss.

Mir fällt die neue Klingelanlage in unserem Haus ein, sie ist auch so ein Problem! Jeder, der zu mir will, muss erst eine Ziffer eingeben und dann das Klingelzeichen betätigen. Sehr gewöhnungsbedürftig! Neulich rief mich ein Beratungskunde verzweifelt vom Handy aus an, weil er vor der Tür stand und keinen Einlass fand.

Ich muss unbedingt einen Hinweis auf meinem Praxisschild anbringen. Vielleicht sollte ich mir ein neues machen lassen? Das Rechtsberatungsgesetz ist neu gefasst worden und erlaubt jetzt auch Zusätze wie Rentenberater, Rentenantragstellung, Bescheidüberprüfung, Rentenberechnungen, Rentenansprüche aus Versorgungsvergleich. Bei einer Änderung kann ich etwas in dieser Richtung mit aufnehmen.

Ach Quatsch! Oder? Wie hört sich das an: Es berät sie der Diplom-Verwaltungswissenschaftler Jürgen Ludwig am Montag, Dienstag und Freitag … lächerlich, so viel Text liest kein Mensch. Ich lasse das Schild, wie es ist, nur die Klingelnummer muss ergänzt werden.

Der Stapel mit laufenden Vorgängen scheint mich herausfordernd anzublicken, ganz oben liegt die Ablehnung eines Rentenbescheides. Der Widerspruch ist ebenfalls vom Rentenversicherungsträger zurückgewiesen worden, jetzt ist eine Stellungnahme von mir notwendig, die für die Gerichtsverhandlung in vier Wochen Aussicht auf Erfolg verspricht. Das heißt, Akten wälzen, ärztliche Gutachten heranziehen, Vergleichsfälle raussuchen und alles in juristisch einwandfreier Form und Sprache zu Papier bringen. Alles dies ist eine Herausforderung, die mir normalerweise leicht von der Hand geht und mir ebenso viel Spaß macht, wie später vor Gericht mündlich meine gesammelten Fakten vorzubringen. Ich bin stolz über die Siege, die ich erringe. Meine Klienten empfehlen mich weiter, und der Erfolg zahlt sich aus.

Als ich alles beisammenhabe, setze ich mich an den Computer. Ich beginne, die Betreffzeile in den PC zu hämmern. In der nächsten Sekunde fluche ich, heute zum zweiten Mal. Diesmal deftiger, so wie ein Autofahrer, der in einen Stau fährt und weiß, dass er nicht umkehren kann. Meine Finger treffen die passende Taste nicht, obgleich ich die richtigen Buchstaben ansteuere.

Leider passiert mir dies bereits seit ein paar Wochen, mal mit geringer, mal mit hoher Fehlerquote. Das Schreiben am Computer wird zu einem zeitaufwendigen und nervenaufreibenden Vorgang. Selbst das Korrigieren gestaltet sich geradezu als Abenteuer. Frustriert gebe ich manchmal auf. Zum Glück klappt es an anderen Tagen wieder besser.

Ich habe meine eigene Version eines Zweifingersystems entwickelt, die normalerweise sehr flott funktioniert. Ab und zu schaue ich auf die Tasten. Heute wundere ich mich einmal mehr, warum meine Finger mir nicht gehorchen wollen.

Hängt alles mit dem versetzten Sehen zusammen?

Warum habe ich den Augenarzt, als ich mir die Brillen verordnen ließ, nicht gefragt, wodurch dieses fremdartige Sehgefühl hervorgerufen wird. Auch von dem Schwindelgefühl, das ab und zu auftritt, habe ich nichts verlauten lassen. Wenn etwas nicht in Ordnung ist, hätte der Arzt es feststellen müssen, dachte ich und habe wohl Angst gehabt, dass er etwas herausfindet, von dem ich lieber nichts wissen will.

Ich lege meine Notizen beiseite und schalte den PC aus. Morgen Früh, wenn ich frisch bin, tippe ich die Stellungnahme runter, beschließe ich, gehe ins Wohnzimmer und setze mich in meinen Sessel.

Ob ich Barbara um Rat fragen soll?, geht es mir durch den Kopf. Sie kennt sich aus mit Brillen. Nein, lieber nicht, sie ist beruflich zu eingespannt im Augenblick. Wahrscheinlich lohnt es sich nicht, darüber ein Wort zu verlieren. Bestimmt wird morgen alles wieder normal sein und ich kann das Ganze vergessen.

April 1998

Jürgen

Unsere Ferienhauspläne sind völlig aus meinen Gedanken verschwunden. Ich habe Mühe, selbst Wichtiges nicht zu vergessen, wie soll ich da an einen Hauskauf denken. Die Maklerin leidet nicht an Amnesie, sie hat uns auf ihrer Liste. Wir sind potenzielle Kunden!

Sie rief heute Morgen an und bot uns ein Projekt an, das Exposé will sie uns faxen. Bei Interesse sollen wir uns umgehend melden. Sie hätte noch einen anderen Interessenten, fügte sie hinzu.

»Das mit dem anderen Interessenten sagen sie immer, die Makler, schließlich wollen sie eine schnelle Entscheidung«, sage ich zu Barbara. »Sehen wir erst mal, was sie anbietet.«

Da ich die ganze Ferienhaussache ins Rollen gebracht habe, kann ich nun nicht einfach sagen, das Ferienhaus interessiert mich nicht mehr. Barbara würde an meinem Verstand zweifeln. Eine Stunde später spuckt unser Faxgerät Seite für Seite Fotos und Zeichnungen aus.

»Sieht ganz passabel aus«, muss ich zugeben. »Hol mal die Karte von Fuerteventura. Sie liegt bei den Reiseführern, ich glaube in der zweiten Regalreihe.«

»Wie heißt der Ort?« Barbara breitet die Karte auf unserem Esstisch aus und blickt mich erwartungsvoll an.

»El Cotillo! Ganz im Norden der Insel an der Westküste.«

Ich beeile mich, ebenfalls in Sichtweite der Karte zu kommen und beuge mich wie Barbara suchend über das Papier. Westküste! Vielleicht gibt es schöne Surfwellen dort, geht mir durch den Kopf.

»Ist es preislich interessant?«, unterbricht Barbara meine Gedanken an Brandung und Wellen.

Ich werfe einen Blick auf das Fax und antworte: »Mittelklasse, die Ausstattung ist entsprechend.«

»Da ist es!«, ruft Barbara. Sie hält den Zeigefinger auf die entsprechende Stelle. »Wollen wir hinfahren, um es anzusehen? Ich kann in der nächsten Woche Urlaub nehmen. Kannst du deine Termine auf die andere Woche verschieben?«

Barbara gefällt der Gedanke, nach Fuerteventura zu fahren, offensichtlich gut. Sie liegt mir die letzte Zeit andauernd mit irgendwelchen Urlaubsplänen in den Ohren.

Also kümmere ich mich um einen Flug, und wir werden zum zweiten Mal in diesem Jahr auf die Insel fahren. Haus hin oder her, ein Luftwechsel wird mir gut tun. Ich fühle mich permanent erschöpft, ermüde leicht. Barbara redet mir laufend ins Gewissen, etwas für meine Fitness zu tun. Sie mäkelt herum, weil ich mich um das Joggen die letzten Wochen herumgemogelt habe und sie stets allein laufen ließ. Ich muss ihr versprechen, am Strand zu joggen, viel zu schwimmen und hauptsächlich Obst zu essen. Sie ist ganz stolz auf ihre Erfolge in Sachen Abnehmen und Fitness. Schon mehrmals musste ich ihr versprechen, wieder mehr Sport zu treiben.

Als ich mich später in die Tageszeitung vertiefe, verschwimmen erneut die Buchstaben vor meinen Augen, es passiert jetzt in kürzeren Abständen. Ich fluche über das fortschreitende Alter und seine Folgen und gebe erneut der Einfachheit halber meiner neuen Lesebrille die Schuld. Meine Meinung über das Älterwerden und das Notwendigwerden von Ersatzteilen hat sich schon vor Jahren verfestigt: Wenn man sie braucht, fängt das Alter an. Ich lächele, als ich mich an meinen 30. Geburtstag erinnere. Zum Zeichen der Trauer hüllte ich mich in schwarze Gewänder, lief mit einem verschlossenen Gesicht herum, verabscheute alle Feiern und verbrachte den Tag allein, einsam durch die Straßen wandernd. Der Spruch, »Trau keinem über 30«, war geflügeltes Wort. Ich will nie alt werden!, dachte ich damals.

Barbara

Gestern feierte Maren ihren 50. Geburtstag. Alle meine Stammtischfrauen waren mit oder ohne Partner angetreten. Wie immer gab es gutes Essen, zu gut, um Nein zu sagen. Als wir Anfang der achtziger Jahre nach Hadern in den Südwesten Münchens zogen, bin ich zum Frauenstammtisch dazugestoßen. Früher ging es häufig um Kinder, Kinder und nochmals Kinder, für mich als Kinderlose manchmal nicht einfach, heute werden berufliche Perspektiven diskutiert, und bei der einen oder anderen steht eine Trennung und Scheidung zur Debatte. Doch persönliche Probleme bleiben meist außen vor bei unseren monatlichen Treffen. Neben einer Diskussion über das Schulsystem kann vielleicht der neueste Kinofilm, ein interessantes Theaterstück oder ein Konzertereignis Thema sein, die Palette ist groß. An diesem Tag waren wir alle nur fröhlich, schwatzten, bewunderten die von Maren weiß angestrichene Treppe und ließen uns den Braten schmecken.

Dann eröffnete uns Maren die Überraschung des Abends. »Wir gehen nach Münster zurück! Unser Haus haben wir bereits zum Verkauf angeboten«, teilen uns Maren und Karl-Heinz zu vorgerückter Stunde mit, »Karl-Heinz wird im Herbst seine Firma verlassen und bei mir ist auch Schluss, mein Betrieb wird nach Rosenheim verlagert.«

Der Gedanke, dass wieder eine Freundin München verlässt, macht mich traurig.

Besonders mit Maren verbindet mich mehr. Zusammen besuchten wir einen Nähkurs, tauschten Rezepte aus, ließen uns typ- und farbberaten und vieles mehr. Ab und zu gehen wir zu zweit ins Theater, wenn unsere Männer keine Lust haben und finden es auch viel vergnüglicher, zusammen zum

Bummeln zu gehen als mit unseren Ehepartnern im Schlepptau. Nicht gerade beim Einkaufen, aber sonst sind wir inzwischen auch zu viert eine gute Kombination und treffen uns hin und wieder zum Essen, im Biergarten oder zu einem Radausflug.

Als die beiden später noch erzählten, dass sie planen, sich einen Wohnwagen zu kaufen, um damit die Winter in Spanien zu verbringen, stieß ich Jürgen mit dem Ellbogen an. Also nicht nur wir hatten Träume …

Jürgen

Vierzehn Tage später, es ist Mitte April, sind wir auf Fuerteventura und gondeln mit einer geschwätzigen Maklerin in einem königsblauen Fiat Punto von Süden nach Norden über die Insel.

»Ein außergewöhnliches Objekt, es wird Ihnen gefallen, am Ortsrand gelegen, mit bester Ausstattung. Das Bad ist deckenhoch gekachelt, hat Marmorboden, die Küche ist vollständig eingerichtet, sicher wird es nach Ihrem Geschmack sein«, schwärmt sie während der Fahrt und unterstreicht ihren Lobgesang mit fuchtelnden Händen, sodass ich Angst bekomme, sie wird spätestens bei der nächsten Kurve geradeaus weiterfahren und wir werden eine andere Heimstatt als ein Haus auf der Insel finden.

Mein Interesse an einem Ferienhaus ist verdunstet wie Regentropfen auf heißem Pflaster, Barbara tendiert seit dem Geburtstag von Maren dazu, ebenfalls lieber in einem Wohnwagen rumzuzigeunern. So trifft es sich gut, dass das gepriesene Objekt unannehmbar ist. Die winzige Hütte liegt am

Ende der Ortschaft, neben dem Müllplatz und der Tankstelle. Das Meer ist nicht im Entferntesten auszumachen. Die Maklerin verspricht, sich weiter zu bemühen. Ich bin froh, ihren Fahrkünsten entkommen zu sein, als wir das Hotel erreichen.

Wir sind gut gelaunt und nehmen die Sache nicht tragisch. Am Hafen bei den Fischern essen wir Tapas, trinken Rotwein, umarmen uns und turteln.

Ich sehe Barbaras hoffnungsvolles Gesicht, als sie später in einem Hauch von schwarzer Unterwäsche vor mir steht und mich nach allen Regeln der Kunst verführen will. Aber es läuft – nichts. Mein Glied reagiert nicht, es liegt schlaff und verkümmert wie ein Wurm zusammengekrümmt zwischen meinen Schenkeln und zeigt keine Regung. Barbara ist enttäuscht, geht ins Bad und kommt nach einer Weile in ihrem Schlafanzug zurück. Legt sich ins Bett, schaltet die Nachttischlampe an und blättert in einer Zeitschrift. Sie sagt nichts, und ich sage nichts. Die Stille strapaziert unsere Nerven. Dann dreht Barbara sich zur Seite und knipst demonstrativ ihr Licht aus.

Es läuft seit langem nicht mehr so, wie wir es uns wünschen. Ein Thema, über das wir sprechen sollten und nicht können. Vorsichtig umgehen wir es, fürchten Verletzungen. Über alles andere können wir reden und haben keine Probleme. Ich kann ihr nicht sagen: »Du bist mir zu vertraut, ich kenne dich zu gut, du reizt mich nicht mehr.«

Sie ist für mich eine Vertraute, Verbündete, Schwester geworden in all den Jahren, die Geliebte ist verschwunden irgendwann, unmerklich. Es ist schwer, mit der Schwester zu schlafen. Es auszusprechen würde ihr Kummer machen, ich weiß es, also kehre ich es unter den Teppich. Ich finde es schade, kann aber meine Natur nicht überlisten. Ich liebe sie, aber ich begehre sie nicht mehr. In der Entspanntheit des Urlaubs gelingt es uns meist, an alte Zeiten anzuknüpfen. Diesmal hat der Zauber der fremden Umgebung seine Wirkung nicht entfaltet, die Urlaubsstimmung als belebendes Elixier für unser Geschlechtsleben hat versagt. Barbara ist zu Recht traurig, ich bin es auch.

Am nächsten Morgen geht sie mit zusammengekniffenem Mund vor mir her. Wieder denke ich, wenn sie nur nicht so schnell laufen würde. Ich habe Mühe nachzukommen. Sie ist immer drei bis vier Meter vor mir. Warum kann sie die Sonne und das Meer, das so schön blau strahlt, nicht genießen? Sie macht einen Jogginglauf aus dem Strandspaziergang! Ich empfinde den Sand als besonders grobkörnig, mir ist, als würde jedes einzelne Körnchen an meinen Fußsohlen scheuern. Jede Reibung scheint einen Funken zu erzeugen und es brennt höllisch.

»Barbara warte, ich muss pausieren. Findest du nicht auch, dass der Sand die Fußsohlen wie Schleifpapier bearbeitet?«

»Nein, wie kommst du darauf?«

»Ich ziehe meine Schuhe an und laufe etwas weiter oben. Wenn du willst, kannst du vorlaufen und hältst mir dann einen Platz im Café frei.«

»Was ist los?«

»Ich weiß nicht, ich kann nicht richtig auftreten, meine Fußsohlen tun weh, sind überempfindlich. Ich fühle mich auch sonst nicht gut, ich glaube, das Essen ist mir nicht bekommen.«

»Sollen wir zum Hotel zurückgehen?«

»Lass nur, ich geh zurück. Ich lege mich an den Pool.«

»Na gut.«

Ich bin froh, endlich allein zu sein. Nach dem gestrigen Abend brauchen wir Abstand. Barbara wird ihren Frust mit Bewegung abarbeiten, ich mit Rückzug und Ruhe.

Mir ist gar nicht wohl zumute, das helle Licht, das Glitzern des Wassers, die Reflexe, ich habe das Gefühl, der Horizont stülpt sich wie eine Glasglocke über mich. Es ist angenehm, wenig später eine Liege im Schatten zu finden und die Augen zu schließen.

Ich bin wohl eingeschlafen, jedenfalls wecken mich einige Tropfen kalten Wassers auf der Stirn aus meinem bequemen Dämmerzustand. Barbara ist zurück.

»Wir sollten unbedingt Spanisch lernen. Ich habe ein sehr nettes Ehepaar kennen gelernt. Stell dir vor, sie haben sich in Jandia ein Apartment gekauft und verbringen den ganzen Winter hier. Ich habe sie gefragt, ob ihnen nicht langweilig wird. Sie haben gesagt, das Meer wird ihnen niemals langweilig. Sie laufen jeden Tag zwei bis drei Stunden den Strand entlang, gehen ab und zu einen Wein in Morro bei den kleinen Restaurants trinken, lesen viel und spielen Schach. Ich bin mir nicht sicher, ob uns das ausreichen würde. Was meinst du?«

Meine Ahnung hat mich nicht getrogen, Barbara ist guter Laune.

»Wir werden nach dem Abendbrot darüber nachdenken.«

Meine Antwort ist nicht das, was sie hören will. Aber sie lacht und sagt: »Ich habe Hunger, Hunger, Hunger … Heute esse ich die herrliche Mojo mit den kleinen kanarischen Kartoffeln und werde nach Knoblauch stinken, und du musst sehen, wie du damit fertig wirst.«

Ich ziehe sie zu mir runter. »Na gut, dann gib mir jetzt noch einen Kuss!«

Sie wehrt sich, knufft mich in die Seite, und wir rangeln miteinander, umarmen uns schließlich und ich bin mir sicher, in diesem Moment ist die Welt für uns stimmig.

»Ich freue mich, dass es dir wieder besser geht, Jürgen«, sagt Barbara zärtlich, als wir zum Zimmer gehen.

Die Ruhe und die frische Luft haben mir tatsächlich gut getan. Am nächsten Morgen fühle ich mich ausgeruht und fit. Endlich! Lange genug habe ich mich mit Schwindel und anderen Beschwerden herumgeschlagen.

Ich freue mich darauf, wieder in richtige Wellen einzutauchen, nicht nur in ein paar leicht plätschernde, wie sie zurzeit an dem Strand vor dem Hotel zu finden sind. Wir steuern La Pared an der Westküste der Insel an. Als wir die Straße zum Meer hin runterfahren, breitet sich der Strand dieser Küste wild und urwüchsig vor unseren Augen aus. Brecher für Brecher rollt der Atlantik ungebrochen an den Strand, türmt am Meeressaum Berge weißen Schaums auf, als wäre zu viel Badezusatz in ein riesiges Schaumbad geraten. Das gleichmäßige Aufschlagen der Wasserberge mit einem dumpfen Knall erstickt alle anderen Geräusche. In meinem Magen breitet sich ein Spannungsgefühl aus und mein Mund wird trocken.

Ich denke sofort an die hohen Wellen in Australien, die stechende Sonne in Surfers Paradise. Wie habe ich die muskulösen Wellenreiter beneidet! Wenn sie morgens aus ihren zu Schlafstätten umgebauten Autos stiegen, strichen sie kurz ihre von der Sonne ausgeblichenen Haare mit der Hand zurück, klemmten sich ihr Surfboard unter den Arm, stürzten sich in den Pazifik und kämpften sich wenig später durch die Brandung, und das alles, um weiter hinten auf die optimale Welle zu warten. Und wenn sie kam, paddelten sie so schnell es ging der Dünung entgegen, um sich bei dem richtigen Kick auf ihr Brett zu schwingen und formvollendet wie Könige vor dem Wellenkamm bis zum Ufer zu gleiten.

Ich lieh mir damals ein Brett aus, um es zu probieren. Die Surfbretter waren schwerer als heute. Für mich als Stadtmenschen war es ein abenteuerliches Unternehmen, mich damit durch die sich überschlagenden Wellen zu kämpfen. Entsprechend stolz war ich, als es mir gelang. So vermessen, mich aus der Liegeposition in die Hocke und zum Stand hochzudrücken, wie die Burschen es meisterlich verstanden, war ich nicht. Nach ein bis zwei weiteren Versuchen trug ich das Brett, ziemlich erschöpft, aber glücklich wieder zum Vermieter zurück. Meine Leidenschaft für Wellen war erwacht. Überall in der Welt habe ich, wenn möglich, die Wellenreiter beobachtet und bewundert. Oft haben wir Umwege eingeplant oder sind an die Insiderorte gefahren. Das Brettsurfen habe ich nie wieder versucht, aber mit meinem Körper die Wogen zu bezwingen und die Kraft des Meeres zu spüren ist ein richtiger Sport für mich geworden.

Ich bin gespannt, wie die Brecher heute beschaffen sein werden und beobachte die Brandung. Werden sie ideal zum Bodysurfen sein und tragen, oder werden sie hoch hereinkommen, dann kurz umschlagen und ein Gleiten verhindern?

Wir legen unsere Sachen in den Dünen ab, breiten unsere Matten aus und beschweren die Enden mit Sand. Der Wind bläst hier stärker als an der Ostküste und weht ab und zu eine Sandfahne hoch, obgleich die Mulde geschützt liegt.

»Ich bleibe hier in den Dünen, hier ist es gemütlicher«, sagt Barbara. »Hast du die Sonnencreme eingepackt?«

»Sie ist im Rucksack. Reibst du mir den Rücken noch ein?«, frage ich, bevor ich loslaufe.

Die etwa 200 Meter von den Dünen bis zum Wasser scheinen mit Nadeln gespickt, die sich in meine Fußsohlen bohren. Verärgert stelle ich fest, dass diese merkwürdige Überempfindlichkeit stärker geworden ist. Normalerweise müssten meine Fußsohlen abgehärtet sein, doch jede Berührung mit dem grobkörnigen Sandboden ist schmerzhaft.

Der Strand zieht sich schließlich flach ins Meer hinein. Ich renne die ersten Meter ins Wasser hinein, um die brodelnde Gischt zu überwinden. Dahinter ist das Wasser ruhiger, bis zu dem Punkt, an dem die Brecher ankommen und sich überschlagen. Ich beobachte einen Augenblick die Dünung, versuche, sie abzuschätzen. Sie türmt sich mächtig auf, stelle ich fest. Dann tauche ich ein- oder zweimal unter einer sich besonders kraftvoll überschlagenden Welle durch, gehe hinter die Brandung, schaukele auf dem Wasser und halte Ausschau nach der nächsten Woge, deren Kamm hoch genug anschwillt, um mich mit einem Rutsch ans Ufer gleiten zu lassen. Ich höre weiter vorn das Wasser zischeln und mit einem Knall auf das Ufer krachen, während ich wie die Surfer auf den richtige Zeitpunkt warte, auf den entscheidenden Kick, an dem alles ganz schnell gehen muss und ich mich mit einem kräftigen Sprung in die Welle hineinkatapultiere – kurz bevor sie sich überschlägt.

Irgendwie läuft es heute nicht so gut wie sonst. Die Wellen kommen zwar prächtig, aber ich kann mich nicht entschließen zu springen, sondern tauche meist im letzten Augenblick durch die Welle durch. Dann, als ich es endlich wagen will, kurz vor dem Überschlag in den Wasserberg hineinzuspringen, schaffe ich es nicht! Nicht, dass ich den Zeitpunkt verpasse, nein, mein Bein knickt weg! Die volle Wucht des Wassers drückt mich runter, zieht an mir, wirbelt mich herum, als wäre ich ein lebloser Gegenstand. Ich bin dem Treiben hilflos ausgeliefert, verliere völlig die Kontrolle über meinen Körper. Meine verzweifelten Versuche, wieder Boden unter den Füßen zu bekommen, scheitern. Die Kräfte und der Sog der sich immer wieder neu überschlagenden Wellen geben mir keine Chance. Es gelingt mir nicht, mit dem Kopf an die Oberfläche zu gelangen. Mein Gott, ich schlucke das salzige Wasser, weiß nicht mehr, wo oben und wo unten ist, bekomme keine Luft mehr, habe keine Kraft mehr, mich zu widersetzen, Wasser, Wasser, Wasser… Ich gebe auf.

Ewigkeiten später scheint mir, spüre ich eine Veränderung. Jemand zieht an meinen Armen. Mein Körper schleift über Sand. Ich bin schlaff und habe keine Kraft, die Augen zu öffnen. Noch immer habe ich das Gefühl, mich auf und ab zu bewegen. Eine Hand bearbeitet unsanft meine Wange, mein Kopf wird gedreht. Ich huste, spucke, meine Finger krallen sich in den Sand. Irgendwann registriere ich, dass er trocken ist. Ich öffne die Augen, ein fremder Mann beugt sich über mich, pumpt Wasser aus meinem Brustkorb. Ich rappele mich hoch.

»Sie haben Glück gehabt. Leichtsinnig von Ihnen, bei dem Wellengang ins Meer zu gehen. Ich hätte Sie ertrinken lassen sollen.«

»Danke …«

Barbara kommt angerannt. »Jürgen, Jürgen!«, stammelt sie.

Sie schwingt sich später, ohne zu fragen, hinter das Steuer, obgleich sie ungern Auto fährt. Ich setze mich auf den Beifahrersitz. Sie kommt ohne Umschweife zur Sache. »Wie konnte dir das passieren? Dir, als geübtem Schwimmer? Was ist los mit dir, Jürgen?«

Ich vermeide es, in Barbaras sorgenvolles Gesicht zu blicken. Es fällt mir nicht leicht, die Wahrheit zu gestehen. Am liebsten würde ich dem Meer die Schuld geben und sagen: »Die Wellen waren heute besonders tückisch!« Aber sie würde es merken, wenn ich ausweiche. »Ich weiß, dass dieser Wellengang viel Körperbeherrschung erfordert, er lässt keine Schwäche gelten«, beginne ich zu erklären. »Als ich in die Welle gesprungen bin, konnte ich mein Bein nicht kontrollieren, es knickte weg, statt mich abzustoßen. Das ist mir noch nie passiert.«

»Ich verstehe, aber selbst wenn der Absprung nicht klappte, ist mir unklar, warum du dich danach nicht befreien konntest!«

Jetzt muss ich Farbe bekennen!

»Ich bin zurzeit nicht im Vollbesitz meiner Kräfte! Vieles ist merkwürdig in letzter Zeit.«

Barbara streichelt meine Schulter, ihr kurzer Blick zu mir herüber ist besorgt. »Ich habe bemerkt, dass du nicht mehr der Alte bist. Als ich vorgestern am Strand hinter dir ging, habe ich dich beobachtet. Du gehst breitbeinig und schwankst von einer Seite zur anderen wie ein Seemann.«

Ich lehne den Kopf an die Schulter meiner Frau.

»Der Schwindel! Er ist schlimmer geworden. Der Horizont scheint zu kippen! Die Sonne stört mich, das helle Licht schmerzt in den Augen und im Kopf. Meine Fußsohlen sind dermaßen empfindlich, dass ich am liebsten gar nicht mehr barfuß gehen möchte.« So, nun ist es raus. Zerknirscht, fast flüsternd, füge ich hinzu: »Ich wollte es nicht wahrhaben. Mit dem Wellensurfen wollte ich mir beweisen, dass alles okay ist.«

Barbara streicht sacht über meine Wange. »Versprich mir, dich zu Hause richtig durchchecken zu lassen! Du musst wieder in Ordnung kommen! Und bis dahin keine Abenteuer mehr, versprochen?«

Mai 1998

Jürgen

Gleich nach der Rückkehr von Fuerteventura habe ich mir in der Haderner Klinik einen Termin geben lassen. Ich konnte mich auf eine Untersuchung dort berufen.

Ich glaube, es war im Oktober letzten Jahres, jedenfalls war es sehr warm und wir hatten Föhn an jenem Tag, an dem wir eigentlich zum Wandern in die Berge hatten fahren wollten. Plötzlich war mir schlecht, ich hielt am Seitenstreifen der Autobahn und Barbara fuhr uns nach Hause. Nein, nicht nach Hause, sie fuhr direkt zur Haderner Klinik, weil sie meinte, wenn es ein beginnender Infarkt ist, ist es besser, ich bin gleich in den richtigen Händen. Sie hatte ihren Vater vor vielen Jahren durch einen Herzinfarkt verloren, sehr plötzlich, und sorgte sich. Meine hohen Cholesterinwerte machen ihr fast mehr Kopfschmerzen als mir. Obgleich sich bei mir – von ganz tief innen – ab und zu Angst meldet. Ich gebe es ungern zu. Angst, vor einem plötzlichen Schlaganfall oder einem Herzinfarkt. Meine Befürchtungen im letzten Jahr wegen des Unwohlseins hatten sich glücklicherweise als Fehlalarm herausgestellt. Immerhin, ich war sehr gründlich durchgecheckt worden.

Wie damals werden auch diesmal viele Untersuchungen vorgenommen, und mir wird Blut abgezapft. Nachdem ich die ratternde Röhre hinter mich gebracht habe, muss ich wegen des Schwindels auch einige Bewegungsübungen unter Beobachtung absolvieren. Ich komme mir lächerlich vor, es ist, als wenn ich nicht mehr auf einer Linie gehen könnte!

»Bitte legen Sie sich hier auf die Liege, drehen Sie sich auf den Bauch, ja, so ist es gut!«, weist man mich an.

Vorher habe ich unterschreiben müssen, dass ich einverstanden bin, dass mir eine kleine Probe Nervenwasser aus dem Rückmarkskanal entnommen wird. Der Arzt erklärt mir, dass die Flüssigkeit ziemlich langsam in einem spaltförmigen Hohlraum zirkuliere, und eine Verbindung zwischen Rückmark und Gehirn bestehe. Diese Flüssigkeit sei am Stoffaustausch zwischen Blut- und Nervengewebe beteiligt, und alles sei Teil des zentralen Nervensystems und bestimmte Erkrankungen könne man nur mit der Probe feststellen.

»Die Probe senden wir einem Institut zur Analyse ein, Herr Ludwig. Und die Ergebnisse aller Untersuchungen erhält dann Ihre Ärztin, es wird sicher ein bis zwei Wochen dauern.« Der Arzt drückt mir nach den Worten ein Merkblatt in die Hand, das mich auf die Begleiterscheinungen der Untersuchung hinweist.

Ich bin froh, als ich die Sache hinter mir habe und mein Auto Richtung Heimat lenke, zum Glück nur ein paar Kilometer.

Zu Hause lasse ich mich auf die Couch fallen. Besonders gut geht es mir nicht, mein Kopf schmerzt, aber, das stand ja auf dem Zettel. Morgen geht es sicher wieder besser. Ich wünschte, Barbara würde bei mir sitzen und mich trösten, aber sie ist unterwegs zum Treffen mit den Stammtischfrauen.

Immerhin ist mir jetzt der medizinische Begriff für meine Gangunsicherheit bekannt: Gangataxie!

Der Arzt hat mir einen ganz schönen Schrecken eingejagt, als er lapidar meinte: »Die Symptomatik erinnert an multiple Sklerose – MS! Steifheit in den Beinen, stark gesteigerte Reflexe, Ungeschicklichkeit in den Händen, Gleichgewichts- und Koordinationsstörungen.« Seine Bemerkung schnürte mir für einen Moment die Luft ab. Zum Glück sagte er dann – mit einem Blick auf mein Geburtsdatum: »Aber Sie sind zu alt für MS. Nach dem 45. Lebensjahr tritt MS normalerweise nicht mehr auf.«

Uff, endlich ist Alter mal ein Vorteil!

Jetzt geht es mir besser, das Stündchen auf der Couch hat mir gut getan. Ich nehme jetzt eine Kopfschmerztablette und rufe Gundi an, vielleicht hat sie Zeit.

Barbara

Gott sei Dank! Alles ist in Ordnung! Jürgen kommt freudestrahlend von Frau Doktor Gutner zurück. Alle Untersuchungen haben ergeben: Er ist gesund!

Die Ärzte empfehlen ihm ein Krankengymnastikprogramm, um den »Phobischen Schwankschwindel«, was immer das auch ist, zu beheben.

Kurios! Jetzt können wir uns gegenseitig erzählen, welche Übungen besonders wirksam sind! Mein Rücken schmerzt seit kurzem höllisch, ich kann mich kaum bewegen und mein Orthopäde hat mir nach Abklingen der Akutschmerzphase ebenfalls Krankengymnastik verordnet. Ein kleiner Vorgeschmack auf das Alter! Ich sehe uns schon: Jeder mit einer Wärmflasche – meine wird pinkfarben und herzförmig sein, darauf bestehe ich – wir sitzen vor dem Fernseher, beklagen uns, dass wir alle Filme schon gesehen haben und warten auf die Abendbrotzeit. Das Kauen fällt uns schwer, wir haben keinen Appetit, schlafen können wir auch nicht mehr so gut, aber mit Wärmflasche im Rücken besser als ohne. Jürgen wird aufheulen, wenn ich meine kalten Füße zu ihm rüberschiebe – seine sind hoffentlich immer noch wärmer als meine – und wir werden zum x-ten Male überlegen, ob es sich nicht im Süden besser lebt.

Bis dahin muss ich mich vorerst mühsam zur Arbeit schleppen, Fehltage kann ich mir zurzeit nicht erlauben.

Unser neues Gehaltsprogramm soll in zwei Monaten in die Probephase gehen und vorher müssen viele Abweichungen, die wir für eine korrekte Berechnung benötigen, formuliert und mit den Informatikern abgesprochen werden. Das ist mein Job, und er muss getan werden. Der normale Ablauf ist darüber hinaus zu gewährleisten, meine Überstunden wachsen und wachsen … Immerhin habe ich inzwischen die Zusage, sie ausnahmsweise erst im nächsten Jahr abgelten zu können.

Ein oder zwei Tage werde ich mir trotzdem freinehmen und auf mein bewährtes Rezept zurückgreifen. Ich tauche in Bad Endorf in 32 Grad warmes Thermalwasser ab und hoffe, meine Rückenschmerzen lassen nach. Schließlich habe ich bald Geburtstag und vielleicht ist endlich einmal Biergartenwetter!

An meinem Geburtstag am 9. Mai quälen mich meine Rückenschmerzen weniger stark und ich bekomme ein Geschenk von Petrus: Biergartenwetter!

Jürgen

Was mache ich hier in dieser fremden Wohnung? Warum muss ich unbedingt meine Männlichkeit auf die Probe stellen? Sie ist jung, einsam und weckt mit ihrem zarten Körper meinen Beschützerinstinkt. Ich weiß seit einiger Zeit, dass sie bereit ist, sich mit mir einzulassen, wenn ich es will. Der Blick ihrer Augen, das Aufblitzen und das Suchen meines Blickes, wenn sie mit mir spricht, das zufällige Berühren meines Armes, das kehlige Lachen. Ich bin um sie herumgestrichen wie ein Kater, der die Rolligkeit der Katze erkannt hat. Hier nicht, raunte sie mir gestern nach dem Sport zu, hauchte mir einen flüchtigen Kuss auf den Mund, um dann verschwitzt in der Umkleidekabine zu verschwinden. Ihr Geruch hing einen Augenblick in der Luft, ich kämpfte, um das Verlangen in mir zum Erliegen zu bringen, bevor ich in die Sauna ging.

»Hast du morgen Abend Zeit? Ruf mich an«, flüsterte sie mir zu.

Gundi macht nicht viele Umschweife, ihr Körper presst sich an meinen, ihre Küsse sind rau, hungrig. Sie streift mein Hemd hoch, küsst meinen Körper, schaut mich von unten an, ich merke, wie das Blut in meinen Schläfen pocht und in meine Lenden aufsteigt. Sie zieht mich zum Bett. Öffnet meine Hose, nimmt meinen Penis in ihren Mund, liebkost ihn. Ich merke, dass sie Erfahrung mitbringt, als ihre Zunge meine Eichel umschmeichelt.

»Dreh dich um«, sage ich heiser. »Dein kleiner fester Po macht mich am meisten an.«

Sie bewegt ihr appetitliches Hinterteil vor meinen Augen hin und her, während sie sich mit den Händen auf der Bettkante abstützt. Ich möchte in sie eindringen, doch dann – nichts. Mir ist bewusst, dass sie wartet, ich hebe sie hoch, drehe sie zu mir um. Hoffe, dass mein Penis auf die Reizsignale reagieren wird, wenn ich sie in meinen Armen halte, aber, er führt im negativen Sinn sein Eigenleben. Es ist ein Albtraum. Gundi – eine junge, hübsche Frau. Ihre Mundwinkel gehen enttäuscht nach unten, ihr Gesicht wird hart, ich sehe den Gedanken »Er bringt es nicht« durch ihren Kopf ziehen.

»Lass uns was trinken«, murmelt sie und zieht ihr T- Shirt über. Ich überlege, ob ich sagen soll, es hat nichts mit dir zu tun, ob ich es ihr erklären soll. Aber was genau soll ich ihr erklären? Ich weiß selbst nicht, was mit mir los ist.

»Ich gehe lieber«, sage ich.

Barbara

In der Vorstandsetage hängen freundlichere Bilder als bei uns in der Gehaltsbuchhaltung, konstatiere ich heute erneut. Ich sitze auf einem den Bauhausmöbeln nachempfundenen Ledersessel und warte darauf, dass sich die Tür zum Sitzungsraum öffnet. Unruhig rutsche ich hin und her. Ich schaue zur Uhr, 11 Uhr 25, 25 Minuten über der Zeit! Wenn mein Büro nur nicht so weit entfernt wäre – wie viele Vorgänge könnte ich in dieser Zeit erledigen!

In Gedanken gehe ich die Gründe für die Umstellung auf das neue Personalabrechnungssystem noch einmal durch. Mir ist bewusst, dass ich sie vor allen Dingen knapp vorbringen muss. Es wird nicht einfach sein, den Einspruch des Betriebsrates zurückzuweisen. Ich bin ebenfalls nicht begeistert, dass im Endeffekt Personal eingespart werden soll. Aber das neue System automatisiert viele Berechnungen, die jetzt kompliziert und zeitaufwendig per Hand vorgenommen werden, und da ist es folgerichtig. Ich starre auf die Tür mir gegenüber – endlich –, sie öffnet sich.

»Frau Ludwig, kommen Sie bitte.«

Zehn Augenpaare aus männlichen und weiblichen Gesichtern blickend richten sich auf mich. Schon wieder das Thema Buchhaltung – wie langweilig!, lese ich in den meisten Mienen. Buchhaltung soll gefälligst laufen und uns nicht wertvolle Zeit für Wesentliches stehlen!

»Guten Tag!«, grüße ich in die Runde und setze mich auf den mir zugewiesenen Platz.

»Ich begrüße Frau Ludwig, die als Bereichsleiterin der Gehaltsbuchhaltung zu Punkt vier der Tagesordnung an der Sitzung teilnehmen wird. Es geht um die Einführung eines neuen Abrechnungssystems für die Mitarbeiter im Ausland. Der Betriebsrat hat dazu eine Stellungnahme eingereicht. Wenn Sie einverstanden sind, Frau Ludwig, sollten wir zuerst die Betriebsratsposition hören.«

Ich nicke unserem obersten Boss zu, er moderiert die Sitzung selbst.

»Herr Dorad, bitte!«, sagt er und erteilt, unterstützt von einer entsprechenden Handbewegung, Herrn Dorad das Wort.

Ich sehe zu Herrn Dorad vom Betriebsrat rüber, der am Ende des langen Tisches sitzt. Ich lächele ihm zu. Er wird es mir schwer machen, geht mir durch den Kopf. Zweimal wollte er in unseren Bereich wechseln, ich habe andere Kollegen vorgezogen, obwohl er meint, er wäre der absolute Fachmann. Keine guten Voraussetzungen.

Herr Dorad zieht aus dem Stapel Papier vor ihm eine Seite heraus und fängt langatmig an über EDV-Systeme zu referieren. Ich sehe einzelne Sitzungsteilnehmer gähnen. Bis er endlich zum Punkt kommt und, wie erwartet, die ins Auge genommene Lösung verteufelt. Er führt die Personaleinsparung als Grund ins Feld und bemängelt, dass ein direkter Draht zur Personalbetreuung fehlt. Recht hat der Dorad, denke ich. Aber, nicht alles ist machbar – derzeit – und es hieße, noch etliche Jahre mit der jetzigen arbeitsintensiven Lösung weiterleben und …

»Frau Ludwig, bitte!«

Okay, jetzt wird es Ernst. Ich hole Luft und bringe meine Argumente vor, ruhig und anscheinend überzeugend. Die Runde der Entscheidungsträger signalisiert Interesse und Zustimmung, selbst Herr Dorad schließt sich an.

Geschafft! Ich darf wieder gehen – eiligen Schritts über die Verbindungsbrücke zurück zu meinem Schreibtisch. Draußen scheint die Sonne, der Himmel leuchtet azurblau, drinnen staut sich die Wärme zwischen den Glasfronten. Im Büro öffne ich mein Fenster weit und atme tief durch.

Dann schnappe ich mir eine andere Besprechungsmappe und eile zu einem kleinen Konferenzsaal am Ende unseres Flurs – zum Meeting der Gehaltsbuchhaltung. Jetzt heißt es an der anderen Front bestehen, meinen Mitarbeitern Zuversicht und Ruhe einflößen und sie für den bevorstehenden Countdown – die Eingabe der Daten in einem Schulungslauf bei der EDV-Firma in Frankfurt – vorbereiten.

»Du kannst alles schaffen«, murmele ich mein Mantra vor mich hin, und auch dieser Tag geht vorbei.

Als ich nach Feierabend auf dem Sportvereinsgelände aus dem Auto steige, merke ich, dass es sommerlich geworden ist und dass mir die Wärme gut tut. Nach dem Umkleiden, laufe ich locker über die Wiese und ordne mich in den Kreis der Rückengymnastikturner ein.

»Schultern tief und kreisen – ruhige, gleichmäßige Bewegungen – horchen Sie in sich hinein, entspannen Sie sich!«, befiehlt uns die Stimme des Sportlehrers. Bei der Übung schließe ich die Augen. Die Wiese unter meinen nackten Fußsohlen fühlt sich feucht und glatt an, und ich spüre, wie sie mir meine Erdung zurückgibt. Ich öffne die Augen wieder.

Ich betrachte die Männer und Frauen um mich herum, meist in meinem Alter, manche beleibt, manche schlank, alle eifrig bemüht, die Übungen korrekt auszuführen. Jeder möchte sein Rückenleiden bezwingen, weiß ich aus den Gesprächen kurz nach der Stunde, wenn alle die Sportstätte verlassen.

Plötzlich sehe ich Jürgen. Er sitzt auf seinem Fahrrad, hält sich an den Büschen fest, die den Sportplatz vom Weg abtrennen, und schaut uns zu. Ich entschuldige mich kurz bei dem Sportlehrer und gehe zu ihm.

»Was machst du hier, wenn du mich abholen willst, bist du eine Dreiviertelstunde zu früh dran«, sage ich mit einem Blick auf die Uhr.

»Ich wollte mal sehen, was du so treibst. Ich war in der Nähe, übrigens ist auf der halben Strecke hierher eine Supereisdiele. Hat mir Gundula – du weißt schon aus meiner Sportgruppe – empfohlen.«

»Die, von der du mir neulich schon erzählt hast? Die mit dem Rechtsanwaltsfreund aus reichem Hause, der sie verlassen hat?«, frage ich ein wenig süffisant und erinnere mich an eine überschlanke, kleine Frau mit kurzen schwarzen Haaren, die ich letztes Jahr bei der Geburtstagsfeier von Jürgen kennen gelernt hatte.

Immerhin geht Jürgen wieder regelmäßig einmal die Woche zu seiner Sportgruppe. Mit den Bewegungsübungen, die ihm der Arzt verordnete, könne er nicht so viel anfangen, meinte er.

»Ja, sie will ihr Fiat Cabrio verkaufen, ist relativ neu, ich habe es mir mal angeschaut. Sie wohnt in der Nähe des Eisladens.«

»So ein Quatsch, unser Auto ist okay, was sollen wir mit einem Cabrio?«, antworte ich. Jürgen verfolgt das Thema nicht weiter, sondern fragt: »Hast du Lust auf Kino? Im *Rex* läuft *Titanic*, wenn du fertig bist, treffen wir uns dort im Biergarten und gehen nach einer Brotzeit in die Abendvorstellung, wäre das was?« Er schaut mich mit diesem schelmischen Blick von unten an, dem ich noch nie widerstehen konnte.

»Gut!«, sage ich. Meine Rückenturngruppe setzt sich gerade wieder in Bewegung, und ich lasse Jürgen mit einem »Tschüss, bis nachher« stehen. Während der nächsten Übung geht mir einiges durch den Kopf. Jürgen scheint sich zu langweilen! Neulich jammerte er mir etwas vor, bekniete mich, an meinem Stammtischtag unbedingt zu Hause zu bleiben, aber ich sah nicht ein, warum ich unbedingt Händchen halten sollte, und dann – als ich mir später eine Strickjacke holen gehe – ist er ausgeflogen. Auf dem Display entdecke ich die Nummer dieser Gundula. Ich hätte ihn erwürgen können in diesem Augenblick, wütend und eifersüchtig, wie ich war!

Jetzt sehe ich die Sache gelassener, mein Gott, wir sind über 30 Jahre verheiratet! Zwar gehören wir für mich zusammen wie ein Paar Schuhe, aber zugegeben, aus den Tanzschuhen sind eher Filzpantoffel geworden.

Wie steht es denn um unser Eheleben?

So viel weiß ich: Wir sind Partner, können uns einer auf den anderen verlassen. Wir langweilen uns fast nie miteinander, besuchen gemeinsam Kunstausstellungen, lieben Filme, tanzen noch immer gern, unterhalten uns stundenlang über Gott und die Welt, lachen viel und betrachten uns mit einem gewissen – ich würde mal sagen – Altershumor!

Ab und zu frozzele ich: »Da gab es doch noch was?« oder »Es wird Zeit, dass wir anfangen, Golf zu spielen.«

Manchmal werde ich auch konkreter, wenn Jürgen über Prostatabeschwerden klagt. »Fleißige Benutzung des fraglichen Organs sichert bessere Gesundheit. Aber wer weiß, vielleicht benutzt du es ja.«

Jürgen lacht meist und erwidert nichts. Allzu ernst kann es ihm mit dieser Gundula nicht sein, denke ich. Damals mit Monika, das war ernst.

Ich weiß nicht, wie es anderen Ehepaaren geht, zwischen dem 20. und 25. Ehejahr schlich sich in unser früher lebhaftes Sexleben Müdigkeit ein. Irgendwie liefen wir in dieser Zeit auf verschiedenen Schienen. Jürgen verliebte sich prompt in eine andere. Ich wusste es sofort. Plötzlich brauchte er Zeit für sich und, und …

Es war verrückt, ich beneidete ihn. Natürlich lernte ich sie kennen, er führte sie mir vor. Sie war jung, in einem Alter, in dem jeder Mann einer Frau zu Füßen liegt, hübsch und superschlank wie ein Model. Ich litt, fühlte mich uralt, ausrangiert, mein Selbstbewusstsein lag am Boden. Vielleicht hätte ich mich auch gern neu verliebt. Aber anders als in den Fernsehfilmen ging das nicht, ich war emotional viel zu sehr an ihn gebunden. Zum Glück wollte er sie und mich. Es gab Streit, Ärger, Eifersuchtsanfälle von meiner Seite. Aber ich begehrte ihn auch in einer Heftigkeit, wie davor lange nicht mehr und die Emotionen ließen unser Liebesleben nochmals heftig aufflackern. Ich begann zu kämpfen. Es fiel ihm schwer, sich zu entscheiden, und sie entschied sich gegen ihn, so schien es mir. Vielleicht hat er Angst gehabt, dachte ich Jahre später, ich weiß es nicht.

Ich würde sagen, unsere Beziehung wandelte sich, als die Stromschnellen überwunden waren, in ein ruhiges gleichmäßiges Fließen, uns blieb Zärtlichkeit, Verstehen, Miteinander. Das Knistern, Kribbeln, das Verlangen verflog, wie der Duft bei einer offenen Flasche Parfüm. Wenn man die Nase an die Flasche hält, kann man einen Hauch des Duftes wahrnehmen und erinnert sich an seine Schwere und Sinnlichkeit. Ab und zu, in einer fremden Umgebung gelingt es uns, den Duft wieder einzufangen.

Wenn ich an unseren letzten Versuch auf Fuerteventura denke …, ich vergesse ihn lieber.

Vielleicht sollte ich … Vor meinem geistigen Auge erscheint der charmante Mann, der mich neulich in Bad Endorf unbedingt zum Kaffee einladen wollte. Offensichtlich gefiel ich ihm. Das Flirten funktioniert noch, hat Spaß gemacht. Ich beginne, vor mich hinzusummen.

Leonardo DiCaprio ist jedenfalls nicht mein Typ, Jürgen gefällt mir besser, denke ich später, genussvoll in den Kinosessel versunken und stelle mir meinen Jürgen als Helden vor, sehe uns beide – so jung, wie wir damals auf der Überfahrt nach Australien waren – und schmachte. Filme als Liebesstifter, werden darum so viele Liebesfilme gedreht?

Arm in Arm verlassen wir das Kino. Jürgen packt das Rad ins Auto, und wir fahren zusammen nach Hause.

Juni 1998

Jürgen

»Auf Wiedersehen, Herr Willibald! Ich werde Sie anrufen, wenn ich den Bescheid von der Rentenversicherung bekomme, bis dahin können wir nicht viel unternehmen.«

»Auf Wiedersehen, Herr Ludwig, ich wünsche Ihnen gute Besserung.«

»Danke für die guten Wünsche!«, erwidere ich und bin froh, die Wohnungstür schließen zu können. Glücklicherweise war es der letzte Klient und meine Beratungstermine sind für heute erledigt. So weit ist es jetzt bereits, meinen Klienten fällt meine Nervosität, mein Schwitzen und meine Fahrigkeit auf. Der prüfende Blick meines Gegenübers ist mir unangenehm gewesen, ich fühlte mich genötigt, etwas von einer beginnenden Sommererkältung zu murmeln.

Was ist nur mit mir los? Letzte Woche hat Barbara ein paar Tage frei genommen, und wir sind nach Stuttgart gefahren. In Blaubeuren habe ich mich auf einer Bank ausruhen müssen, so erschöpft war ich nach ein paar Meter Laufen. Barbara spazierte allein um den Blautopf herum. Im Museum in Stuttgart ging es mir ähnlich, fast die gesamte Zeit verbrachte ich auf einem Stuhl, während sich Barbara die Bilder anschaute. Ich hatte einfach keine Kraft mehr in den Beinen.

Gestern war ich bei Frau Doktor Gutner, sie empfahl mir eine stationäre Untersuchung bei Professor Kleinfelder, einem über die Grenzen Münchens hinaus bekannten Spezialisten für Schlaganfälle. Sie meinte, als Privatpatient bekäme ich kurzfristig einen Termin. Werde ich halt die Kosten selbst zahlen. Es muss sich schnell etwas ändern, so geht es nicht weiter!

Ich greife zum Telefonhörer und wähle die Nummer des Städtischen Krankenhauses. Professor Doktor Kleinfelder ist Leiter der Neurologischen Abteilung.

»Städtisches Krankenhaus, Sekretariat Professor Kleinfelder, Alldorfer«, höre ich wenig später die Stimme einer Sprechstundenhilfe.

»Frau Doktor Gutner hat mich an Professor Kleinfelder empfohlen, ich möchte einen Termin ausmachen. Bitte so bald als möglich«, sage ich.

Wir einigen uns auf einen Termin Mitte Juli.

Ich wische mir den Schweiß von der Stirn. Die Hitze ist seit vorgestern unerträglich. 30 Grad im Schatten – von einem Tag auf den anderen! Ich trete aus meinem Arbeitszimmer auf unsere Terrasse. Die Rosen lassen schon wieder die Köpfe hängen, stelle ich fest. Die Tröge trocknen einfach zu schnell aus und bei den Birken muss ich aufpassen, sonst meinen sie, es ist Herbst und verlieren die Blätter. Ich werde den Schlauch anschließen und gießen, wenn die Mittagshitze vorbei ist, nehme ich mir vor. Jetzt gehe ich erst mal rein, ziehe die Vorhänge vor und lege mich hin. Draußen ist es mir einfach zu hell, das Licht blendet, mir ist schwindlig.

Juli 1998

Jürgen

Heute findet das Konsultationsgespräch bei Professor Kleinfelder statt. Ich bin froh, dass es endlich so weit ist. Die Laboruntersuchung habe ich bereits vor ein paar Tagen hinter mich gebracht. Zum Glück konnte ich Barbara überreden mitzukommen. Es beruhigt mich ungemein. Sie wird meine Hand halten, wenn das Fallbeil in Form eines medizinischen Urteils wie leichter Hirnschlag oder Ähnliches auf mich herunterrast. Ich versuche, mir nichts anmerken zu lassen und bewahre äußerlich Ruhe, innerlich zittere ich und bin verdammt unruhig.

Das Krankenhaus liegt im Grüngürtel der Stadt, die Nobelviertel schließen sich an. Die Isar fließt ein paar hundert Meter entfernt kanalisiert tief im Tal, Ausflugslokale befinden sich auf beiden Seiten der Hochufer, kurz eine idyllische Lage. Die Neurologische und Psychiatrische Abteilung sind in einem alten Gebäudeteil untergebracht, das unter Denkmalschutz steht. Die Jugendstilornamente sind frisch restauriert worden, die Mosaiken in der Halle glänzen. Barbara schwärmt und weist mich begeistert auf dieses und jenes Detail hin. Ich bin nervös, und es ist mir nicht möglich, die Schönheit ausreichend zu würdigen. Barbara geht mir in diesem Moment gehörig auf die Nerven. Mein Puls ist sicher bei 180, Tendenz steigend. Die langen, weißen Flure, die erkennbar von dem Entree abzweigen, deprimieren mich zusätzlich. Alles erinnert mich an meine erste Arbeitsstelle nach der Ausbildung als Verwaltungsbeamter. Ich war für den Einkauf, die Essensversorgung und den Personaleinsatz in der Psychiatrie in Tiergarten Süd zuständig! Eine Erinnerung, die wenig positive Elemente birgt.

»Wollen wir nicht endlich weitergehen? Ich besorge dir ein Foto des Eingangsbereichs, dann kannst du weiter schwärmen!«, sage ich, und es sollte witzig sein, kommt aber sarkastisch heraus. So nervös, wie ich bin, gelingen keine Scherze. Wir öffnen die Tür unter dem Schriftzug »Neurologische Abteilung«, treten ein und gehen weiter bis zu dem Hinweisschild, das uns zeigt, dass hier die Sprechstunde von Professor Kleinfelder stattfindet. Das Konsultationszimmer befindet sich am Ende des Ganges, in einer toten Ecke. Dieser Teil des Flurs wird zurzeit renoviert, eine Leiter lehnt an der Wand, ein fahrbares Krankenbett steht mit weißen Tüchern abgedeckt auf der dem Zimmer gegenüberliegenden Seite.

Ich klopfe. Wir warten einen kleinen Moment. Die Tür öffnet sich.

»Herr Professor Kleinfelder? Mein Name ist Ludwig, wir haben für zehn Uhr einen Termin ausgemacht.«

»Bitte kommen Sie herein.« Die Hand des Professors vollführt eine einladende Geste.

»Ist es Ihnen Recht, wenn meine Frau an dem Gespräch teilnimmt?«

Der Professor nickt und führt uns in das Zimmer. Mein Blick registriert einen kleinen, schmalen Raum mit wenig Licht, einen großen Schreibtisch aus dunklem Holz, einen Mann in meinem Alter, nicht ganz so groß wie ich, schmal, graues Haar. Seine Hand weist auf zwei leere Stühle vor dem mit vielen Unterlagen bedeckten Schreibtisch. Er geht um ihn herum und nimmt dahinter Platz. Hinter ihm ragt ein Bücherregal in die Höhe, das ebenso wie der Tisch über und über mit medizinischen Büchern und Zeitschriften voll gestopft ist. Einen Computer entdecke ich nicht.

Ohne Umschweife zu machen, aber auch ohne ein Lächeln zu verschwenden, kommt er gleich zur Sache.

Ist mir recht, denke ich. Die geschäftsmäßige Kühle, diese nur Fakten zulassende sachliche Vorgehensweise des mir gegenübersitzenden Mannes macht es leichter. Ich kann ebenso neutral bleiben, so als wäre nicht ich der Patient, sondern irgendjemand anderes.

»Die Berichte von Frau Doktor Gutner liegen mir vor. Danach haben Sie bereits diverse Untersuchungen hinter sich«, sagt Professor Kleinfelder und blickt mich kurz an. Seine Augen sind sehr hell, aufgrund ihrer Kühle erinnern sie mich an Fischaugen. Und, als wäre ihm dies bewusst, senkt er den Blick, rückt die schmale Lesebrille ein wenig höher und vertieft sich in die Unterlagen, die vor ihm liegen. Fast möchte ich ihm meine Hilfe anbieten, so lange studiert er das Papier. Ich kenne die Arztberichte, ich habe mir alles von Frau Doktor Gutner geben lassen und es mir fotokopiert. Als er endlich fündig wird, nimmt er den Gesprächsfaden wieder auf.

»Die Untersuchung mit dem Doppler haben Sie letzte Woche absolviert«, er macht eine kurze Pause und überfliegt noch einmal das Blatt. Dann sieht er mich an und fährt fort: »Gut, sehr gut! Ich kann Sie beruhigen! Ebenso wie die bisherigen Untersuchungen ergab sich beim Doppler kein Befund, weder auf eine Arteriosklerose der Hirngefäße noch auf eine Verengung der Halsschlagadern.«

Ich atme auf, Barbara drückt meine Hand. Also brauche ich gar nicht weiter untersucht werden, denke ich und würde am liebsten sofort das Zimmer verlassen.

»Und welche Untersuchungen werden bei meinem Mann jetzt noch durchgeführt?«, höre ich Barbara fragen.

»Ich komme später darauf zu sprechen, Frau Ludwig!«

Barbara erwidert nichts, ihr linker Mundwinkel verzieht sich nach unten. Ein sicheres Zeichen, dass sie sich ärgert.

Dieser Mann wirkt müde, erschöpft, stelle ich fest. Oder nur gelangweilt? Während er das Gespräch fortsetzt, beobachte ich, dass der Ausdruck seiner Augen wechselt, einmal scheinen sie Langeweile zu signalisieren, dann wieder wirkt der Blick abschätzend. Aber die meiste Zeit sieht unser Gegenüber weder mich noch Barbara an.

»Die inzwischen sehr deutlich ausgeprägte Stand- und Gangunsicherheit sowie die Muskelschwäche haben Sie erstmalig im März bemerkt?« Er wendet sich mir zu.

Ich bemühe mich, meine Stimme fest klingen zu lassen, als ich antworte. »Ja, hinzu kommt, dass ich mich seit einiger Zeit nicht mehr voll belastbar fühle und oft eine enorme innere Unruhe spüre, ein Zittern.« Ich höre, dass meine Stimme ein wenig dünn klingt. Bevor ich fortfahre, hole ich tief Luft und es geht besser. »Es entsteht eine Art innerer Beklemmung, die mir die Luft abschnürt, ich beginne, vertieft zu atmen, fast könnte man sagen, ich schnaufe. Ich schwitze ungewöhnlich stark und empfinde beim Sehen ein Versetztsein der Gegenstände. Dadurch entsteht für mich das Gefühl, dass der Horizont kippt. Ich laufe breitbeinig, um das Schwanken, das durch die Kippbewegung entsteht, auszugleichen.« Das war flüssig, ich fühle mich sicherer und schaue zu Barbara hinüber.

Sie sitzt ziemlich verkrampft auf der Vorderkante des Stuhls. Ich neige den Kopf ein wenig zur Seite und eine stumme Kommunikation zwischen uns findet statt. Ziemlich unhöflich der Mann!, meine ich in ihren Augen zu lesen.

»Ihre Position als Manager einer mittleren Firma haben Sie vor einiger Zeit aufgegeben, ersehe ich aus Ihrem Lebenslauf. Vermutlich nicht ganz freiwillig. Könnte es sein, dass Sie diese Begebenheit innerlich nicht aufgearbeitet haben? Verfolgen Sie Verlustängste?« Die Frage wird ebenso kühl und unbeteiligt gestellt, wie die Frage: »Hatten Sie als Kind Masern?«

Das Gespräch zieht sich. Doktor Kleinfelder blättert immer wieder in den Unterlagen, anscheinend auf der Suche nach weiteren Anhaltspunkten. Wenn ich meine Klienten so behandeln würde, müsste ich bald Insolvenz anmelden, geht mir durch den Kopf. Langsam werde ich ungeduldig. Ich zwinge mich, nicht aufzufahren.

»Es war sehr hart für mich, damals meine sehr gute berufliche Position aufgeben zu müssen, und es gab einigen Ärger darum. Inzwischen habe ich mir eine selbstständige Tätigkeit als Berater für Rentensachen aufgebaut, und ich bin zufrieden, dem Stress entkommen zu sein.«

Ich versuche, ihn meine Nervosität nicht merken zu lassen, ruhig zu wirken, und helfe mir mit der Vorstellung, dies wäre ein wichtiges berufliches Gespräch. »Wir arbeiten beide halbtags. Es entspricht unserer Vorstellung, das Leben intensiver zu nutzen. Wir haben uns jahrelang mehr Zeit für uns gewünscht, um zu reisen, Kunstausstellungen zu besuchen, mehr zu lesen. Dies gönnen wir uns jetzt.«

Mein Gegenüber schweigt, also füge ich hinzu: »Um auf Ihre Frage zurückzukommen. – Sicher fehlen mir ab und zu die sozialen Kontakte der Arbeit – einen Ausgleich bieten unsere vielfältigen Unternehmungen.«

Ich sehe Professor Kleinfelder an. Jetzt muss er einhaken, denke ich. Ich bin gespannt, was er damit anfängt!

Er reagiert nur mit einem kühlen, gelangweilten Blick, so als würde ich auf einer Couch liegen, und er wäre der Psychiater, der seinen eigenen Gedanken nachhängt. Er erwidert nichts.

Irritiert von seinem Schweigen frage ich: »Ich nehme an, Ihre Fragen zielen auf eine psychische Ursache der Beschwerden? Eine Untersuchung in diesem Bereich habe ich bei Herrn Professor Mergener hinter mich gebracht. Der Bericht müsste bei den Unterlagen sein, ich war Ende Mai dort.«

Professor Kleinfelder nickt kurz. »Ich sehe, Sie haben bereits den TPL- und den KAI-Test absolviert.«

Ja, denke ich. Ich habe den Befund mehr als einmal gelesen, ich kann ihn fast auswendig herleiern. Dort stand:

Psychisch fand sich eine Überlagerung sicherlich bestehender somatischer Befunde mit depressiver Komponente. Bei der Testung mit dem Gießener Persönlichkeitsinventar bildete sich dies jedoch nicht ab. Hier bot der Patient durchgängig Durchschnittsprofile in den Bereichen soziale Resonanz, Dominanz, Kontrolle, Grundstimmung, Durchlässigkeit und soziale Potenz.

Bei der Testung der kognitiven Leistungsfähigkeit ergab sich folgendes Profil:

1. *Mehrfachwortschatz TPL: 110 bit und somit am Oberrand der Intelligenz der Eichstichprobe liegender Wert hinsichtlich der »Kristallinen Intelligenz«, die bildungsabhängig ist.*
2. *KAI (Kurztest für allgemeine Basisgrößen der Informationsverarbeitung): Gegenwartsdauer 6,6 s, Informa-*

tionsverarbeitungsgeschwindigkeit 20,49 bit/s, Kurzspeicherkapazität 94,2 bit. Setzt man die prämorbide Intelligenz in Relation zur aktuellen kognitiven Leistungsfähigkeit, so resultiert eine Leistungsminderung von 14,3 %.

»Daraus ergibt sich kein Anhaltspunkt …«, fährt er fort und legt – tatsächlich – die Papiere beiseite.

Plötzlich scheint er zugänglicher zu werden. Dieser Mann kann auch lächeln! Er lehnt sich entspannt in seinem Sessel zurück. Was kommt jetzt? Will er uns einen Kaffee anbieten und mit uns privat plaudern? Vielleicht ist er letztes Jahr durch die Naturreservate im Süden von Costa Rica gewandert, und wir würden uns ausgezeichnet über das Beben der Erde auf dem Weg zum Vulkan Arenal unterhalten oder …

Ich bin fast ein wenig enttäuscht, als jetzt von ihm kommt: »Die fachliche Beurteilung in Verbindung mit Ihren Schilderungen kann dazu verleiten, die Psyche auszuschließen. Das wäre sträflicher Leichtsinn. Ich möchte Ihnen ein Beispiel geben. Erst gestern hatte ich einen Mann, ein gestandenes Mannsbild, so wie Sie hier!«, zustimmungsheischend blickt er mir tatsächlich voll ins Gesicht.

Das mit dem »gestandenen Mannsbild« versteht er anscheinend als Kompliment!

»Wie Sie saß er vor mir. Er ist Chef einer großen Fleischwarenfabrikation und unterhält viele Kundenkontakte, fährt mit seinem PKW zu seinen Abnehmern.«

Zuerst kaut er mühselig an jedem Wort herum und jetzt, als hätte man einen Wasserhahn geöffnet, sprudelt er beinahe über. Die Richtung, die diese Konsultation nimmt, gefällt mir ganz und gar nicht. Barbara hängt wie gebannt an seinen Lippen. Ich hüstele leicht, aber er lässt sich nicht beirren und monologisiert umständlich weiter.

»Eines Morgens steigt dieser Mann in sein Auto, betätigt den Anlasser. Als er den Gang einlegt, überfällt ihn Angst. Er sieht sich in Autounfälle verwickelt, sieht Leichen, Verletzungen, Verstümmelungen vor sich. Er steigt aus, geht ins Haus, trinkt ein Glas Wasser und nimmt ein Aspirin, eine halbe Stunde später startet er erneut.«

Was interessiert mich die Krankheit dieses Mannes, auch wenn er ein Fabrikant ist, soll er. Ich habe beim Autofahren keine Schwierigkeiten!

»Beim Einlegen des Ganges fängt er wieder an zu zittern, Schweiß bricht ihm aus, eine Faust legt sich auf seinen Magen. Er steigt aus, muss sich übergeben. Am nächsten Tag verlaufen die Versuche, mit dem Auto wie gewohnt zu fahren, ähnlich. Er erkennt, dass er unfähig ist, sein Auto zu lenken.«

Hoffentlich kommt er jetzt endlich mit dieser Story zum Ende! Ist ja nicht auszuhalten. Ich scharre demonstrativ mit den Füßen. Barbara belegt mich mit einem vorwurfsvollen Blick. Vielleicht hätte ich sie nicht mitnehmen sollen. Dann würde ich mich jetzt einfach verabschieden. Tschüss, und das war es! Schicken Sie mir die Rechnung, danke!

»Der Mann lässt sich von seiner Frau chauffieren, aber selbst das Mitfahren löst bei ihm Angstzustände aus. Seine Kundenkontakte leiden, weil er unkonzentriert und fahrig geworden ist. Glaubt man seinen Schilderungen, ist alles in bester Ordnung, seine Firma läuft, er verdient gut, seine Abnehmerfirmen arbeiten zufrieden stellend mit ihm zusammen, bei seinen Kunden ist er beliebt, er führt eine gute Ehe, kurzum, eine heile Welt. Wir müssen uns vor Augen führen, dass Krankheiten der Psyche oft nur schwer festzumachen sind.«

Barbara nickt schon wieder zustimmend mit dem Kopf.

Ich bin froh, als Professor Kleinfelder wieder die sachliche Ebene erreicht.

»Ich schlage vor, wir machen erneut eine Nervenwasseranalyse, und Sie kommen für ein, zwei Tage zur Beobachtung auf meine Station, damit wir den Feind genauer einkreisen können. Warten Sie, ich schaue, Ende Juli ist ein Bett verfügbar. Bitte geben Sie meiner Sekretärin Bescheid, sagen wir bis morgen, und regeln Sie mit ihr die Formalitäten.«

Als ich im Freien stehe, atme ich erst mal auf. Jetzt brauche ich dringend ein anderes Ambiente.

Ich lenke den Wagen das Isarhochufer entlang, halte dann an, und wir laufen ein Stück den von Bäumen mit dichtem Laub gesäumten Weg entlang, bis die ausladenden Kastanien eines Biergartens auftauchen. Die langen Holztische, angenehm im Schatten gelegen, scheinen mir nachgerade zuzuwinken. Wir holen für mich eine Maß Bier, für Barbara ein Wasser und stellen uns eine Brotzeit zusammen. Der Gerstensaft entfaltet nach einigen Schlucken seine leicht betäubende Wirkung.

»Ein wahrer Geschichtenerzähler, dieser Arzt! Will mich auf die Psychoschiene festnageln!«, bemerke ich zu Barbara hinüber.

»Nun ja! Warten wir ab, was die stationäre Untersuchung bringt. Zum Wohl!« Sie hält mir den großen Bierkrug mit Wasser hin und ich stoße mit dem Boden meines Kruges gegen ihren.

»Prost! – Okay, vergessen wir das Ganze erst einmal!«

Das Bier betäubt auch mein Unbehagen, das sich bei dem Wort »Krankenhaus« meldet.

Je näher der Termin für den Krankenhausaufenthalt rückt, desto heftiger wird das Grummeln in meinem Magen. Ich wage nicht, Barbara davon zu erzählen. Zwar fragte sie gestern ganz besorgt, ob sie mich nicht doch zur Klinik bringen sollte und meinte, sie würde einen Zug später nehmen, aber es gelang mir, cool zu tun und abzuwiegeln.

Dabei wünsche ich mir nichts sehnlicher, als dass sie mich begleiten würde. Es beruhigt mich einfach ungemein, wenn sie meine Hand streichelt, mir gut zuredet und da ist. Unglücklicherweise geht sie gerade jetzt auf Geschäftsreise. Mit ihren Gedanken ist sie bereits bei ihrer Arbeit.

Jetzt sitze ich hier im Städtischen Krankenhaus – kurz vor der Aufnahme auf die Station – und bibbere noch mehr.

Zwei Tage und drei Nächte, 60 Stunden, 1 800 Minuten, muss ich eingesperrt im Krankenhaus verbringen! Eine Erfahrung, auf die ich nicht neugierig bin, auf die ich sofort verzichten würde und die ich bisher vermieden habe. Als Junge weigerte ich mich standhaft, mir die Mandeln entfernen zu lassen. Die Knieoperation nach einem Skiunfall konnte ich umgehen und überstand die Sache ohne Krankenhausaufenthalt. Dieses Mal gibt es kein Entrinnen, ich sitze in der Falle. Meine Hände sind schweißnass.

Immerhin ist es mir gelungen, wie gewünscht alles aufzuschreiben und den Fragebogen auszufüllen. Der junge Arzt wird sicher bald wiederkommen und mich holen. Diese verdammte Warterei macht mich zusätzlich verrückt. Warten war nie meine Stärke!

Die weißen Wände des Krankenhausflurs sind mir in der Zwischenzeit keine Spur vertrauter geworden. Die Rettungsdienstler auf der Hochglanzbroschüre lachen mir wieder zu.

Warum schauen die Burschen bei ihrem Einsatz nur so verdammt fröhlich, das bekomme ich einfach nicht auf die Reihe. Aber okay, sollen sie! Statt mir darüber den Kopf zu zerbrechen, sollte ich lieber noch mal kontrollieren, was ich geschrieben habe. Ich beginne zu lesen.

Liegen, stehen und gehen
Nach dem Aufstehen und erster Bewegung in der Wohnung (laufen, bücken, drehen usw.) Gefühl der Verwirrung im Kopf; Schwank- bzw. Kippschwindel; Unsicherheit beim Gehen, sicherheitshalber breitbeiniges Gehen; Sensibilitätsgefühl in den Füßen, auf Kies fast schmerzhaftes Gehen. Gehen auf der Treppe: Die erste Stufe bereitet etwas Unsicherheit, danach geht es, aber mit verbleibender Unsicherheit.

Gefühl von Muskelschwäche in den Beinen, insbesondere in den Waden, Stehen auf einem Bein unter Belastung schwer möglich.

Die Beine knicken manchmal in den Knien ein.

Die Vorwärtsbewegung ist anstrengend, wenn die zur Verfügung stehenden Räume eng sind. Leichter ist es im Freien.

Ich kann ohne Probleme Fahrrad fahren, streckenweise auch mühelos freihändig.

Wenn ich mich zwinge, kann ich über größere Strecken gehen und auch im vollen Kaufhaus längere Zeit unterwegs sein, aber es strengt mich ungewöhnlich an. Selbst bei geringer körperlicher Belastung werde ich kurzatmig. Wenn ich liege, erhole ich mich meist rasch. Auch am Tage schlafe ich manchmal im Sitzen kurz ein, wobei mir Sitzen nur begrenzte Erholung bringt.

»Ja, das habe ich ganz gut beschrieben, damit müssten die Ärzte etwas anfangen können und mich hoffentlich nicht in diese Psychoecke drängen.« Ich lege die erste Seite auf den Tisch ab, vor dem ich sitze, und lese weiter.

Starke Licht- und Lärmempfindlichkeit
Beim Arbeiten am PC ist größte Konzentration erforderlich. Ich bin unsicher und kann nicht mehr so gut arbeiten wie vor den Krankheitssymptomen. Schwierige Texte bereiten mir Probleme, und es gelingt mir immer weniger, Sachverhalte flüssig mündlich darzustellen und ein Gespräch so locker wie sonst zu führen.

Darüber hinaus leichte Probleme mit den Händen
Es gelingt mir nicht mehr, Dinge sicher zu bewegen; es fällt mir schwer, z.B. einen gefüllten Teller zum Tisch zu tragen.

Neulich war mir tatsächlich ein voller Teller runtergeknallt, zum Glück noch in der Küche. Ich habe alles weggewischt und die Tellerscherben gleich entsorgt. Barbara hat, glaube ich, nichts davon mitbekommen.

Wie kann man bei so schönem Wetter auf die Idee verfallen, ins Krankenhaus zu gehen, freiwillig!, denke ich und versuche, mich wieder zu konzentrieren.

Häufig starke innere Unruhe
Bei Sonne fühle ich eine starke innere Unruhe, bei bedecktem Wetter nicht. Meine Arme scheinen zu zittern und ich bin fahrig, hastig und reagiere hektisch. Es gelingt mir nicht, ruhig durchzuatmen, ich schnappe regelrecht nach Luft (hyperventiliere). Die Arme und alle Gliedmaßen bleiben dabei aber völlig ruhig. Die Unruhe spielt sich in mir ab.

Die stark wetterabhängige Unruhe habe ich auch schon früher beobachtet.

Nach Aussage von Kunden haben sie im Gespräch bei mir das Gefühl von hochgradiger Nervosität. Ich empfinde es ebenso.

Jetzt noch das Resümee, dann bin ich durch! Meine innere Unruhe ist höllisch! Die Krankenhausluft schlägt mir auf den Magen. Ich glaube, ich gehe an die frische Luft, wenn keiner kommt! Ich lege das zweite Blatt auf den Tisch ab, es sieht mitgenommen aus, meine schweißnassen Hände haben das Papier aufgeweicht.

Ich lese den Rest.

Zusammenfassung
Bewegung, primär beim Laufen, führt zu erheblichen Unsicherheiten in den Beinen und zu Schwank- (niemals Dreh-) Schwindel, bei gleichzeitiger Verwirrung im Kopf. Nur unter erheblicher Anstrengung kann ich einen schwankenden Gang vermeiden.

Muskelschwäche in den Beinen.

Erhebliche Erschöpfung nach Bewegung. Erhöhtes Erholungs- und Schlafbedürfnis. Nie im Vollbesitz der Kräfte. Konzentrations- und Denkprobleme.

Untersuchungen seit April
Häufige Blutdruckmessungen (Ergebnisse im regulären Bereich).

EKG ohne Befund.

Labor einschließlich Schilddrüse ohne Befund./Wiederholung Labor Ende Mai, erneut ohne Befund.

Blutuntersuchung auf Borreliose ohne Befund.
Doppler ohne Befund.

HNO
Alle Untersuchungen der Ohren wegen des Kippschwindels, Nebenhöhlen und Stirnhöhle frei, ohne Befund.

Augenarzt
Brille für Nah- und Fernsicht verordnet (geringe Dioptrienzahl). Ansonsten kein Befund.

Neurologe
Zweimal aufgesucht.
Computertomografie ohne Befund.
Weitere neurologische Untersuchungen und Doppler ohne Befund.

Neurologische Praxis
Kernspintomografie des Schädels ohne Befund.
Untersuchungen bei Doktor Mergener, Neurologe und Nervenarzt, weit gehend ohne Befunde, Gangataxie ohne Erklärungen.

Klinik
ENG Untersuchung (Elektroneurografie – Methode zur Bestimmung und genauen Lokalisierung umschriebener Nervenläsionen durch Nachweis einer Verlängerung der distalen Latenzzeit) ohne Befund.
Untersuchung der somatosensibel evozierten Potenziale SEP ohne Befund.

»Geschafft!« Ich lege die letzte Seite auf die anderen und den Fragebogen hinzu.

»Meine sexuellen Schwierigkeiten habe ich nicht erwähnt, geht auch keinen was an! Schließlich gibt es seit neuestem Viagra, und das werde ich mir besorgen, wenn ich hier wieder raus bin.«

Ich sehe den Arzt auf mich zukommen. Als er neben mir steht, erhebe ich mich.

»Ich erlöse Sie jetzt Herr Ludwig! Tut mir Leid, es hat ein wenig länger gedauert. Ein Notfall!«

Ich greife nach den beschriebenen Blättern und halte sie ihm hin.

»Wunderbar, ich sehe, Sie haben Ihre Probleme sehr ausführlich geschildert.« Er blättert und liest einen Moment, dann legt er alles in eine Mappe, die meinen Namen trägt. »Kommen Sie bitte mit.«

Er führt mich ein Stück den Flur entlang und öffnet eine Tür. Ich trete ein. Ein frisch bezogenes Krankenbett wartet auf mich …

Barbara

Am U-Bahnhof Implerstraße setzt Jürgen mich ab, wendet und braust allein davon. Ich sorge mich. Jürgen muss zum ersten Mal in seinem Leben in eine Klinik, und ich weiß, dass er richtigen Horror vor dem stationären Aufenthalt hat. Aber es ist für mich unmöglich, ihn zu begleiten und ihm beizustehen. Ich muss geschäftlich nach Frankfurt.

Später im ICE, denke ich, er macht zu viel Aufheben um die paar Tage Krankenhaus. Sie werden ihm den Kopf schon nicht abreißen. Er wird nicht operiert, wird nur zur Beobachtung aufgenommen. Wenn man ihn so jammern hört, könnte man meinen, er sei ein Kleinkind. Männer!

Wie ist es denn gewesen, als ich wegen der Gebärmutter-Operation ins Krankenhaus ging? Oder als mir der Knoten aus der Brust entfernt wurde und ich nicht wusste, ist es Krebs wie bei meiner Mutter, oder nicht. Ich musste ihn beruhigen, er war aufgeregter als ich, wenn ich meine Tasche fürs Krankenhaus packte.

Bei seinen Besuchen in der Klinik fühlte er sich extrem unbehaglich. Wenn ich wieder zu Hause war, pflegte und hegte er mich. Aber im Krankenhaus?

»Krankenhausluft macht krank!«, meinte er und entführte mich, sowie ich aufstehen konnte, in das Café in der Nähe. Ich kann Jürgens gesteigerte Aversion gegen Krankenhäuser nicht nachvollziehen. Natürlich hält sich niemand gern in einem Krankenhaus auf! Ich könnte verstehen, wenn Jürgen vor den ärztlichen Untersuchungen Angst hätte. Aber mir fällt ein, wie mutig er mehrere Male für eine Magenuntersuchung eine Sonde schluckte, weil sein Magen verrückt spielte. Bei dem Gedanken würde mir mulmig werden. Warum es ihn total verunsichert, sich in ein Krankenhauszimmer zu legen, die Nacht in einer fremden Umgebung zu verbringen, bleibt mir schleierhaft. Wenn ich überlege, galt diese Abneigung am Anfang unserer Beziehung sogar für Hotelzimmer! Bei dem Wort »Krankenhaus« steigert er sich jedenfalls geradezu in eine diffuse Angst hinein. Seine Fantasie gaukelt ihm alle möglichen schrecklichen Krankheiten vor, die er wie ein Hypochonder anzieht.

Wir sind völlig anders gestrickt!, denke ich und vergleiche unsere Erfahrungen mit Krankenhäusern. Er musste seine Mutter, die um 20 Jahre jünger als meine Mutter ist, als Kind nie im Krankenhaus besuchen, ich meine oft. Ich arbeitete nach meiner Ausbildung über mehrere Jahre in einem Krankenhaus, er nur einige Monate. Er hasste die Arbeit, ich fand sie spannend und war dort gern tätig.

Ich lehne mich in meinem Sitz zurück und sehe aus dem Zugfenster. Die Landschaft zieht im Eiltempo an mir vorbei. Ich entspanne mich, endlich Zeit zum Nachdenken!

Das Konsultationsgespräch bei Professor Kleinfelder kommt mir in den Sinn. Mir wird klar, wie wenig ich bislang von Jürgens Beschwerden mitbekommen habe!

Ist es möglich, dass er durch seine überdurchschnittliche Koordinationsfähigkeit vieles kaschieren konnte? Mir fällt ein, wie oft Jürgen mich beeindruckte, wenn er sich beim Radeln aus dem Fahrradsitz locker nach rückwärts runterbeugte, um das Rücklicht zu richten oder an einer Speiche zu hantieren. Neid überkam mich, wenn ich ihn stundenlang vor unserem Bücherregal im Schneidersitz hocken sah, Unterlagen sichten und um sich herum verbreiten. Wenn ich ihn darauf ansprach, lachte er, führte seinen Fuß zum Gesicht und steckte sich den Zeh in seinen Mund.

»Mach nach, komm«, forderte er mich auf.

»Ja, ja, du weißt doch, ich kriege nicht mal einen richtigen Schneidersitz auf die Reihe.«

Jetzt erscheinen selbst kleine Begebenheiten in einem anderen Licht. Seine übergroße Freude als wir neulich mit dem Rad zum Feldmochinger See fuhren; er rief völlig begeistert: »Sieh nur, ich kann freihändig fahren!«

Oder sein Aufschrei am See, als er ein kurzes Stück ohne Schuhe über kiesigen Boden gehen musste und fluchte: »Meine Fußsohlen, ich halte es kaum aus. Ich kaufe mir auch solche Badeschuhe, wie du sie immer trägst, gleich morgen.«

Jürgen in Badeschuhen! Er, der immer so gern barfuß läuft und mir predigt, ich müsste meine Fußsohlen nur genügend abhärten, dann würden sie nicht mehr wehtun. Und ich glaubte, er wollte mich aufziehen!

Und seine ungebrochene Reiselust, sein Tatendrang, seine Neugier, wo sind sie geblieben? In der letzten Zeit plant Jürgen keine Touren mehr, schleppt keine Reiseprospekte an, wälzt keine Reiseführer und sieht in keine Landkarten mehr! Selbst die Zeitschrift *Reise und Preise*, die diesen Monat neu herauskommt, hat er nicht gekauft! Sonst löchert er die Zeitungsfrau jeden Tag mit seiner Frage, wann sie die Zeitschrift denn endlich bekommt.

Jetzt wird mir auch sein Desinteresse an meinem Vorschlag, nach Australien zu fahren, verständlich. Sonst um diese Zeit waren unsere Reiserouten für den nächsten Urlaub längst festgelegt. Nicht so in diesem Jahr. Er muss tatsächlich krank sein, wenn ihm Reisen nicht mehr wichtig sind.

Der Zug verlangsamt die Fahrt und hält kurz darauf in Stuttgart. Ich wechsle die Sitzposition, um wieder in Fahrtrichtung zu schauen. Der Himmel ist wolkenlos, das Sonnenlicht fällt bläulich abgefiltert in das Wageninnere. Die Klimaanlage bläst auf mich hinab, ich fröstle und ziehe meine Strickjacke vorn zu.

Jürgen und ein Leben ohne Reisen? Unvorstellbar. Sie gehören zu ihm, solange ich denken kann.

Unsere Landkarten fallen mir ein. Eine Europakarte, auf Holz aufgezogen, größer als ein Gemälde, und noch ausladender die Weltkarte und seit kurzem ein wenig kleiner eine Karte, die den asiatischen Raum zeigt, sie alle zieren die Wände unserer Wohnung. Sorgfältig von Jürgen mit Nadeln versehen, die bezeugen, wie unsere Reiserouten verliefen.

Wenn wir sparen, dann für Reisen.

Als ich vor einiger Zeit die neue Küche einer Stammtischfreundin besichtigte und sagte: »Wirklich toll, aber eine so teure Küche können wir uns nicht leisten«, erwiderte sie recht bissig: »Wenn ihr eine Fernreise weniger machen würdet, könntet ihr.«

Meine Freundin lag nicht falsch mit ihrer Aussage. Reisen sind uns wichtiger als eine Superküche, und beides geht nicht. Dabei gestalten wir unsere Reisen so preiswert wie möglich: Wir fahren, nur mit einem kleinen Koffer ausgestattet, ein Rucksack hatte sich als zu unpraktisch herausgestellt, mit örtlichen Verkehrsmitteln, wohnen meist in einfachen Hütten, wenn sie ordentlich sind, und gehen selten teuer essen. Jürgen organisiert alles selbst. Aber Reisen kosten Geld, das an anderer Stelle eingespart werden muss. Wenn ich darüber nachdenke, stört es mich nicht, dass unsere Tassen und Teller in Ikea-Regalen stehen.

Diese und ähnliche Gedanken gehen mir durch den Kopf, als der Kontrolleur meine Fahrkarte verlangt. Ich reiche ihm meine Firmenfahrkarte. Er wirft einen kurzen Blick darauf und geht weiter. Ich beschließe, im Bordrestaurant einen Kaffee zu trinken. Die Frauenzeitschrift versenke ich ungelesen in meiner Aktentasche.

Als der Zugkellner wenig später eine Tasse Cappuccino vor mich hinstellt, sehe ich, dass die Sonne noch immer auf die vorbeihuschende Landschaft scheint. Ich nippe am Kaffee, froh darüber, noch ein wenig – hinter den getönten Scheiben – im Niemandsland zwischen der Abfahrt und der Ankunft verweilen zu können.

Wenig später, zurückgekehrt an meinem Platz, fällt mir Jürgens Sturz vom Fahrrad ein. Wir kamen aus dem Hirschgarten, standen hintereinander an der Ampel, bereit, gleich loszufahren, wenn es grün wird, einen Fuß auf dem Boden, den anderen auf dem Pedal. Jürgen stand mit seinem Rad vor mir. Es wurde grün, und Jürgen lag unvermittelt vor mir auf dem Boden. Er stand sofort auf und fuhr weiter. Ich schob den Zwischenfall der Wirkung des bayrischen Bieres zu.

Mein Gott, wie blind ich war! Ich sehe Jürgen bei Professor Kleinfelder sitzen und von seinen Beschwerden berichten. Selbstbewusst wie immer, oder? Kleine hilflose Gesten fallen mir ein. Mir wird klar, er hat Angst!

Ein mütterliches Gefühl für ihn, warm und zärtlich, durchflutet mich, ich kuschele mich ein wenig tiefer in den ICE-Sitz …

Achtzehn rote Rosen standen auf meinem Geburtstagstisch, für jedes Lebensjahr eine, eine Kette mit einer goldener Kugel als Anhänger in einer dekorativen Schachtel daneben. Mein Bruder sieht sie sich beeindruckt an. Er mag Julien, meinen Freund. Julien ist älter als ich, ruhig und höflich, er gehört schon zur Familie wie auch ich zu seiner, alles scheint bestens.

Daneben steht eine rote Rose, langstielig und schön, von Jürgen. Jürgen, noch 17 und nur ein Jahr älter als mein Bruder, sieben Monate jünger als ich und unruhig, lebhaft, vital, überschäumend, kein Kavalier, jemand, mit dem man Unsinn macht.

Ich glaube, mein Bruder ist noch heute der Meinung, dass Julien für mich der bessere Mann gewesen wäre.

Als am 1. April 1961 mein zweites Lehrjahr begann, warteten wir »Alten« in der Kantine gespannt auf den neuen Jahrgang. Plötzlich stand Jürgen an der Theke, groß, schlaksig, unverschämt gut aussehend, ein wenig wie Elvis mit seinen vollen Lippen. Das ist er!, dachte ich sofort. Und als er mich dann mit seinen dunklen, braunen Augen so von unten ansah und seine Haare zurückstrich wie James Dean in *Giganten*, war ich mir sicher, das ist mein Märchenprinz!

Bei uns passte tatsächlich einfach alles! Vermutlich eroberte ich ihn und nicht er mich, ich war hartnäckig. Natürlich habe ich ihm dies erst viel später gestanden.

»Der Zug wird in wenigen Minuten, Frankfurt Hauptbahnhof erreichen, Sie haben von dort auf Gleis 5 Anschluss nach Wiesbaden …«

Fast ein wenig traurig verlasse ich den Zug und stehe, noch versponnen in dem Netzwerk der Vergangenheit, verloren auf dem Bahnsteig.

Wir werden alles wieder in den Griff bekommen, sage ich mir später im Taxi. Ich gebe dem Fahrer mein Ziel an und versuche, mich auf meine Arbeitsprobleme zu konzentrieren.

TEIL 2

VON ARZT ZU ARZT

August 1998

Jürgen

Ich baue eine Sandburg, hole mit meinem kleinen Eimerchen Wasser, um es mit dem Sand zu vermischen. Ungewöhnliche Gebilde entstehen. Der Sand tropft wie Wachs von einer Kerze, und die Türmchen werden höher und höher. Doch dann, alles wird zerstört, zerstört durch das einlaufende Wasser. Enttäuschung. Ich weine.

Ich wache auf, den Traum rekapitulierend. Es ist drei Uhr in der Nacht, der Mond beleuchtet die Sträucher draußen. Schlaflos liege ich nun in diesem Krankenhauszimmer.

Erzählungen meiner Mutter kommen plötzlich in mir auf. Ich höre meinen Vater rufen: »Schnell, Margot, pack unsere Sachen, die Russen werden Berlin einnehmen, ich weiß es, die Bonzen fahren morgen ganz früh mit einem Bus raus aus Berlin. Nimm nur das Nötigste mit, was du für den Jungen brauchst.«

Ende April 1945, meine Eltern waren provisorisch in Babelsberg bei Potsdam im Präsidium des Roten Kreuzes untergebracht. Mein Vater arbeitete dort, seit er kriegsversehrt mit nur einem Bein aus dem Feld zurückgekehrt war. Er verteilte Tinte, so beschrieb er seine untergeordnete Tätigkeit später immer lachend. Als der Bus für »die Bonzen« am nächsten Morgen vor der Tür stand, stiegen sie, meine Mutter trug mich auf dem Arm, ängstlich ein und setzten sich in die letzte Reihe. Würden sie mitgenommen werden? Die Oberen der Organisation meist auch in der Partei hoch dekoriert, blickten befremdet auf das ihnen unbekannte Ehepaar. Bis einer sagte:

»Es geht in Ordnung, der Mann ist kriegsversehrt, und eine junge Frau mit einem Säugling ist gut für unsere Tarnung. Sie können hinten auf der letzten Bank bleiben, der Bus ist ausgewiesen als Behindertenbus, das passt.«

Der Bus fuhr Richtung Norden. Ständig fragte jemand bange: »Wo sind die Russen jetzt?«

Diese Information bestimmte die Route. Am 1. Mai 1945 fuhr der Bus durch Hamburg, hielt dann weiter im Norden und erreichte Flensburg. Die Unterbringung der Businsassen in den verschiedenen Heimen des Roten Kreuzes unterwegs war mal gut, mal weniger gut gewesen, in Flensburg war sie hervorragend. Ein Gästehaus an der Ostsee, direkt an der Promenade, dort blieben meine Eltern mit mir, dem Kleinkind, bis Ende August 1945, friedlich aufgehoben, wie im Auge eines Orkans. Putzig soll ich im Sand umhergekrabbelt sein, während die Männer – so auch mein Vater –, von den Engländern abgeholt wurden. Meine Mutter erzählte, wie sie sich sorgte und wie froh sie war, als er nach einer Woche wiederkam, weil er als harmlos eingestuft worden war.

Es dauerte ein Jahr, bis meine Eltern unter großen Mühen endgültig nach Berlin zurückkehrten. Sie warteten ab, lebten nach dem Ferienaufenthalt in Flensburg, später irgendwo im Harz bei fremden Leuten. Alles war ungeordnet, jeder war irgendwohin unterwegs, war nicht unbedingt da, wo er hingehörte, suchte Angehörige oder Heimat, fand nur noch Trümmer. Auch ihre Wohnung war zerstört worden in den letzten Wochen des Krieges. Der spärliche Hausrat des jungen Ehepaares, das meine Eltern in dieser Zeit waren, war nicht mehr vorhanden. Es hieß, neu beginnen mit der Last des Krieges.

Mich wundert, welchen Mut die Menschen aufbrachten, allen Widrigkeiten zum Trotz Kinder zur Welt bringen. Ich habe diesen Mut nicht besessen. Es schien mir Leichtsinn, in diese Welt voller Gewalt Kinder zu setzen. Vielleicht falsch, vielleicht haben gerade die Kinder ihnen Hoffnung gegeben? Wer weiß.

Jedenfalls sind wir groß geworden, trotz allem.

Wir spielten in den Trümmern. Bolzplätze waren kurz nach dem Krieg unbekannt, Kinderspielplätze Mangelware. Jedes zweite Haus war ausgebombt und ragte als Ruine in den Himmel. Manche der zerstörten Häuser waren zu Schuttbergen aufgetürmt.

Blumen wuchsen aus den Trümmern, gelb und lila, Trümmerblumen, eben. Wir waren eine Gruppe Jungen und Mädchen. Manchmal spielten wir Vater, Mutter, Kind. Jede Familie baute sich eine Wohnung, dazu wurden lose umherliegende Mauersteine übereinander geschichtet und Zimmer abgeteilt. Der Vater bestimmte und konnte besoffen nach Hause kommen und seine Frau beschimpfen. Sie durfte sich aus dem Fenster lehnen und mit der Nachbarin schwätzen, wie im richtigen Leben halt. Ich war froh, dass es in meiner Familie anders zuging.

Manchmal spielten wir aber auch nur Jungs und Mädchen. Wir Jungen beeindruckten die Mädchen damit, dass wir unseren Urinstrahl in weitem Bogen durch die Gegend tanzen lassen konnten. Sie waren neidisch, merkten aber bald, dass wir neugierig zuschauten, wenn sie sich hinhockten.

Als Loren installiert wurden, um die Trümmer fortzuschaffen, setzten wir uns nach dem Feierabend der Arbeiter in die Loren hinein, obwohl es nicht erlaubt war, und fuhren die Schienen entlang. Glücklicherweise hielt meine kurze Lederhose allerhand aus.

Später, als wir größer waren, stellten wir eine Tischtennisplatte auf und veranstalteten Turniere, ich gewann häufig.

Eines Tages fanden wir unter einer Mauer einen grauen verwitterten Karton. Fasziniert saßen wir alle um ihn herum, als der Älteste von uns ihn öffnete. Wie in den Wildwestfilmen, die wir uns jeden Sonntagnachmittag ansahen, kamen wir uns vor. Lauter Indianer, die gebannt auf den Schatz schauten, als im Inneren Silberketten, Armbänder und jede Menge Schmuck sichtbar wurde. Gerecht wurden die Reichtümer aufgeteilt, die Größten bekamen die größeren Stücke, die Kleinen bekamen die kleinen Ketten. Danach verging kein Tag, an dem wir nicht nach Wertsachen suchten und buddelten.

In der Zeitung war hin und wieder zu lesen, dass Blindgänger gefunden wurden, und mein Vater verbot mir, in den Trümmern zu spielen. Durch das Verbot gewannen unsere Spiele nur noch an Spannung, verschwörerisch tuschelten wir miteinander, jeder musste Verschwiegenheit schwören und ein großes Ehrenwort geben. Bis eines Tages ein Platz in meiner Schulklasse leer blieb.

»Der Werner«, sagte meine Lehrerin, »wird nicht mehr wiederkommen. Er ist beim Spielen von einer Bombe zerrissen worden.«

Wir haben heimlich geweint und waren zugleich froh, dass es nicht uns erwischt hat. Jedenfalls spielten wir eine Weile nur noch auf der Straße. Irgendwann war das Spielen in den Trümmern sowieso vorbei. Die Ruinen wurden zu Steinbergen und auch die verschwanden nach und nach, und wir zogen in einen Neubau.

»Guten Morgen, Herr Ludwig!«

Professor Kleinfelder fällt mit seinem Gefolge in mein Zimmer ein, ein Geschwader weiß gekleideter Außerirdischer.

Die Tür bleibt offen. Seine Stimme klingt wie damals, unbeteiligt und kühl. Er schaut mich auch jetzt nur ab und zu an, meist blickt er in seine Unterlagen. Die anderen Ärzte stehen dabei – wie Statisten.

»Ich entlasse Sie mit einer positiven Nachricht, wir haben keinerlei Anhaltspunkte für eine Erkrankung des Gehirns gefunden. Sie sind beneidenswert gesund.

Über den anderen Aspekt haben wir uns unterhalten. Ich rate Ihnen, einen Fachkollegen aufzusuchen, um mithilfe einer psychotherapeutischen Behandlung die Angstzustände in den Griff zu bekommen.

Für die Übergangszeit schreibe ich Ihnen zwei Mittel auf, die Ihnen helfen werden. Die Wirkstoffe sind verschieden. Probieren Sie aus, auf welches Mittel Sie besser ansprechen. Mein Vorschlag, Sie beginnen mit Pravastin, probieren es eine Woche lang damit und sehen, wie es Ihnen geht. Falls eine Besserung eintritt, nehmen Sie das Medikament weiter. Sollte sich keine Linderung einstellen, versuchen Sie das andere Medikament. In jedem Fall sollten Sie während der Einnahme in Kontakt mit Ihrer Hausärztin Frau Doktor Gutner bleiben. Ich bin sicher, in ein, zwei Monaten sind Ihre Beschwerden Vergangenheit.«

Die Gruppe schwebt wie eine Erscheinung wieder hinaus.

Erleichtert und beruhigt ziehe ich mich an und packe die Sachen in meine Tasche. Die Psychoschiene gefällt mir nicht. Ich halte nicht viel von solchen Gemütserkrankungen. Sie erscheinen mir wie ein Stigma, eine Schwäche. Ich bin der felsenfesten Überzeugung, mein Seelenleben ist in Ordnung.

Barbara

Als ich von meiner Geschäftsreise wieder nach Hause komme, holt Jürgen mich vom Bahnhof ab. Bereits am Telefon ist er ganz aufgeregt, meint, wir müssen feiern.

»Alles ist bestens, ich bin gesund!«, höre ich zur Begrüßung.

Ich atme auf und freue mich. Wir umarmen uns, bummeln durch die Stadt, sitzen irgendwo draußen, essen, trinken und schmieden Pläne für die nächsten, hoffentlich ebenso schönen Sommertage. Baden, Starnberger See, Radfahren, Biergarten, Tennisspielen, neue Blumen für unsere Terrasse.

Jürgen

Ich bin unruhig und beginne langsam, ärgerlich zu werden. Barbara verbringt wieder einmal Stunden im Badezimmer. Warum muss sie sich herrichten, als würden wir zum Opernball gehen? Wir wollen zum Baden fahren! Ich habe ein wenig Angst vor der weiten Strecke, immerhin 20 Kilometer hin und gut 20 Kilometer zurück. Obgleich mir jeder Arzt versichert, alles wäre bestens, fühle ich mich weiterhin mies. Diese komischen Tabletten verschlimmern alles noch.

»Die Fahrt zum Feldmochinger See ist nicht so weit, wir wären schneller am Wasser«, schlage ich vor.

»So viel Strecke durch die Stadt, und ich radle fast jeden Tag in diese Richtung!«, quengelt Barbara rum. »Ich habe mich auf den Starnberger See und die Fahrt durch den schattigen Wald gefreut!«

»Wenn du nur endlich mal fertig wirst und wir überhaupt loskommen!« Unruhig wie ein Tiger laufe ich auf und ab.

»Geh heute mal ohne Lippenstift und Pipapo unter die Leute!« Meine Stimme klingt gereizt.

Natürlich weiß ich, dass Barbara dies nicht tun wird. Sie will immer schön und gepflegt aussehen – seither.

Vor einigen Jahren hatte ich eine Affäre. Dabei war es nicht so, dass ich Monika damals so viel hübscher fand. Sie war anders als Barbara, mit ihr war alles neu für mich. Zufällig war sie jünger und schlanker als Barbara. Ich habe sie gern angeschaut, wenn sie in mein Büro kam. Aber wie bei allen weiblichen Wesen, die mein männliches Auge erfreuen, wäre es bei einem Blick geblieben, wäre nicht darüber hinaus eine Anziehung vorhanden gewesen, ein gewisser Klang in Monikas Stimme, ein zarter Duft, eine erotische Ausstrahlung. Und was als Flirt, als Spiel begann, wurde ernst.

Ich liebte Barbara und ich liebte Monika. Ich wollte die eine nicht verlieren und die andere gewinnen. Das brachte für alle Beteiligten Konflikte. Ich habe Barbara sehr viel zugemutet in dieser Zeit. Sie hätte gehen können und ist geblieben.

»Ich bin so weit, wir können losziehen!«, höre ich sie vom Korridor aus rufen.

Wir verlassen die Wohnung, fahren mit dem Fahrstuhl in das Kellergeschoss. Als wir aus dem Fahrstuhl treten, bleibe ich unschlüssig stehen, liegt unser Keller auf der rechten oder der linken Seite? Ich weiß es plötzlich nicht mehr.

»Müssen wir jetzt nach links oder nach rechts?«

»Sag mal Jürgen, willst du mich veräppeln, oder was? Du wirst doch wissen, wo unser Keller ist.«

»Ja, ja, es war nur ein Scherz.« Ich lache.

Wie ist es möglich, dass ich nicht mehr weiß, wo sich unser Keller befindet? Es ist lächerlich, und es ist nicht das erste Mal, dass ich irgendwo stehe und sich mir die Frage

»Rechts oder links?« stellt. Nicht etwa irgendwo in New York, Sydney oder sonst wo, wo mir die Gegend unbekannt ist, nein, in meiner unmittelbaren, mir über Jahre vertrauten Umgebung. Alzheimer lässt grüßen, würde ich scherzen, wenn alles nicht so ernst wäre.

Als wir aus dem Tiefgeschoss die Rampe hinauf auf die Straße radeln, merke ich wieder, dass mich das helle Licht stört.

»Warte, ich will noch Luft in meinen Hinterreifen pumpen!«, rufe ich Barbara zu, die flott die Fahrbahn überquert. Sie kommt zurück. Ich entferne die Kappe von dem Ventil, setzte die Pumpe an und bücke mich. Ein Schwindel erfasst mich, ich richte mich auf und stütze mich auf die Begrenzung der Garageneinfahrt.

»Ist dir nicht gut?« Barbara steigt vom Rad.

»Der Schwindel, es ist keinen Deut besser, alles kippt.«

»Okay, lass uns zurückgehen. Leg dich hin, es ist heute eh zu heiß für eine Tour.«

Barbara

Ein eigenartiger Sommer, resümiere ich, als wir unsere Räder wieder in den Keller fahren. Erst muss ich bei schönstem Wetter laufend im Büro hocken, mehr als mir lieb ist, und dann lockt der Starnberger See nur anderthalb gemütliche Fahrradstunden auf Waldwegen entfernt, und Jürgen macht schlapp.

Die Sache mit dem Schwindel ist mir unerklärlich. Es kann nicht sein, dass die Ärzte nichts finden!

Als wir in unserer Wohnung zurück sind, legt sich Jürgen auf seine Couch. Ich überlege.

»Pass auf, ich gehe zur Bücherei und hole uns jetzt alle Bücher, die sich mit Körperfunktionen, Schwindel und so weiter beschäftigen.«

Eine Stunde später komme ich beladen mit einem Stapel von Büchern zurück und beginne zu lesen. Wie wenig ich über Körperzusammenhänge weiß! Ich blättere und stoße in einem Buch auf »Körpermotorik und Schwindel« und »Erkrankungen des motorischen Systems«.

Ich blicke zu Jürgen rüber, er schläft nicht.

»Hier steht was. Soll ich es dir vorlesen?«, frage ich.

»Ja, bitte.« Jürgen setzt sich auf.

»Pass auf: ›Motorische Gleichgewichtsstörungen werden meist als Gangunsicherheit, gelegentlich auch als Schwankschwindel wahrgenommen. Die Art der Gangstörung hängt von der Erkrankung und vom Ort der Schädigung ab. Ist beispielsweise das Kleinhirn betroffen, so werden die Schritte breitbeinig, ausfahrend und wackelig und verfehlen ihr Ziel. Bei einem Schwankschwindel, der mit Gangunsicherheit einhergeht, sollte ein Neurologe aufgesucht werden.‹ Das ist es doch, oder?«

»Ja, Schwankschwindel, das ist es!«, ruft er aus.

»Gib mal her!« Ich reiche ihm das Buch rüber. Er fängt an zu lesen. Ich warte und sehe ihn wieder und wieder mit dem Kopf nicken.

»Ich werde Frau Doktor Gutner fragen, sie kann mir einen guten Neurologen empfehlen. Hier steht, ein Neurologe soll aufgesucht werden.«

Jürgen ist ganz aufgeregt.

»Ich nehme das Buch mit zum Arzt, dann kann ich besser erklären, wie ich den Schwindel empfinde.«

Er legt das Buch aufgeschlagen beiseite.

Am Abend schiebe ich es zur Seite, um Platz für die Brotteller zu schaffen. Ich suche ein Stück Papier, um es als Lesezeichen einzulegen. Bevor ich das Buch zuklappe, fällt mein Blick auf den letzten Absatz der aufgeschlagenen Seite. »Eine Schädigung des Gehirns«, steht dort. Ich lege das Buch, ohne weiter über diese Aussage nachzudenken, in das Bücherregal.

Jürgen wird Frau Doktor Gutner anrufen, einen guten Neurologen aufsuchen, ein wirksames Medikament verschrieben bekommen, und dann wird unser normales Leben hoffentlich wieder beginnen. Beruhigt esse ich mein Brot.

Jürgen

Diese Hitze, ich schwitze ohne Hitze bereits mehr, als mir lieb ist. Wieder blockieren diese halbwüchsigen Typen mit ihrem Wagen die Einfahrt zur Tiefgarage! »Dies hier ist kein Parkplatz, sondern eine Garageneinfahrt«, rufe ich.

»Hey, Alter, jetzt spiel dich mal nicht so auf, kannst doch vorbeifahren. Oder kannste nicht?«

Ein fahrendes Radio, dieses Auto, ekelhaft dieser Lärm, er dringt in meinen Kopf ein, ich habe das Gefühl, er erdrückt mich.

»Fahrt sofort hier weg. Ihr habt kein Recht, hier zu stehen, das ist Privatgrund. Ich werde die Polizei holen, wenn ihr nicht gleich die Einfahrt räumt.«

»Dann ruf doch die Polizei, die werden aber sicher etwas Besseres zu tun haben.«

»Ihr verschwindet hier, sofort!«

»Hey Alter, werden wir jetzt ungemütlich?«

»Euch werde ich zeigen, wer der Stärkere ist!«

»Sind Sie verrückt oder was? Lassen Sie unsere Autotür los. Wenn Sie weiter gegen unser Auto treten, werden wir Sie anzeigen.«

»Wollt ihr euch schlagen?«

»Komm, Bernd, lass den Alten, er ist anscheinend nicht ganz richtig im Kopf, steig wieder ein, das gibt nur Ärger, wenn du dich mit dem anlegst.«

Na bitte, ich habe ihnen gezeigt, dass ich der Stärkere bin. Dieser Lärm, diese Hitze wecken Aggressionen in mir, schade, dass sie gekuscht haben, ich hätte gern zugeschlagen. Wenn er nicht eingestiegen wäre, hätte ich mich mit ihm geprügelt.

Zum Glück ist das untere Tor der Tiefgarage geschlossen, sonst würden sie hier auch noch stehen! Aber schneller könnte es sich schon öffnen, mein Gott, das dauert! Jetzt, endlich! Ich kann durchfahren.

Muss ich zu meinem Stellplatz jetzt nach rechts einbiegen oder geradeaus fahren? …

Ein Glück, hier in der Garage ist es kühler. Hoffentlich ist es in unserer Wohnung nicht so heiß und so hell. Barbara vergisst meist, die Vorhänge zuzuziehen. Neulich haben wir uns deswegen gestritten, überhaupt, sie macht, was sie will. Sie kocht auch nichts Vernünftiges mehr zu essen!

Ich schließe die Wohnungstür auf und gehe den Flur entlang zum Wohnzimmer. Tatsächlich, die Vorhänge sind nicht vorgezogen.

»Barbara, wo steckst du? Du hast die Fenster wieder nicht abgedunkelt! Außerdem habe ich einen Bärenhunger. Wann kommt endlich das Essen auf den Tisch?«, brülle ich sie an, noch immer aggressiv.

»Hallo Jürgen, was soll das Gezeter, komm erst mal rein. Erzähl, wie war es bei dem Neurologen? Ich bin gespannt.

Aber warte, ich mach dir vorher etwas zu essen, wenn du solchen Hunger hast.« Sie geht in die Küche.

Ich setze mich auf meinen Lieblingssessel und warte. Sie kommt mit einem Teller zurück und sieht mir zu, wie ich esse. Es stört mich, ich möchte nicht beobachtet werden. Als ich fertig bin, überfällt sie mich gleich wieder mit ihren Fragen. Ich habe keine Lust, mich in einer Tour verantworten zu müssen! Es ist mir lästig!

»Der Termin wurde verschoben, ich gehe später hin, Frau Doktor Gutner hat mir ein Mittel mitgegeben, dass ich mal probieren soll.« Als ich meine, Skepsis in ihren Augen zu entdecken, weiche ich ihrem Blick aus. Sie nimmt den Teller und verlässt das Zimmer. Ich lege mich auf die Couch, im Liegen geht es mir gleich besser.

Ich will nicht zu einem Neurologen gehen. Monika, mit der ich telefoniert habe, hat mir einen Heilpraktiker empfohlen, den werde ich konsultieren.

Wenn wir von der Ostsee zurück sind. Dort ist es sicher nicht so heiß und die Eltern sind auch da und …

September 1998

Jürgen

Das Telefon läutet. Vielleicht ein Klient, der erwartet, dass ich mich an seine Sache erinnere, dass ich Bescheid weiß. Der merkt, dass ich hilflos bin, in meinem Gehirn ein schwarzes Loch ist. Panik überkommt mich.

»Gehst du ran, Barbara?«

Ich höre sie sagen: »Hallo Achim, schön, dass du mal anrufst. – Bist du in München? – Ja, schade, dass wir nicht zu Sigrids Vernissage kommen konnten. Es ging nicht. Ich musste gerade in dieser Woche nach Frankfurt wegen unserer Programmumstellung.«

Achim, was will der von Barbara? Telefonieren die beiden öfter miteinander? Sehr eigenartig. Ich setze mich an den Esstisch, dann kann ich besser hören, was sie mit ihm spricht.

»Mhm, ja verstehe. Hört sich gut an, würde mich freuen, ja …«

Ich schubse die Tür zur Küche ein paar Zentimeter weiter auf.

»… schwierig auf der Arbeit. – Ach, mein Halbtagsstatus wird infrage gestellt. Eine junge Kollegin sägt an meinem Stuhl, sie versteht sich sehr gut mit unserer Chefin. Schlecht für mich.«

Ihre Arbeit, immer ihre Arbeit, sie ist fast verheiratet mit ihrer Arbeit. Sollte sich lieber um den Haushalt kümmern. Was will Achim bloß?

Jetzt weicht sie in den Korridor aus, schließt sie etwa die Tür? Nein, sie lässt sie offen.

»Das solltet ihr auf jeden Fall angehen. – Ja, meine ich …«

Wieder eine Pause, ich höre nichts, flüstert sie etwa? Ich werde unauffällig in die Küche schleichen.

»… Sorgen um Jürgen. – Ach, er hat sich stark verändert in den letzten Wochen, ist so schwierig geworden …«

Jetzt spricht sie doch wohl nicht über mich? Das ist das Letzte! Wieso ist sie so vertraut mit Achim? Ich schleiche näher zur Korridortür.

»Ja, meinst du? Aber wie? Er lässt sich gehen, hängt rum …«

Am liebsten würde ich ihr den Telefonhörer aus der Hand schlagen, aber ich will hören, was sie über mich erzählt.

»Sicher, das wäre eine Möglichkeit. – Ja, er ist aggressiv geworden! Leider nicht nur zu mir! Der Apotheker hat sich schon beschwert, und neulich, als wir für mich eine neue Matratze gekauft haben, hat er mit dem Verkäufer rumgestritten.«

Die Matratzenstory ist anscheinend ihre Lieblingsgeschichte, sie hat sie neulich schon unserer Nachbarin erzählt. Sie denkt, ich merke nicht, dass sie sich überall beklagt! Ich werde es ihr verbieten!

»Entschuldige, ja. – Es war dermaßen peinlich! – Nein, sicher. – Er hat die ganze Etage zusammengebrüllt. Ich habe mich hinterher entschuldigt.«

Jetzt lacht sie. Über mich?

»Stell dir vor, ich tat dem Verkäufer Leid und bekam einen Sonderrabatt!«

Plötzlich höre ich sie nicht mehr, anscheinend ist sie in mein Arbeitszimmer gegangen. Na warte, du wirst mir schon erzählen, was du gesagt hast …

Aber wenn sie unter einer Decke stecken? Vielleicht will sie mich loswerden? Dauernd soll ich irgendwohin fahren, zu irgendwelchen Ärzten. Ich werde ihr die Suppe versalzen. Wenn sie denkt, ich gehe auf ihren Vorschlag ein, mich von dem Mann ihrer Stammtischfreundin untersuchen zu lassen, dann irrt sie. Auch wenn er eine Koryphäe auf dem Gebiet der Neurologie ist. Ich lasse mich nicht als Verrückten abstempeln und abschieben auch nicht. Ich brauche nur Zeit, dann wird alles wieder.

Tatsächlich, sie kommt aus meinem Arbeitszimmer.

»Mit wem telefonierst du so lange, mach lieber den Haushalt, wirst immer schlampiger!«

»Jürgen, was soll das? Ich habe mit Achim gesprochen, das weißt du doch!«

»Und, was hast du ihm gesagt, ihr habt doch über mich geredet, ihr wollt mich loswerden!«

»Jürgen, nun mach mal halb lang, was ist denn los mit dir?«

Jetzt sieht sie mich auch noch mitleidig an. Ich gehe auf sie zu, hebe die Hand, ich werde sie schlagen, ihr mitleidiges Gesicht ist mir unerträglich. Ich möchte sehen, wie sie leidet, wie sie heult und winselt. Ich habe genug von ihr!

Ich drehe ihren Arm um, halte sie fest, blicke sie an. Sie ist verblüfft! Ich sehe Angst in ihren Augen – ha – sie windet sich aus meinem Griff, rennt aus dem Zimmer.

In immer mehr Bereiche mischt sie sich ein, übernimmt die Regie, als wäre ich nicht vorhanden. Vermutlich, weil ich sie als Mann nicht mehr befriedigen kann. Aber ich werde ihr zeigen, dass ich ein Mann bin. Der Urologe hat mir Viagra verschrieben, und ich werde es mir gleich morgen besorgen. Sie wird schon noch sehen.

Ich höre die Tür zuschlagen.

Sie lässt mich allein! Auf einmal bin ich traurig, ich könnte weinen, meine Beine gehorchen mir nicht, sie knicken einfach ein, und ich habe Angst zu fallen … Ich schleppe mich an den Wänden entlang bis ins Wohnzimmer, setze mich in meinen Sessel.

Warum bin ich so hässlich zu ihr? Schon nach unserem letzten Streit hat sie mich so angeschaut, so verletzt, und ich bedauerte, dass ich gemein zu ihr war. Ich möchte sie jetzt umarmen, sie küssen. Ich liebe sie. Ich brauche sie. Ob sie wieder in den Westpark gegangen ist, wie sie immer sagt?

Eine Stunde später höre ich sie aus der Küche rufen: »Ich mache uns Abendessen. Es gibt Tomatensalat, und ich habe frisches Pfisterbrot dazu besorgt.«

Ein Glück, sie ist wieder da!

Barbara

Ich überlege, ob ich mit Frau Doktor Gutner, unserer Hausärztin, sprechen soll. Jürgen verändert sich, er entwickelt sich zu einem bösartigen Menschen! Zeitweise ist es unerträglich mit ihm, und ich zweifele daran, dass dieses Ekel Jürgen, mein Mann, sein soll. Er lässt auch nicht mehr mit sich reden. Vielleicht kann sie mir helfen.

Irgendwie habe ich gehofft, Jürgen würde sich erholen. Die vier Tage letzten Monat mit Jürgens Eltern auf Usedom waren angenehm. Die Hinfahrt hat er völlig allein bewältigt. Er war auch ganz gut beieinander, wir sind sogar einige Strecken gelaufen. Nur dann in Berlin war er so erschöpft, dass er mich bat, das Fahren zu übernehmen, und hat die gesamte Strecke zurück nach München geschlafen.

Ob Jürgen mit der Ärztin nicht zurechtkommt? Vielleicht sollte ich mich lieber nicht an sie wenden. Ich erinnere mich, anfangs konnte er sich nicht daran gewöhnen, dass diese zierliche hellblonde Frau, mit ihrer leisen, fürsorglichen Art den bisherigen Arzt abgelöst hat. Jürgen meinte – kurz nachdem sie die Praxis Anfang des Jahres übernommen hatte –, es wäre für ihn einfacher, seine Sorgen mit einem Mann zu besprechen. Ich verstand ihn nicht und fragte, warum? Bei Männern kann man Abstand wahren und Gefühle übergehen, war seine Antwort.

Ist das der Grund, dass er zu diesem Heilpraktiker gehen will? Zugegeben, Frau Doktor Gutner hat etwas Mütterliches, es verleitet dazu, mehr preiszugeben als man möchte.

Jürgen muss doch den Bericht von Professor Kleinfelder bereits erhalten haben. Ich werde mal nachsehen, ob ich ihn in seinem Arbeitszimmer finde. Er ist im Wohnzimmer, liegt auf seiner Couch und schläft.

Ich gehe ins Arbeitszimmer, werfe einen Blick in die Mappen, die neben dem Schreibtisch liegen. Die unerledigten Vorgänge häufen sich, ich muss Jürgen darauf ansprechen.

Endlich finde ich eine Fotokopie des Berichts.

Mal sehen, vielleicht hat Jürgen mir nicht die Wahrheit gesagt. Ich lese.

Bericht von Herrn Professor Kleinfelder
an Frau Doktor Gutner
über den Patienten Jürgen Ludwig

Diagnose:
Schwindelsymptomatik und Gangunsicherheit unklarer Genese, Hyperlipidämie, Prostatahyperplasie

Epikrise:
Herr L. berichtet seit etwa März dieses Jahres über eine Gangunsicherheit mit Kipp- und Schwankschwindel, außerdem Konzentrationsschwäche. Jeweils auswärtig durchgeführte CCT, NMR des Schädels sowie EEG, evozierte Potenziale, Neurodoppler, HNO- und augenärztliche Untersuchungen waren sämtlich unauffällig. Ebenso ein in unserem Hause wiederholtes EEG. In der Liquorpunk-

tion ergab sich ein grenzwertiger Befund für Eiweiß mit 51 mg/dl bei normaler Zellzahl.

Eine Spezialuntersuchung der Prionforschungsgruppe der Universität Göttingen ergab keine path. Werte für Protein 14-3-3 und NSE.

Testpsychologisch ist ein Leistungsabbau denkbar, wobei insbesondere die visuelle Wahrnehmungsorganisation betroffen ist. Differenzialdiagnostisch sind jedoch auch funktionale Beschwerden möglich.

Zusammenfassend ist festzustellen, dass sich für die geklagte Symptomatik kein organisches Korrelat nachweisen ließ.

Liquordiagnostik:
Zellzahl 12/3, Eiweiß 51 mg/dl (Normwert 15-45).

Somit kein Hinweis auf eine Creutzfeldt-Jakob-Erkrankung.

Jürgen hat nicht gelogen. Kein Hinweis auf eine Erkrankung! Vielleicht hat der Professor Recht mit seinen Bemerkungen und es liegt eine psychische Erkrankung vor?

Ich werde mit Reimund sprechen, Ullas Mann, wenn wir mit dem Frauenstammtisch nächste Woche über das Wochenende zu ihrem 50. Geburtstag nach Hannover fahren. Er ist Leiter der Neurologischen Uniklinik. Ich werde auch erwähnen, dass Jürgen sehr stark schwitzt. Ständig ist das Kopfkissen feucht und er läuft rum, als hätte er nasse Haare. Außerdem muss ich Jürgen fragen, ob er das Antidepressivum wirklich nimmt.

Ich lege die Unterlagen wieder sorgfältig zurück und verlasse das Zimmer.

In der Küche richte ich uns etwas zu essen auf Tellern an und bringe es ins Wohnzimmer. Jürgen ist inzwischen wach.

»Hallo, es gibt Essen.« Ich stelle die Teller auf den Esstisch.

»Gib mir bitte meinen Teller hier rüber«, fordert er.

Ich nehme die beiden Teller, reiche ihm seinen und setze mich mit meinem auf die andere Couch.

Vorsichtig sondiere ich. »Sag mal, hat Professor Kleinfelder nicht empfohlen, dass du einen Psychotherapeuten aufsuchst?«

Hoffentlich reagiert er nicht gleich wieder aggressiv.

»Ich habe mit Frau Doktor Gutner Gesprächstermine vereinbart, wenn es dich beruhigt. Und der Heilpraktiker hat mir auch ein paar Mittel verordnet. Wenn du zur Apotheke gehst und sie holst, kann ich mit der Kur beginnen.«

Einigermaßen beruhigt belasse ich es dabei. Meine Stammtischreise und das Thema Uniklinik Hannover erwähne ich heute nicht. Sonst rastet Jürgen sicher wieder aus.

Wenn seine Stimmungsschwankungen und seine anderen Beschwerden eine psychische Ursache haben, welchen Anteil habe ich daran?

Ich durchforste in Gedanken unser Zusammenleben. Schuldgefühle drängen sich wie Luftblasen in einem Glas Mineralwasser an die Oberfläche. Habe ich Jürgen nach der Kündigung seiner beruflichen Tätigkeit nicht zugeredet, die Schiene der Selbstständigkeit zu fahren? Ihm abgeraten, sich um einen neuen Job zu bemühen? Und sogar, den ihm damals in Rostock angebotenen abzulehnen?

Jahrelang haben wir über ein Mehr an Zeit für uns diskutiert, uns ein Stück mehr Leben gewünscht. Haben gespart, uns vieles nicht geleistet, um irgendwann, eines Tages unsere Pläne zu verwirklichen und freier zu leben als bisher. Für mich schien dieser Zeitpunkt nach Jürgens Berufsausstieg gekommen. Immerhin sind wir seit unserem 15. Lebensjahr im Beruf, abgesehen von den paar Monaten in Australien. Bei Jürgen kommt als berufliche Unterbrechung die Studienzeit im Alter von 28 Jahren gleich nach der Rückkehr aus Australien noch dazu.

War sein Managerjob als Geschäftsführer nicht überaus stressig gewesen? Wie viele Klagen habe ich mir anhören müssen. Gewiss, aber er hat ihn auch gefordert und ihm Spaß gemacht. Er konnte immer schon gut organisieren, mit Menschen zusammenarbeiten und wurde darin bestätigt. Die Beratungstätigkeit ist dagegen schmalspurig, fordert ihn geistig nicht genügend. Er empfindet sie manchmal als zu langweilig. Wobei, wenn er neue Konzepte ausprobiert, um Kunden zu gewinnen und besser zu informieren, ist er voller Begeisterung und Tatendrang. Er ist stolz, wenn seine Klienten ihn weiterempfehlen und das Geschäft gut läuft. Jürgen ist so gar kein Typ für die Psychoschiene!

Es fällt mir schwer, die Meinung des Professors zu teilen. Wenn ich auch zugeben muss, dass Jürgen jetzt immer mehr das Interesse an seiner Arbeit verliert und sich von Woche zu Woche verändert.

Warum ist er oft unleidlich, richtiggehend aggressiv? Manchmal schreit er herum, beschimpft mich, wirft mit Ausdrücken um sich, die ich davor nie aus seinem Mund gehört habe und die in unserem Vokabular bisher nicht vorkamen. Hure, Miststück, Satansbraten, Schlampe, Fotze, es ist erniedrigend und es ist verdammt schwer, ihn so zu ertragen. Einzig der Gedanke, dass er krank ist, rechtfertigt und entschuldigt sein Verhalten in meinen Augen. Außerdem habe ich Angst, dass der Streit eskaliert, wenn ich mich wehre und ebenfalls aggressiv werde. Also halte ich den Mund, lasse die Tiraden über mich ergehen und versuche, sie nicht zu hören, nicht ernst zu nehmen, mir wieder und wieder einzureden, er weiß nicht, was er tut. Neulich wollte er mich schlagen, ich konnte mich befreien und wegrennen. Ich bin völlig verzweifelt, wenn ich daran denke.

Hinzu kommt, dass er völlig unsinnige Behauptungen aufstellt. Zum Beispiel vor zwei Tagen, beim Frühstück, als ich ihm aus der Zeitung etwas vorlas. Es ging um einen Artikel, der sich um Änderungen im Rentenrecht drehte.

»Ein wichtiger Beitrag für deine Arbeit. Warte, ich gebe ihn dir«, bei meinen Worten riss ich die Seiten auseinander und legte ihm das Blatt hin.

»Ich brauche das nicht!«, rief er wütend, knüllte das Papier zusammen und schmiss es auf den Boden. Dann nahm er mir die Zeitung aus der Hand, zerfetzte die einzelnen Seiten und schnipselte alles auf den Teppich.

»Bist du noch ganz dicht?«, regte ich mich auf. »Haben wir hier einen Reinigungsdienst, eine Putzkolonne, die weggeworfenes Papier aufsammelt und Schnipsel entfernt?«

Ohne ein weiteres Wort stand er auf und legte sich auf seine Couch.

Wir streiten und streiten. Wenn wir früher geteilter Meinung waren, dann ging es um etwas Bestimmtes, wir pfefferten uns die gegenteiligen Standpunkte um die Ohren wie bei einem Schlagabtausch, dann einigten wir uns, und die Angelegenheit war vom Tisch. Heute streiten wir – anders – Jürgen greift mich an, manchmal wehre ich mich und brülle wütend zurück, meist sage ich nichts und gehe.

Es ist ungeheuer anstrengend, ihm zu beweisen, dass seine Behauptungen unsinnig sind. Er verdreht die Tatsachen! Zum Beispiel füllte er den Fragebogen für den Arzttermin neulich falsch aus. Ein Zeitpunkt stimmte nicht, stellte ich fest und sprach ihn darauf an.

»Du hast vor fünf Jahren bei deinem Arbeitgeber aufgehört, geschrieben hast du das jetzige Jahr. Ich verbessere die Angabe«, sagte ich und setzte, da ich gerade einen Kugelschreiber in der Hand hatte, das richtige Jahr ein.

»Gib das sofort her, das geht dich gar nichts an«, schrie er mich an und riss mir das Blatt aus der Hand. »Meine Angabe über das Jahr stimmt! Du redest Unsinn!«

»Du redest Unsinn!«

»Nein, du verdrehst alles, dumme Pute, misch dich nicht in meine Sachen ein. Wenn du das noch mal machst, dann setzt es was.«

Auch neulich nach dem Gespräch mit Achim hob er seine Hand und versuchte, mich zu ohrfeigen, ich wich dem Schlag aus. Er kam nicht an mich heran, also ließ er die Hand wieder sinken und blickte mich nur wütend an.

Und dann die Sache mit unserer Katze! Er ließ mir keine Ruhe.

»Geh endlich runter und hol Katzenfutter, der Dicke maunzt schon in einer Tour, er hat Hunger.«

Er nervte mich dermaßen, dass ich tatsächlich die Wohnung verließ, um einkaufen zu gehen.

Als ich wiederkam, sagte ich spöttisch: »Na, wo ist der Dicke, jetzt kann er sein Futter haben.«

Natürlich erschien die Katze nicht, wie auch, sie war vor fünf Jahren eingeschläfert worden.

Wenn ich darüber nachdenke, häufen sich solche merkwürdigen Ausfälle.

Gestern Abend schimpfte er: »Du hast den Tisch nicht ausreichend gedeckt, es fehlen zwei Teller. Du wirst immer nachlässiger. Außerdem ist zu wenig Essen da, das reicht nicht für vier Personen. Koch sofort noch Kartoffeln und brate zwei Schnitzel, was sollen die Eltern denken!«

Es hat gar keinen Zweck, ihm zu beweisen, dass er im Unrecht ist. Obgleich er betroffen wirkte, als ich ihm – nachdem er ruhiger geworden war – sein Arbeitszeugnis raussuchte, und ihm zeigte, dass er sich um fünf Jahre vertan hatte oder ihm erklärte, dass unsere Katze ebenfalls vor fünf Jahren eingeschläfert worden war.

Wenn er nochmals mit den Eltern anfängt, gebe ich ihm den Telefonhörer, damit er sie anruft!

Ich komme mir langsam vor wie in einem Irrenhaus.

Oktober 1998

Jürgen

Ich muss essen. Meine Mutter hat immer gesagt: Iss tüchtig, dann wirst du stark und gesund. Was liegt denn hier im Kühlschrank? Ein Schnitzel. Wunderbar, das brate ich mir jetzt. Wo ist die Pfanne? Hier, hinein damit.

Bis es fertig ist, nehme ich mir noch den Schokojoghurt oder die Sylter Fischhäppchen im Glas, die sind noch leckerer. Am besten beides. Da ist eine Gabel und jetzt Brot dazu.

Es schmeckt mir gut. Das Stehen ist schwierig, ich werde mich besser setzen, sonst falle ich wieder hin. Nicht einfach, alles bis zum Tisch zu transportieren. Hoffentlich schaffe ich es. Ich gehe bis zum Sessel, er ist näher dran und bequemer.

Hier sitze ich gut. Ich bin schon wieder müde und erschöpft. Ich bleibe einfach sitzen und döse vor mich hin.

Warum kommt Barbara nicht? Ob der Dicke ein wenig Fisch abhaben will? Wo steckt er nur? Ich sehe ihn nicht.

»Dickerchen, komm, schöner Fisch, komm …«

Wenn er nicht will, okay. Ich bin zu müde, um nach ihm zu suchen. Ich lege mich jetzt schlafen.

Barbara

Als ich die Wohnung betrete, quillt mir dichter Rauch entgegen. Es stinkt nach verbranntem Plastik!

Ich laufe in die Küche. Auf dem Herd steht eine Pfanne, völlig verkohlt, darin ein undefinierbarer Brocken. Ich schalte den Herd auf null, greife vorsichtig die völlig überhitzte Pfanne und bugsiere sie zum Abwaschbecken. Zum Glück ist die Platte des Elektroherdes abgedeckt. Sie glüht dunkelrot, braune eingebrannte Ränder umgeben sie. Anscheinend bin ich gerade noch rechtzeitig eingetroffen, um Schlimmes zu verhindern.

Ich eile ins Wohnzimmer, finde Jürgen friedlich schlummernd auf seiner Couch vor. Ich rüttle ihn wach.

»Jürgen! Wie kannst du schlafen, ohne den Herd abzustellen! Wenn die Abdeckung nicht auf der Platte gewesen wäre, hätte ein Brand entstehen können! Bist du von allen guten Geistern verlassen?«

Schlaftrunken wischt er sich die Augen aus. »Was ist denn los? Bist du schon zu Hause?«

»Du hast anscheinend das Schnitzel mit Verpackung in die Pfanne getan und dann alles vergessen. Die Pfanne können wir wegwerfen. Aber das ist nicht wichtig. Du hättest das ganze Haus abfackeln können durch deine Unachtsamkeit!«

»Ich weiß gar nicht …«

»Mach das nie wieder! Bitte warte das nächste Mal mit dem Kochen, bis ich komme.«

»Sei nicht böse«, bettelt Jürgen. »Ich dachte, Mutti kümmert sich darum.«

»Mutti? Wie kommst du darauf? Mutti ist nicht in München.«

»Doch, sie war hier, heute Morgen. Sie hat mich nach dem Dicken gefragt. Wo ist er eigentlich?«

»Jürgen! Wie du weißt, ist der Dicke längst im Katzenhimmel. Fantasierst du?«

»Schon gut. Vielleicht habe ich da etwas durcheinander gebracht. Kommt nicht wieder vor.«

Jürgen tickt nicht mehr richtig! Ich sage vorerst nichts weiter, versuche, den Schaden zu beseitigen, schmeiße die Pfanne später in den Müll, scheuere die Abdeckplatte und den Herd, nachdem der Rauch abgezogen ist und man wieder normal atmen kann.

Anscheinend ist es schlimmer mit ihm, als ich bisher dachte!

Mir fallen seine dauernden Fragen ein: »Muss ich jetzt nach links oder rechts?«

Wenn wir aus der Garage rausfahren, fragt er jedes Mal, ob er nach rechts oder links in die Straße einbiegen muss! Jürgen kann sich nicht mehr orientieren!

Autofahren, ein Thema für sich. Jürgen ist ein temperamentvoller, sicherer Fahrer, nie war er in einen Unfall verwickelt. In der letzten Zeit waren wir manchmal kurz davor, weil er unmöglich fuhr! Ich hatte Angst. Unablässig wetterte er vor sich hin, sein Gesicht bösartig verzogen. »Idiot, geh endlich zur Seite! Schleich dich! Mach, dass du weiterkommst!«, beschimpfte er den Fahrer vor sich und rückte bei diesen Worten dicht auf den Vordermann auf, sodass ich aufschrie, weil er fast die Stoßstange des anderen berührte. Jürgen hupte, dann scherte er plötzlich aus, und wir wären beinahe mit einem entgegenkommenden Fahrzeug kollidiert. Ich war froh, als wir schließlich vor dem Auto waren, das Jürgen als Hindernis ausgemacht hatte.

Doch damit nicht genug, er raste nach dem riskanten Überholmanöver los bis zum nächsten Fahrzeug, das in seinen Augen erneut eine Schikane darstellte und der Vorgang wiederholte sich. Es war eine Tortur! Ich stand Höllenängste aus. Zum Glück ist er in der letzten Zeit wenig bis gar nicht Auto gefahren.

Vielleicht finde ich in irgendeinem Buch eine Erklärung, denke und hoffe ich, als ich mich auf den Weg zur Bücherei mache. Ich suche im Bereich Psychologie und mir fallen in einem Buch Beispiele auf, bei denen die geschilderten Vorfälle dem ähneln, was bei uns zu Hause abläuft. Vorher liebe Kinder beschimpfen plötzlich ihre Eltern, schlagen sie. Zuverlässige Ehefrauen werden ohne Anlass aggressiv und vernachlässigen ihren Haushalt und sich. Als Ursache ist angegeben: Erkrankung des Geistes, Geisteskrankheit, Schizophrenie. Die häufigste Diagnose bei schwerer Psychose ist die Schizophrenie, lese ich.

Ich stelle Zusammenhänge her. Jürgens Überreaktion, weil er für zwei Tage allein bleiben musste, als ich mit dem Stammtisch nach Hannover gefahren bin! Er zeterte und zeterte, sein

Gesicht lief puterrot an, er regte sich dermaßen auf, dass ich Angst bekam, er würde einen Herzanfall erleiden.

Wenn ich alle unverständlichen Begebenheiten addiere, bekomme ich Angst. Wie vor seinem Blick, der sich verändert. Er rollt mit den Augen, der Ausdruck wird kalt, grausam, besonders, wenn er rumbrüllt. Der Blick bekommt etwas Irres!

Jürgen wird schizophren!

Plötzlich schäme ich mich meiner Gedanken. Was habe ich Maren und Achim erzählt? Hoffentlich nichts in dieser Art! Ich muss mich vorsehen, ich muss ab jetzt schweigen. Ich kann nicht hergehen und seinen Eltern, unseren Freunden und Bekannten sagen: Jürgen verliert den Verstand, er wird verrückt.

Bislang bin ich davon ausgegangen, Jürgens Beschwerden beruhen auf einer körperlichen Unstimmigkeit, befinden sich in der normalen Bandbreite dessen, was wir kennen. Aber, was geschieht, wenn er geisteskrank ist? Eine Geisteskrankheit stellt ein anderes Kaliber dar. Der geisteskranke Mensch ist in seinen Reaktionen nicht einschätzbar, wird als Bedrohung empfunden. Oder, sind dies nur meine Vorbehalte, meine Ängste? Was weiß ich schon darüber?

Außerdem, wenn ich sage, Jürgen ist nicht mehr normal, brechen uns alle Klienten weg, wie sollen wir die Miete zahlen und …

Vielleicht stelle ich eine völlig unsinnige Behauptung auf, die nicht zutrifft und schade Jürgen damit. Zweifel melden sich.

Ich werde mit Reimund telefonieren, nehme ich mir vor. Als wir mit dem Stammtisch in Hannover waren, meinte er, es könnte irgendein Morbus … sein. Er würde Jürgen stationär bei sich untersuchen, wir sollten kommen. Aber Jürgen will nicht, er wittert irgendein Komplott. Meine frühere Chefin empfahl mir eine Diagnoseklinik in Heidelberg. Ich werde es noch einmal versuchen, mit ihm zu reden.

Ich hoffe, Jürgen ist zugänglicher und ich kann ihn überzeugen. Am besten nach dem Essen, ich werde etwas Gutes kochen, er isst ja zurzeit so gern, wenn ich dann den richtigen Moment abwarte …

Später am Abend tische ich Gulasch mit Klößen auf und er langt zufrieden zu. Vorsichtig stimme ich ihn ein, um dann zum Kern zu kommen.

»Jürgen, ich habe dich in Heidelberg in einer Spezialklinik für Diagnose vormerken lassen. Wir könnten nächste Woche hinfahren. Ich nehme mir frei, wir reisen bequem mit dem ICE, und in drei Tagen sind wir wieder zu Hause.« Erwartungsvoll sehe ich ihn an.

»Was fällt dir ein, hinter meinem Rücken Termine zu machen, über mich zu bestimmen! Du willst mich loswerden. Das wird dir nicht gelingen, du Hexe, eher bring ich dich um.«

Der Versuch ging voll daneben, er reagiert wieder aggressiv! Innerlich bin ich aufgewühlt, wütend und traurig zugleich. Ich erinnere mich daran, dass er neulich bei einem ähnlichen Streitgespräch mit einem Messer, das in Reichweite lag, herumfuchtelte. Heute ist zum Glück kein Messer in der Nähe. Ich beobachte ihn. Vielleicht schaffe ich es, an seine Vernunft zu appellieren, wenn ich vorsichtig und ruhig vorgehe.

»Jürgen, du willst doch gesund werden? Irgendwas stimmt doch nicht, oder?«

»Mit mir stimmt alles, bei dir stimmt es nicht, lass dich mal untersuchen, du bist doch verrückt!«

Da ist es, dieses Wort: verrückt.

Wird Jürgen verrückt?

Am nächsten Tag besorge ich einfach die Fahrkarten für die Bahn. Es wird mir schon gelingen, ihn noch zu überzeugen. Wieder zu Hause treffe ich ihn wie immer auf seiner Couch liegend an, ich zeige ihm die Reservierungen.

»Sieh, hier sind die Bahnkarten, es ist alles ganz bequem und einfach«, verspreche ich ihm.

Doch Jürgen weigert sich, in die Diagnoseklinik zu fahren.

Langsam komme ich mir vor wie eine Dompteuse im Zirkus, mal versuche ich, ihn Peitsche schwingend zu zwingen, ein anderes Mal locke ich ihn mit zuckersüßen Worten oder versuche, ihn mit handfesten Argumenten zu überzeugen, bis ich wieder schimpfe und schließlich beleidigt schmolle. Alles hat keinen Zweck, er fährt nicht.

Dass inzwischen Schröder die Bundestagswahl gewonnen hat, das Wetter noch mild und sonnig ist und die Blätter an den Bäumen eine ungewöhnlich schöne Herbstfärbung aufweisen, registriere ich nur am Rande.

Alle Eingaben für das neue Programm sind getätigt, es steht jetzt noch viel Arbeit an, aber die Stimmung in der Gehaltsbuchhaltung ist gelöst und gut, auch dies berührt mich weniger stark als noch vor ein paar Wochen.

Als ich in meinem Tagebuch blättere und meine Eintragungen vom Januar sehe und etwas von »jünger, schlanker, schöner« lese, kann ich nur bitter lachen. Wie unwichtig mir solche Sachen geworden sind.

Jürgen

Ich trotte ins Wohnzimmer und lass mich auf meiner Couch nieder. Barbara glaubt mir nicht mehr. Dabei war der Dicke gestern doch tatsächlich hier. Warum meint sie immerzu, ich rede Unsinn? Sie versteht auch nicht, dass ich essen muss, um wieder gesund zu werden. Ich fühle mich schlapp und leer, und ich muss einfach wieder zu Kräften kommen. Dann kann ich wieder zu meiner Sportgruppe gehen und Sport machen.

»Jürgen, wir müssen in einer halben Stunde zum Röntgeninstitut fahren. Du solltest dich startklar machen«, höre ich sie vom Flur her rufen.

Schon wieder eine Untersuchung!

Frau Doktor Gutner meinte, mit der erneuten CT kämen wir sicher ein Stück weiter und sie könnte die Behandlung als Kassenleistung verschreiben, weil seit der letzten Aufnahme genug Zeit verstrichen sei. Barbara liegt mir sowieso in einer Tour in den Ohren, etwas zu unternehmen. Also werde ich die Röhre hinter mich bringen und diesmal wird sich hoffentlich zeigen, was mich quält!

Barbara

Ich sehe kurz aus dem Fenster. Auf der Westseite unserer Wohnung lässt sich das Wetter gut beurteilen, ankommende Regenwolken oder sonstiges Ungemach kündigen sich von dieser Seite an. Es ist bewölkt, stelle ich fest, und wird voraussichtlich nicht regnen. Ich ziehe meine Jacke über und nehme meine Tasche. Ein Blick auf die Uhr, es ist kurz vor fünf. In einer halben Stunde werden wir in der Röntgenpraxis erwartet.

»Jürgen, zieh dich an, wir müssen los.« Er wird und wird nicht fertig. »Beeil dich!« Warum muss ich ihn in einer Tour antreiben? Das nervt!

Dann machen wir uns endlich auf den Weg. Die Praxis liegt am Heimeranplatz, gleich am Mittleren Ring. Ich fahre den Wagen. Am Ziel kein Kundenparkplatz in Sicht und die Straßenränder voll geparkt bis an den Stehkragen! Ich kurve und kurve durch die Straßen, laut vor mich hin fluchend. Endlich entdecke ich eine enge Parklücke, setze an, zu steil, setze wieder an, kein Reinkommen.

»Ich schaffe die Lücke nicht, sie ist zu klein«, klage ich und mache Anstalten zu resignieren.

»Warte, lass mich einparken«, wirft Jürgen ein.

Ich halte an, verlasse die Fahrerposition, helfe Jürgen, auf seiner Seite auszusteigen. Von mir gestützt setzt er sich auf den Fahrersitz, ich nehme den Beifahrersitz ein.

Jürgen parkt das Auto auf Anhieb in die enge Lücke ein. Ich bin verblüfft, weil er bereits seit einiger Zeit nicht mehr wagt, mit dem Auto zu fahren.

Dann gehen wir langsam – Jürgen fällt jeder Schritt sichtbar schwer, er stützt sich auf meinen Arm – zur Röntgenpraxis.

Die Computertomografie (CT) wird uns zeigen, woher seine ganzen Schwierigkeiten kommen, davon sind wir beide überzeugt, als wir das Gebäude betreten.

Wir sind die letzten Patienten und unsere Geduld wird auf eine harte Probe gestellt.

Als der Arzt endlich mit den Aufnahmen zu uns tritt, ist das Wartezimmer leer. Er klemmt die Bilder vor eine erleuchtete Wand, um uns die einzelnen Gehirnbereiche zu zeigen, und sagt mit erschöpfter Stimme: »Ihr Gehirn ist prima durchblutet und in Ordnung!«

Das haben wir öfter schon gehört! Und doch, wieder sind wir froh.

Jürgen lacht. »Siehst du?«, meint er und spielt auf meine Versuche an, ihn in eine Diagnoseklinik zu verfrachten.

Wir gehen in die Pizzeria nebenan essen, trinken Wein und scherzen. Als ich beim Rückweg seinen Arm nehme, um ihn wieder zu stützen, sagt er mit belegter Stimme: »Ich brauche keine Hilfe, ich bin gesund!«

Er probiert, ohne meine Hilfe zu gehen, taumelt nach drei Schritten und stürzt fast. Ich nehme seinen Arm und wir trotten zusammen zum Auto.

Jürgen

Die Computertomografie hat nichts ergeben, also die Psyche! Warum hängen die Beine mit der Psyche zusammen? Meine Beine, sie machen mir mehr und mehr zu schaffen. Sie versagen mir den Dienst, ich knicke einfach weg und liege dann auf dem Boden.

Barbaras Stimme lässt mich aufhorchen. »Ich habe bei Frau Doktor Gutner angerufen, du kannst diese Woche am Dienstag- und am Donnerstagabend um 18 Uhr zu ihr kommen. Wenn du die U-Bahn um 17 Uhr 44 nimmst, bist du pünktlich dort. Glücklicherweise ist die Praxis direkt an der U-Bahn-Station und du hast keine langen Wege.«

Barbara ist sehr daran gelegen, dass ich die Gesprächstermine bei Frau Doktor Gutner wahrnehme. Nachdem alle Untersuchungen keine Ursache für meine Beschwerden zutage fördern konnten, muss ich wohl oder übel davon ausgehen, dass sie psychischer Natur sind. Barbara wirft mir diese Vermutungen ab und zu an den Kopf, wenn wir streiten, oder sie bekniet mich, in dieser Richtung etwas zu unternehmen.

Frau Doktor Gutner ist auf diesem Gebiet ausgebildet und will mich nach einigen Gesprächen an einen geeigneten Fachmann überweisen.

Ich glaube nicht, dass die Psyche schuld ist. Aber, dies ist nicht der Grund, warum ich zögere, zu Frau Doktor Gutner zu gehen.

Barbara versteht mich nicht. Sie meint, ich sabotiere die Behandlungen, weigere mich, gesund zu werden. Ich kann ihr nicht sagen, dass ich schlicht und ergreifend Angst habe, das Haus zu verlassen. Meine Angst steigert sich von Tag zu Tag. Die Angst, mit jemanden zu telefonieren, mit jemanden zu sprechen, die Angst mit anderen Menschen in Kontakt zu treten. Am liebsten würde ich das Haus einfach nicht mehr verlassen.

Heute hat sie mich so lange gepiesackt, dass ich mich auf den Weg gemacht habe. Mit dem Auto wäre es einfacher für mich, aber ich kann nicht mehr Auto fahren, mir bleibt nur die U-Bahn.

Ich werde auf jeden Fall den Fahrstuhl zum U-Bahnhof nehmen! Oder? Die Strecke über die Straße ist weit, weiter als der Weg zur Rolltreppe. Vielleicht gelingt es mir, mit der Rolltreppe zu fahren. Der erste Schritt ist schwierig, wenn ich den geschafft habe, dann ist es in Ordnung. Hoffentlich rempelt mich niemand an, dann bin ich hilflos und falle. Es ist ein scheußliches Gefühl, so verletzlich zu sein. Fühlen sich Frauen so, weil sie zierlicher und kleiner, mehr Angriffen ausgesetzt sind? Ich habe mir bisher nie Gedanken darüber gemacht, weil meine Größe und meine kräftige Statur mich nach außen immer geschützt haben. Ich hatte in der Vergangenheit keine Probleme. Dessen ungeachtet, ging ich heiklen Situationen bewusst aus dem Weg, soweit möglich.

Ein Freund, den alle nur ›Erbse‹ nannten, hat einmal zu mir gesagt: »Jürgen, du hast es gut, bei dir sind alle vorsichtig! Ich bin so ein Kleiner, ich werde dauernd angemacht, zweimal haben sie mir in der S-Bahn schon die Brieftasche abgenommen.«

Erbse war ein lieber Kerl, aber er war arm dran, hat sich schon in jungen Jahren zu Tode gesoffen. Jetzt kann ich ihn verstehen. Ich bin unbeholfen, fühle mich klein und verletzlich.

Die Rolltreppe geht in die richtige Richtung, wenn ich mich jetzt am Geländer kurz festhalte, dann klappt es. Der Weg zum Untergeschoss zieht sich, ich darf nicht vergessen, den Fahrschein zu entwerten. Die nächste Rolltreppe, jetzt kann ich meinen Fuß rübersetzen.

Geschafft. Die U-Bahn. Mein Gott, wenn ich nur wüsste, auf welcher Seite ich einsteigen muss.

Barbara

Meine Schwiegermutti feiert am 31. Oktober ihren 75. Geburtstag. Tickets für den Flug nach Berlin haben wir bereits vor Monaten gekauft, als es ein günstiges Angebot gab und es Jürgen noch nicht so schlecht ging. Der Termin steht!

»Welche Sachen soll ich für dich einpacken?«

Ich stehe vor dem Kleiderschrank und lege Pullis, Hosen und einen Rock auf das Bett. Nehme ich die schwarze Bluse oder die neue im Leopardenlook? Zum Rock muss ich passende Schuhe einpacken. »Mist, alle sind so unbequem«, grummele ich vor mich hin. »Was meinst du, kann ich Hosen anziehen? Und, wie sieht es mit dir aus?«, rufe ich Jürgen zu, um mir Zeit zu verschaffen.

Jürgen ist bei der Wahl seiner Kleidung sehr penibel. Ich schätze seinen guten Geschmack und bitte ihn vor einem wichtigen Ereignis häufig um Rat. Denn in früheren Jahren ärgerte ich mich einmal, als er unterwegs zu mir sagte: »Besonders toll ist es nicht, was du anhast.« Mein Selbstvertrauen war dahin, versteht sich.

Jetzt würde mir das nicht mehr passieren, denke ich, inzwischen weiß ich recht gut, was mich kleidet.

Ich trete an Jürgens Schrank und nehme drei Hemden heraus und zwei Hosen. Sie hängen schon lange ungetragen da, seit Wochen zieht er nichts Vernünftiges mehr an.

Ich gehe mit den Sachen ins Wohnzimmer.

»Sieh mal, das wäre, glaube ich, okay.«

»Ich fliege nicht nach Berlin.«

»Was?«

»Und du auch nicht!«

»Ich hör wohl nicht recht! Wir können die Flugtickets nicht umbuchen und nicht zurückgeben! Hast du vergessen, es ist der Geburtstag deiner Mutter! Ich fliege auf jeden Fall.«

»Ohne mich, ich bleibe hier.«

»Gut, dann fliege ich allein nach Berlin.«

Jürgens Hemden hänge ich wieder in den Schrank.

Er ist sauer, dass ich fahren will, und ich bin sauer, dass er nicht fährt. Es ist fatal. Außerdem mache ich mir Sorgen, wie er allein zurechtkommen wird. Also fange ich an zu kochen und bereite für alle Tage Essen zu und stelle die Teller fix und fertig in den Kühlschrank, sodass Jürgen sich die Sachen in der Mikrowelle wärmen kann.

Als ich mich verabschiede, sitzt er wie ein Häufchen Elend in seinem Sessel, die Decke um die Beine, und ich bereue meinen Entschluss. Mit sehr gemischten Gefühlen mache ich mich auf den Weg zum Flughafen.

Für Jürgens Mutter ist es kein schönes Geburtstagsgeschenk, zum 75. Geburtstag zu hören, dass ihr Sohn nicht kommt.

»Jürgen hat Probleme beim Laufen, und er fühlt sich nicht gut, irgendetwas stimmt mit ihm nicht. Aber die Ärzte werden sicher bald herausfinden, was es ist, und er wird wieder gesund werden.«

»Ja«, meint sie, »als wir im August zusammen an der Ostsee waren, ist mir aufgefallen, dass Jürgen dich in einer Tour gefragt hat, muss ich jetzt rechts oder links fahren. Er wirkte sehr fahrig und streitlustig.«

Ich nicke. »Ja, es ging ihm im August schon nicht besonders. Die ganze Strecke von Berlin bis München hat Jürgen geschlafen, und ich bin gefahren – und das bei strömendem Regen! Und du weißt ja, ich fahre nicht sonderlich gern.«

Jürgens Mutter ist für mich zum Glück nie die »böse Schwiegermutter« gewesen, wir mögen uns. Seit meine Mutti nicht mehr lebt, sie ist 1983 gestorben, ist sie mir mehr und mehr Mutter geworden. Ich umarme sie.

»Ich bin betrübt, dass Jürgen nicht hier sein kann.«

Sie hat wahrlich schon genug Sorgen, jetzt auch noch dies! Mein Schwiegervater wird zunehmend zum Pflegefall, ihre Knie machen ihr zu schaffen und ihr Herz pumpt unregelmäßig.

Mit unserer Hilfe für die beiden sieht es zurzeit schlecht aus.

Am nächsten Tag treffe ich, wie immer wenn ich in Berlin bin, Gabi, meine beste Freundin aus Jugendjahren, eigentlich eine Schulkameradin von Jürgen. Ich freue mich darauf. Wir treffen uns am Kurfürstendamm im *Café Kranzler*, nicht wie sonst in den Europacenterthermen. Sie sieht gepflegt aus, ihre hellblonden Haare sind sorgfältig gestylt, sie ist gut angezogen und wirkt aber trotz Make-up blass, mitgenommen, hat Mühe, die Tasse zu halten. Ich erschrecke, natürlich weiß ich, dass sie seit vier Jahren an Krebs leidet.

»Die Lungen-OP hat mich geschlaucht, ich kann nicht lange bleiben …«, sagt sie zu mir. Aber auch: »Im nächsten Monat werde ich wieder anfangen, Tennis zu spielen …«

Ich erzähle, dass Jürgen sich nicht gut fühlt, mit nur einem kleinen, lapidaren Satz – sie hat genug mit sich zu tun. Ich bewundere ihren Mut und ihre Tapferkeit. Wenn Jürgen sich nur ein Beispiel nehmen würde.

Wir müssen etwas unternehmen, ich muss ihn dazu bewegen, einen Psychotherapeuten aufzusuchen …

Ich muss nach Hause.

November 1998

Barbara

Am nächsten Tag sitze ich im Flugzeug zurück nach München, ein banges Gefühl im Magen. Hoffentlich ist alles gut gegangen. Am Telefon war aus Jürgen nicht viel herauszubekommen. Unsere Telefonate sind ebenso unerquicklich geworden wie unser Zusammenleben.

Das Haus steht noch, stelle ich fest, als ich die Haustür aufschließe und wenig später in den sechsten Stock fahre.

»Hallo, Jürgen! – Ich bin wieder zurück!«, rufe ich nach dem Betreten der Wohnung. Ich lasse meinen Koffer im Korridor stehen und gehe ins Wohnzimmer. Jürgen sitzt auf seinem Sessel, eingepackt in eine Decke, der Fernseher läuft. Ich beuge mich zu ihm herunter, um ihm einen Begrüßungskuss zu geben. Angewidert ziehe ich mich im nächsten Augenblick zurück. Er stinkt wie ein Penner! Oder wie ein alter Mann, nach Urin und Schweiß.

Ich rümpfe die Nase, Ekel steigt in mir hoch. So wie ich mich als Kind schüttelte, als der »olle Onkel Kremer« mich an sich zog und ich am liebsten weglaufen wollte, aber meine Mutti meinte: »Sei nicht so, er ist alt und hat niemanden, der auf ihn achtet, deshalb stinkt er so.«

Vermutlich hockt Jürgen seit heute Morgen, in seinen Schlafsachen, unrasiert und ungewaschen hier im Sessel. So wie er müffelt, hat er sich seit meiner Abreise nicht geduscht!

»Kommst du endlich, du Schlampe. Mach was zu essen, ich habe Hunger«, sagt er zur Begrüßung.

»Jetzt lass mich erst einmal Luft holen! Ich soll dir schöne Grüße bestellen, von allen.« Ich übergehe mal wieder seine ausfällige Wortwahl.

Jürgen zappt, ohne ein weiteres Wort zu sagen, mit der Fernbedienung herum, stellt den Fernseher lauter, ich bin Luft für ihn.

Schön, wieder zu Hause zu sein, denke ich und würde am liebsten sofort wieder meinen Koffer nehmen, die Tür von außen schließen. Vielleicht bin ich in der falschen Wohnung gelandet und dies ist nicht mein Mann. Der Mann dort im Zimmer hat keine Ähnlichkeit mit Jürgen, nur zufällig hockt er auf einem Sessel, der wie unserer aussieht.

Mir fällt ein, wie oft ich in den letzten Wochen aus der Wohnung gerannt bin, wütend, aufgewühlt. Wie oft ich es einfach nicht ausgehalten habe, mich in die kleine Kapelle der Kirche gegenüber flüchtete, um dort tränenüberströmt zu sitzen und zu beten. Ich, die jahrelang keine Kirche besuchte und dem Glauben sehr kritisch gegenüberstand, bete, bitte um Hilfe und finde Trost und Kraft. Oder ich weiche aus in den Westpark, laufe, ohne viel zu sehen, durch die Gegend. Wenn es im Park leer ist, schreie ich laut und boxe auf einen imaginären Gegner ein.

Mehr als einmal habe ich in Gedanken meine Koffer gepackt, bin gegangen. Weg aus diesem Dilemma, aus diesem Leben, einfach abhauen.

Doch jedes Mal fallen mir die langen gemeinsamen, überwiegend schönen, nie langweiligen Jahre ein. Ich kann sie nicht einfach wegwerfen. Es wäre unfair und herzlos. Jürgen ist krank!

Die Worte einer Nachbarin, die mich neulich auf dem Markt ansprach, fallen mir ein. »Mein Mann war krebskrank. Kranke können sehr schroff sein, und es ist schwer, damit umzugehen.«

Du musst durch dieses Tief durch, Barbara, wenn Jürgen wieder gesund ist, sehen wir weiter.

Ich gehe in die Küche, alle Euphorie und Kraft sind verschwunden. Lustlos richte ich etwas zu essen her. Mir ist der Appetit vergangen.

Jürgen

Es brennt, ich kann nicht rausrennen, das Gebäude stürzt über mir zusammen, die Decke kommt herunter auf mich. Ich muss jemanden retten, das weiß ich, ich sehe aber niemanden, ich muss suchen, ich muss meinen Vater suchen, er ist sonst hilflos. Das Feuer, es kommt immer näher, ich finde den Ausgang nicht, ich irre umher. Jetzt sehe ich meinen Vater, er steht sehr weit entfernt von mir. Auf der Seite, auf der ich ihn erreichen könnte, hat das Feuer eine Zunge gebildet. Ich komme nicht durch, ohne das Feuer zu berühren. Ich habe Angst, schreckliche Angst. Mir ist heiß, der Schweiß läuft mir den Körper hinunter. Da, das Feuer erfasst meinen Vater, sein Kopf brennt, ich versuche zu laufen und knicke weg, ich bin unfähig, zu ihm zu gelangen, ich schreie.

»Jürgen, beruhige dich. Was ist los?«

Barbara, ein Glück. Sie streichelt mich, wiegt mich wie ein Kind in ihrem Arm.

»Du bist völlig nass geschwitzt, warte, ich wechsle schnell die Laken. Vorher ziehst du einen neuen Schlafanzug an. Was träumst du für schreckliche Sachen, dass du so um dich schlägst?«

Ich setze mich auf.

Barbara zieht mir einen neuen Schlafanzug an. Sie hilft mir aufstehen und führt mich zu dem Korbstuhl, auf den ich mich niederlasse.

Während sie die Laken wechselt, sagt Barbara: »Ich traue mich kaum mehr in meiner Bettmitte zu schlafen, weil ich nicht weiß, wann du auf mich einschlägst, weil du meinst, ich bin ein imaginärer Feind. Deine Haare sind patschnass, warte, ich hole dir ein Handtuch.« Sie fingert ein Handtuch aus dem Schlafzimmerschrank und trocknet mir damit den Kopf, wie nach einer Haarwäsche. Es tut gut, wenn sie sich um mich kümmert.

Unser Leben reduziert sich mehr und mehr. Jürgen sitzt zu Hause, ich gehe zur Arbeit, komme nach Hause, koche, wir gehen schlafen, und ich gehe wieder zur Arbeit.

Glücklicherweise läuft das neue Gehaltsprogramm im Probelauf einigermaßen. Ich bin froh, dass die gemeinsame Aufgabe meine Gehaltsbuchhalter zu einem richtigen Team zusammengeschweißt hat. Im Januar, am Tag X, sollen alle Auslandsmitarbeiter ihre Gehaltsabrechnung lesen und verstehen können. Ich bastle an einer Gebrauchsanweisung. Bei den vielen verschiedenen Leistungen ist es diffizil, alles leicht und einfach zu erklären. Noch schwerer fällt es mir, das Dilemma zu Hause zu verdrängen.

Jürgen verlässt die Wohnung nicht mehr, er wird von Tag zu Tag unsicherer und vergesslicher.

»Hast du die Wohnungstür abgeschlossen?«, fragt er jeden Abend mindestens dreimal.

»Jaa!«, antworte ich genervt. Ich habe es aufgegeben zu sagen: »Warum? Wir haben doch nie abgeschlossen.«

In den Nächten träumt er. Es müssen grauenvolle Albträume sein. Er schreit im Schlaf voller Angst, schlägt um sich, versucht, einen unsichtbaren Gegner niederzukämpfen. Häufig meint er, ich bin dieser Gegner und prügelt noch schlaftrunken auf mich ein. Wenn er richtig wach geworden ist, ist er völlig erschöpft, schaut verschreckt und angstvoll um sich, als würde das Grauen in den Winkeln des Schlafzimmers lauern. Manchmal hält er die Arme abwehrend vor das Gesicht wie ein Kind. Sein Blick ist panikerfüllt.

Ich beruhige ihn, wiege ihn in den Armen, streichele ihn, bis er wieder einschläft.

Heute schläft Jürgen bereits seit zwei Stunden, während ich seine Post durchschaue und Sachen, die ich erledigen kann, auf den Weg bringe. An den Rest hänge ich Notizen an, dazu werde ich Jürgen morgen befragen. Nicht immer ist er in der Lage, mir Auskunft zu geben, ich muss den richtigen Moment erwischen. Schon seit zwei Monaten tippe ich seine Geschäftspost, da er keine neuen Termin vereinbart, wird es allmählich etwas weniger. Auf seinem Schreibtisch habe ich eine Überweisung, ausgestellt von Frau Doktor Gutner, für die Weiterbehandlung durch einen Psychotherapeuten gefunden. Morgen werde ich Jürgen darauf ansprechen. Morgen …

Hoffentlich kann ich diese Nacht richtig schlafen. Ich schleiche ins Schlafzimmer, um mein Bettzeug zu holen. Anscheinend bin ich nicht vorsichtig genug.

Jürgen schreckt hoch. Er schreit kurz auf.

»Ganz ruhig, ich bin es …« Ich schalte das Licht ein.

Jürgen blickt mich ängstlich an.

»Ich hole nur meine Bettsachen und gehe ins Wohnzimmer«, erkläre ich.

»Barbara, bleib hier, bitte, bitte, ich fürchte mich allein. Du kannst mich nicht allein lassen. Bitte.«

»Ich muss mal durchschlafen, gestern sind mir auf der Arbeit fast die Augen zugefallen, der Bildschirm flimmert, und ich erkenne fast nichts mehr«, wehre ich ab. Wie ein kleines verschrecktes Tier blickt er aus seinem Bett zu mir herüber, und ich bringe es nicht über das Herz, ihn allein zu lassen, also ändere ich meinen Entschluss.

»Gut, versuchen wir es heute noch einmal.«

Ich lege mein Bettzeug zurück und richte mich auf der äußersten Kante meines Bettes ein.

Am Morgen weckt mich ein unsanfter Aufprall aus dem Schlaf – ich bin aus dem Bett gefallen – anscheinend habe ich mich zur falschen Seite hin umgedreht.

Beim Frühstück spreche ich Jürgen auf die Weiterbehandlung bei dem Psychotherapeuten an. Ich lasse die Tatsache, dass die Überweisung bereits vor einer Woche ausgestellt wurde, einfach unter den Tisch fallen.

»Soll ich bei dem Psychotherapeuten einen Termin ausmachen?«, frage ich und da mir klar geworden ist, dass er inzwischen Angst hat, mit der U-Bahn zu fahren und selbst nicht mehr Auto fahren kann, füge ich hinzu: »Ich bringe dich hin und hole dich ab, die Praxis ist gleich beim Westpark. Ich kann die Stunde spazieren gehen.«

Jürgen reagiert vernünftig und willigt ein. Ich kümmere mich um die Termine, schwierig genug, der Arzt ist über die Maßen ausgebucht.

Am Anfang der nächsten Woche liefere ich Jürgen für seine erste Sitzung bei dem Psychotherapeuten ab und hole ihn nach einer Stunde wieder ab. Die Praxis im ersten Stock ist nur über eine relativ steile gewundene Treppe erreichbar. Jürgen schleppt sich mehr hinauf, als dass er geht, und ich stütze ihn so gut wie möglich. Als wir wieder zu Hause sind, ist Jürgen so müde, dass er gleich ins Bett verschwindet.

Bei der zweiten Sitzung bittet der Arzt Jürgen, im Wartezimmer Platz zu nehmen und führt mich in sein Sprechzimmer.

»Letzte Woche hat mir Ihr Mann seine Version geschildert, jetzt möchte ich Ihre anhören.« Seine Stimme klingt beruhigend.

Ich fasse Vertrauen und die Worte sprudeln nur so aus mir heraus. »Mir ist nicht klar, warum sich der Zustand meines Mannes permanent verschlechtert. Er kann immer weniger gehen, er wird ständig hilfloser. Vor einem Monat noch war Jürgen sehr aggressiv, zum Glück heute nicht mehr. Dafür ist er ängstlicher und schreckhafter. Ich verstehe nicht, dass die Ärzte keine Ursache finden. Glauben Sie, dass die Erkrankung psychisch bedingt sein kann?«

Das erste Mal benutzte ich bewusst den Begriff »Erkrankung«. Froh, meine Ängste äußern zu können und meinen Ärger über den Misserfolg aller Mühen bisher loszuwerden, schildere ich ihm, was wir bereits unternommen haben. Dass ich mit allem allein dastehe und nur von unserer Hausärztin ab und zu Hilfe bekomme und überhaupt, dass ich nicht weiß, was wir noch machen sollen.

Er hört mir geduldig zu, nickt und sagt schließlich: »Ich stimme Ihnen zu, bei einer psychischen Erkrankung bleibt der körperliche Zustand des Patienten gleich, er verschlimmert sich nicht. Darum möchte ich unbedingt einen Neurologen hinzuziehen, bevor ich weitere Gespräche mit Ihrem Mann führe.«

Wir suchen noch am gleichen Nachmittag den uns empfohlenen Neurologen auf, reihen uns in die Schlage der Wartenden ein. Nach Stunden werden wir aufgerufen, Jürgen ist erstaunlich geduldig.

Der Arzt untersucht Jürgen, sieht sich die Unterlagen an, und verschreibt ihm, endlich, Tabletten gegen Schwindel! Jürgen ist überglücklich, er schöpft Hoffnung.

Gewissenhaft nimmt er die Tabletten ein.

Jürgen

Der Wind heult. Auf der Dachterrasse scheppert es. Die Kiefer kippt von einer Seite zur anderen, der Trog schabt am Geländer entlang. Die Fensterscheiben rütteln an der Fassung. Die Geräusche dringen in meine Ohren und setzen sich in meinem Kopf fest. War da nicht jemand, da draußen? Eine schemenhafte Gestalt?

Ich fühle mich allem so hilflos ausgesetzt, mich friert. Warum hat Barbara die Übergardinen aufgezogen. Wo ist sie?

Die Tür klappt, Barbara ist zurück. Ich bin froh. Es ist beruhigend, dass sie wieder zu Hause ist. Anscheinend packt sie den Einkauf aus, ich höre die Schranktüren klappen. Wann lässt sie sich endlich im Wohnzimmer sehen?

»Hallo Jürgen. Ich habe dir nochmals eine Packung Vertigo neogama forte mitgebracht. Das Wetter ist zum Fürchten draußen, selbst der kurze Weg zur Apotheke ist bei dem Sturm eine Herausforderung.«

»Bitte, zieh die Übergardinen vor.«

Sie zieht die Gardinen vor, die dunklen Schatten bleiben draußen.

»Die Bäume! Sie sind wieder alle umgefallen! Wenn der Sturm nachlässt, werde ich sie aufstellen müssen. Hoffentlich schaffe ich es allein«, sagt sie.

Hoffentlich macht sie bald etwas zu essen, ich habe Hunger, denke ich. Ich habe ständig Hunger.

Ich werde gleich noch eine Tablette nehmen. Ich strecke meine Hand nach der Packung aus. »Bringst du mir ein Glas Wasser, bitte?«

Barbara geht in die Küche und kommt gleich darauf mit dem Glas zurück.

»Meinst du, die Tabletten helfen? Du nimmst sie jetzt seit zwei Wochen ein. Der Neurologe hat gesagt, wenn die Tabletten nicht innerhalb einer Woche anschlagen, dann sollten wir etwas anderes versuchen.«

Barbara ist dermaßen skeptisch. Was will sie? Der Arzt hat mir diese Tabletten verschrieben, sie werden mich gesund machen. »Sie helfen, ich finde, es ist besser geworden.«

»Das hast du bei den Mitteln der Heilpraktikerin ebenfalls gesagt. Ich habe vorhin mit dem Apotheker gesprochen. Er hat sich gewundert, weil er dich lange nicht gesehen hat und empfiehlt uns, den Artikel über die psychosomatische Abteilung des Städtischen Krankenhauses in der neuesten Ausgabe der Apothekerzeitung zu lesen.«

Deshalb war sie so lange fort. Ich will nicht, dass sie mit allen Leuten über mich redet. Sie soll zu Hause bleiben, bei mir.

»In der Zeitung ist ein großer Bericht über ein neu gegründetes Projekt. Es richtet sich an Menschen, bei denen die untersuchenden Ärzte keine Ursache für ihre Beschwerden finden. Man geht für vier Wochen zur Beobachtung in die Klinik, und es wird versucht, eine Diagnose zu stellen.«

Schon wieder kommt sie mir mit einer Untersuchung – und dann auch noch in einem Krankenhaus. Ich werde erst einmal abwiegeln und versuchen, Zeit zu gewinnen.

»Leg mir die Zeitschrift her. Ich schaue später hinein.«

Krankenhaus, ich höre nur noch Krankenhaus. Immer will sie mich in irgendwelche Krankenhäuser bringen. Ich hasse Krankenhäuser! Ich werde den Artikel später lesen. Jetzt lese ich den *Stern*, hoffentlich hat sie ihn mitgebracht, und dann will ich wissen, wie es mit dem Fall von Commissario Brunetti weitergeht. Obwohl – es ist ungeheuer anstrengend zu lesen, ich schließe lieber die Augen.

Krankenhaus, ein Reizthema für Jürgen. Aber die Teilnahme an dieser Studie in der neuen psychosomatischen Abteilung des Städtischen Krankenhauses wäre eine Chance für Jürgen und für mich. Ist Jürgen nicht mehr als einmal untersucht worden? In dem Artikel stand: wenn auch bei mehrmaligen Untersuchungen nichts gefunden wurde. Die Tabletten, die Jürgen nimmt, bringen nichts, das ist offensichtlich. Er kann kaum noch gehen, hangelt sich an der Wand entlang und steht aus seinem Sessel nur auf, wenn es unbedingt notwendig ist. Ich werde die Sache in die Hand nehmen.

Eine Woche später fahren wir zu einer Außenstelle des Städtischen Krankenhauses. Ich bin froh, dass ich Jürgen überzeugen konnte und dass sich ein Termin für das Testverfahren schnell arrangieren ließ. Das Wetter ist inzwischen winterlich geworden, und ich kurve mit Jürgen durch die Stadt. Ich bin noch nie bei Schnee Auto gefahren und nervös. Jürgen wirkt heute zum Glück recht ruhig und gefasst.

In der Klink schließlich verschwindet Jürgen mit dem Arzt im Sprechzimmer, ich warte draußen, aufgedreht und unruhig. Ich gehe auf und ab. Es stört mich, plötzlich überflüssig zu sein. Ich habe mich bereits daran gewöhnt, alles für Jürgen zu regeln!

Immerhin durfte ich zu Hause für Jürgen den recht langen Fragebogen ausfüllen, aber dies weiß der Arzt natürlich nicht. Meine Geduld wird auf eine harte Probe gestellt, das Gespräch dauert fast vier Stunden. Ich beginne, mich zu langweilen, in dem Stress habe ich vergessen, ein Buch oder eine Zeitschrift mitzunehmen. In der letzten Zeit ist mir selbst das

Lesen vergangen, es gelingt mir nicht mehr, mich auf fremde Schicksale einzulassen, unser eigenes beschäftigt mich mehr, als mir lieb ist. Ich stehe auf und entdecke die Klinikverlautbarungen an einem Bord, sehe, dass Famuli gesucht werden. Die Stellenausschreibungen erinnern mich an meine erste Stelle im Personalbüro eines Krankenhauses. Ich betreute die Famuli. Mit einem Lächeln auf den Lippen setze ich mich wieder.

Als Jürgen endlich vor mir steht, zeige ich auf das schwarze Brett. »Sieh Jürgen, Famuli werden immer noch gesucht!«

Jürgen nickt und sagt ernst: »Tatsächlich!« Er strafft sich richtig, reckt den Kopf hoch, bevor er kund tut: »Den Test habe ich bestanden, die Stelle ist mir sicher!«

Ich schenke seinen Worten weiter keine Beachtung, meine Gedanken sind bereits bei der Rückfahrt durch das in meinen Augen ungeheuer gefährlich glatte München. Vorher muss ich das Auto zum Eingang der Klinik holen.

Ich lotse Jürgen vorsichtig über die steilen Eingangsstufen bis zur Straße hinunter, zwei Aufgaben, die mir den Schweiß auf die Stirn treiben.

Bei dem zweiten Termin ein paar Tage später weiß ich wenigstens schon, wo ich hinmuss und was mich erwartet. Auch dieses Gespräch zieht sich über Stunden, ich habe mir eine Zeitschrift eingepackt, und es fällt mir leichter zu warten.

Eine Woche vergeht, und wir hören nichts. Ich wundere mich und rufe den Arzt an. Er reagiert sehr zugeknöpft und schroff.

»Ich bedauere, Ihnen keine Auskunft geben zu dürfen. Sie sind nicht der Patient, sondern Ihr Mann. Vielleicht sind ja gerade Sie die Ursache für die Erkrankung Ihres Mannes, sehr oft ist der Grund für seelische Leiden im persönlichen

Umfeld zu suchen. Dies sage ich selbstverständlich, ohne Ihnen zu nahe treten zu wollen.«

Ich hätte auf der Stelle losheulen können, zwinge mich aber, ruhig zu antworten: »Das ist mir bekannt, und ich habe auch Verständnis für Ihre Vorsicht. Ich weiß nur nicht, ob Sie im Fall meines Mannes die Lage richtig einschätzen. Mein Mann kann sich allein nicht mehr bewegen. Die Bewegungsunfähigkeit verschlimmert sich laufend. Genauso nimmt seine Verwirrung zu, er verliert ständig die Orientierung, und er kann seine Blase nicht mehr kontrollieren. Er ist hilflos wie ein Baby! Ich möchte ihm helfen und hoffe, mit der Teilnahme an dem Programm findet er fachkundige Hilfe. So kann es nicht weitergehen. Bitte, nehmen Sie meinen Mann in das Programm auf.«

Ich merke, wie er schluckt, er zögert einen Moment.

»Ihr Mann hat bei mir einen ganz anderen Eindruck hinterlassen. Nun gut, ich habe Ihrem Mann einen Platz ab 16. Dezember angeboten. Ich habe gestern mit ihm telefoniert, er sagte, er möchte sich die Entscheidung vorbehalten. Die Frist läuft bis zum 3. Dezember. Wenn er sich bis dahin nicht entscheidet, kann er erst wieder im Februar beginnen.«

Das ist typisch Jürgen, er behält sich die Entscheidung vor! Denkt er etwa, es ist eine Bewerbung?

Mir fällt seine Bemerkung am schwarzen Brett mit Blick auf die Stellenausschreibungen ein. »Den Test habe ich bestanden, die Stelle ist mir sicher!«

Natürlich! Anscheinend glaubt Jürgen, bei dem Test handelt es sich um ein Bewerbungsgespräch!

Was sagte der Arzt? Der Termin läuft am 3. Dezember aus?

Am 3. Dezember hat Jürgen Geburtstag, er wird 54.

Jürgen

Das Anziehen fällt mir immer schwerer. Ich habe zugenommen, und mir passt kaum noch eine Hose. Aber das ist nicht problematisch, sondern der Umstand, dass ich nicht mehr richtig stehen kann, um die Hose anziehen. Im Sitzen ist es noch mühevoller. Ich bin immer mehr auf Barbaras Hilfe angewiesen. Ohne dass sie mich stützt, kann ich nicht mehr aus dem Haus gehen.

Ich habe auch keine Lust dazu. Barbara schleppt mich nur wieder zu irgendwelchen Vorstellungsterminen, anscheinend will sie unbedingt, dass ich einen Job annehme. So wie neulich, sie war nervöser als ich.

Der Interviewer, Schwarz hieß er, wirkte sympathisch, er fand es offensichtlich eigenartig, dass die Ehefrau mitkam, jedenfalls fertigte er Barbara ziemlich kühl ab. Sie musste draußen warten, geschah ihr recht, sie kann sich nicht in alle meine Angelegenheiten einmischen.

Sie tut, als wäre es das erste Bewerbungsgespräch, welches ich absolviere, sie weiß doch, dass ich bisher noch alle erfolgreich bestanden habe. Meinen Lebenslauf kann ich herbeten, besser als das Vaterunser in der Kirche. Immerhin war der Test recht anspruchsvoll, zweimal vier Stunden Interview, eine Art Assessmentcenter. Das letzte habe ich vor einem Jahr absolviert, als ich mich um die Stelle bei einer Versicherung beworben habe. Sie waren begeistert von mir. Der oberste Boss hat mir später persönlich gesagt, dass sie selten einen Kandidaten gehabt haben, der so gut abgeschnitten hat.

Auch diesmal lief es bestens. Vor ein paar Tagen rief Herr Schwarz an und meinte, ich solle mir überlegen, ob ich die Stelle haben wolle. Wenn ich nicht gleich anfangen möchte, kann ich auch noch im Februar beginnen.

Natürlich habe ich mich nicht gleich entschieden, schließlich soll er den Eindruck gewinnen, ich hätte noch andere Angebote.

Ich weiß wirklich nicht, ob ich zusagen soll, die steile Treppe am Eingang, neulich war sie zudem glitschig und rutschig, sagt mir überhaupt nicht zu.

Dezember 1998

Barbara

Gibt es noch etwas anderes als Streiten? Ich rede und rede, mal leise, mal laut, mal ruhig, mal wütend, mal schmeichelnd, mal verletzend und komme mir doch vor, als würde ich gegen eine Wand predigen.

Gebetsmühlenartig wiederhole ich meine Argumente und lasse mir laufend neue Gründe einfallen, warum die Teilnahme an der Studie und die vier Wochen Klinik aussichtsreich und Erfolg versprechend sein werden. Ich höre auf all mein Reden von Jürgen nur wieder und wieder, ebenso gebetsmühlenartig: »Nein, ich gehe in kein Krankenhaus, du kannst dich auf den Kopf stellen. Ich bin nicht krank, alles geht von allein wieder weg, du wirst sehen. Wir müssen abwarten!«

Wir befinden uns in einer Pattsituation!

Ich weiß nicht mehr, was ich machen soll.

In meiner Not nehme ich Jochens Adressbuch und blättere darin. Ob ich Monika anrufen soll? Wir haben lange nichts voneinander gehört – seit damals, als wir uns – nachdem die Sache mit ihr und Jürgen gelaufen war – angefreundet hatten. Ich erinnere mich an unseren letzten gemeinsamen Abend. Monika kam mit ihrem Mann zu Besuch, bei uns lief der Fernseher. Wir konnten die Bilder des Mauerfalls nicht ausschalten und sahen immer wieder wie gebannt auf den Bildschirm. Für uns als ehemalige Berliner war die Grenzöffnung ein ungeheuerliches Ereignis, die Eltern hatten angerufen, wir fieberten mit, denn schließlich waren wir mit der Teilung aufgewachsen, der Mauerbau ein Meilenstein in unserem Leben. Monika und ihr Mann reagierten interessiert, konnten sich aber nicht in dem Maße begeistern wie wir. Verständlich, sie besaßen eine andere Vorgeschichte. Jürgen äußerte sich am Ende des Abends mir gegenüber entsprechend. Fast zehn Jahre sind seither vergangen. Jürgen telefoniert ab und zu mit ihr, weiß ich. Ich wähle ihre Nummer.

»Hallo Barbara, wie geht es Dir?« Monikas Stimme klingt angenehm und einladend.

»Hallo Monika, du wunderst dich sicher, dass ich dich anrufe nach so langer Zeit.« Ich druckse herum. Dies ist kein lockerer, flockiger Smalltalk, ich muss mich überwinden.

»Hoffentlich seid ihr gesund und munter«, sagt sie.

Genau das ist der Punkt, denke ich. Gesund!

»Danke, entschuldige, dass ich ohne weitere Umschweife zum Grund meines Anrufs komme. Es geht um Jürgen. Ich weiß nicht, wann ihr das letzte Mal telefoniert habt und ob dir aufgefallen ist, dass mit Jürgen irgendetwas nicht stimmt.«

Ich registriere, dass sie zögert.

»Es geht schon einige Zeit so, Jürgen hat unzählige Untersuchungen hinter sich. Alle Ärzte sagen, er ist gesund! Jetzt haben wir einen Platz im Krankenhaus für eine gründliche

Abklärung, und Jürgen weigert sich«, fahre ich fort, ohne ihre Antwort abzuwarten.

Sie unterbricht mich nicht, hört mir ruhig zu.

»Jürgen will in kein Krankenhaus! Ich kann ihn nicht überzeugen. Bitte ruf du ihn an und rede ihm gut zu. Der Platz wird bis zum 3. Dezember freigehalten.«

»Jürgens Geburtstag! Er hat mich neulich angerufen und ich gebe zu, ich bin aus seinen Äußerungen nicht schlau geworden und habe mich gewundert. Jürgen ist normalerweise sehr präzise in seinen Aussagen.«

»Rufst du ihn an?«, bitte ich.

»Sicher, soll ich Ursel und die anderen von der Sportgruppe informieren, damit sie ebenfalls in dieser Richtung tätig werden?«

»Das wäre großartig, ich bin dir so dankbar«, verabschiede ich mich.

»Sag mir Bescheid, wenn ich irgendetwas tun kann.«

Jürgen

Was ist denn heute los? Barbara wieselt schon früh unruhig in der Wohnung herum. Gestern hat sie einen leckeren Kuchen gebacken, leider hat sie sich standhaft geweigert, mir gleich ein Stück abzuschneiden. Ich schleppe mich ins Wohnzimmer.

Barbara umarmt mich. »Herzlichen Glückwunsch, Jürgen.« Der Frühstückstisch ist festlich gedeckt, in der Mitte prangt der Kuchen, und auch sonst sieht alles sehr lecker aus. Barbara zündet die Kerze auf dem Tisch an.

»Der Kaffee ist gleich durchgelaufen.«

Ich setze mich an den gedeckten Tisch und warte. Kurze Zeit später kommt sie mit der Kanne, gießt mir Kaffee ein und legt mir ein Stück Kuchen auf den Teller. »Guten Appetit!«

Ich esse, der Kuchen schmeckt wundervoll. Nach einer Weile sieht mich Barbara an.

»Ich habe gestern mit Doktor Schwarz gesprochen, er meint, du kannst deinen Behandlungsplatz bekommen. Aber wir sollen ihm heute Bescheid geben, sonst vergibt er den Platz an einen anderen Patienten und du musst bis zum Februar warten.«

Kann sie mich nicht wenigstens heute damit in Ruhe lassen, ich bin es leid. Jeden Tag sage ich ihr mehrfach, dass ich in keine Klinik gehe.

»Ich will nicht ins Krankenhaus. Dauernd möchtest du mich in ein Krankenhaus schicken, erst nach Hannover zu deinem Freund, diesem Professor, und jetzt hier in München. Nein.« Schon wieder müssen wir streiten. Sie lässt mir keine Ruhe. Jetzt fängt sie wieder an zu schmeicheln.

»Ich bekomme den Eindruck, dass du nicht gesund werden willst! Bitte, du musst es versuchen. Das bist du uns beiden schuldig. Sieh mal, für mich ist dies kein Leben mehr. Heute ist dein Geburtstag, sonst haben wir deine Sportfreunde eingeladen.«

Sie hat Recht, ich will nicht, dass wir jemand einladen. Ich kann nicht so viel reden.

»Wir können nicht mehr aus dem Haus gehen, wir hocken nur noch vor dem Fernseher. An Verreisen ist gar nicht mehr zu denken. Wollen wir das nicht wieder? Wir wollten doch auf Fuerteventura eine Hütte kaufen und den Winter dort verbringen, hast du das vergessen? Das Meer, der Strand, die milde

Luft, der Geruch von Knoblauch, wenn wir am Hafen gesessen sind und ein Glas Rotwein getrunken haben, die Sonne?«

Sie streichelt mich liebevoll. Wie gern würde ich mit ihr am Meer sitzen und alles vergessen. Wenn ich wüsste, es würde alles wieder gut, würde ich meine Angst, in ein Krankenhaus zu gehen, mit einem anderen Menschen in einem Zimmer zu sein, überwinden. Auch allein, ohne ihre Hilfe. Es ertragen, dass ich mich nicht mehr durchsetzen kann und so hilflos geworden bin. Mich nicht mehr davor fürchten, dass sie mich quälen und dauernd ausfragen werden. Wenn mir jemand garantiert, dass ich danach wieder richtig gehen kann, würde ich mich mit dem Gedanken an einen Krankenhausaufenthalt anfreunden.

»Hier ist die Nummer von Doktor Schwarz, ruf nachher an, ja? Hier ist das Telefon. Mutti wird sicher auch gleich anrufen.«

Ich bin total erschöpft, ich gehe rüber und setze mich auf meinen Sessel.

Barbara

Völlig ungewohnt, keine Gäste zu Jürgens Geburtstag! Immer war unser Haus voll. Früher in Berlin, kamen die Eltern und alle Ludwigs, dann später in Konstanz viele Studienfreunde und jetzt seit ein paar Jahren immer Jürgens Sportkollegen. Seit Ewigkeiten, so kommt es mir vor, kann er nicht mehr zum Sport gehen. Sport wird zum Fremdwort, wenn jeder Schritt mühsam erkämpft werden muss, wie bei Jürgen zurzeit. Bei mir fallen derartige Aktivitäten ebenfalls unter den Tisch, ich funktioniere nur noch in einer Hinsicht, und die heißt Jürgen, Jürgen, Jürgen. Selbst bei der Arbeit denke ich nur an ihn und eile so schnell wie möglich wieder nach Hause. Nur am Frauenstammtisch einmal im Monat kann ich für kurze Zeit wieder ein normaler Mensch sein und lachen.

Ich räume das Geschirr in die Spülmaschine. Ein paarmal hat das Telefon geläutet, und Jürgen ist rangegangen. Ich verdrücke mich lieber, wenn jemand anruft. Er darf nicht merken, dass ich ein wenig nachgeholfen habe mit Monikas Hilfe. Hoffentlich entscheidet er sich heute noch. Ich weiß nicht, was wir machen sollen, wenn Jürgen bei seiner Ablehnung bleibt.

Es klingelt an der Tür. Sicher der Postbote, das Paket von Mutti ist bisher nicht gekommen. Ich gehe an die Sprechanlage.

»Wer ist dort?«

»Hey Barbara, hier ist Sigrid, drückst du mal auf?«

Ich drücke auf den Türöffner. Als Sigrid und Achim vor mir stehen, freue ich mich.

»Ihr kommt sehr passend, Jürgen hat heute Geburtstag!«, sage ich, als ich beide zum Wohnzimmer führe.

»Hallo Jürgen, herzlichen Glückwunsch!«, höre ich Achim und Sigrid sagen und verschwinde kurz in der Küche, um Kaffee zu machen.

Später am Kaffeetisch stelle ich fest, dass Jürgen strahlt, er wirkt auch richtig aufgeräumt. Ich bin ebenfalls froh, dass uns jemand aus unserem Elfenbeinturm herausholt, und sei es auch nur für eine Stunde.

»Was macht ihr in München?«, frage ich und gieße Kaffee in die Tassen. »Ihr seid sicher auf dem Weg nach Fuerteventura.« Einen Moment lang sehe ich die weiten Sandstrände vor mir, das Meer – was würde ich drum geben mitzufliegen.

»Ja und nein, wir wollen das Haus vermieten. Ein Ehepaar aus Stuttgart ist interessiert«, sagt Achim und Sigrid fügt hinzu: »Ich gehe für einen Monat mit einer Freundin nach Indien, ich will meditieren und rumreisen und …«

»Mein Gott, ›rumreisen‹ würden wir auch gern wieder, nicht wahr, Jürgen?« Jürgen erwidert nichts, aber er lacht fröhlich.

»Und du, Achim, bleibst den Winter in Konstanz?«, frage ich.

»Pakistan, ich habe einen Auftrag für eine Recherche dort angenommen, es passt alles.«

»Hört sich super an, wartet, ich hole noch Kaffee.«

Ich nehme die Kaffeekanne und gehe in die Küche. Die beiden wirken so verdammt glücklich und normal. Ich beiße mir auf die Unterlippe und zwinge mich, nicht loszuheulen. Es kostet mich Mühe, denn ich weiß, wenn ich jetzt anfange, kann ich nicht mehr aufhören.

Sigrid kommt in die Küche.

»Habt ihr Streit? Jochen ist ungewöhnlich ruhig. Achim hat mir von eurem Telefonat im Sommer erzählt. Ich dachte, die Sache wäre ausgestanden, da du dich nicht mehr gemeldet hast.«

»Nein, keineswegs. Die Ärzte finden nichts. Aber Jürgen ist angemeldet für eine psychosomatische Therapie im Städtischen Krankenhaus. Ich hoffe, sie helfen ihm dort, und er wird wieder der Alte.«

Sigrid umarmt mich, und ich kämpfe erneut mit dem Verlangen loszuheulen. Wir gehen wieder ins Zimmer.

Achim spricht, Jürgen hört zu, wie damals sitzen die beiden zusammen, und doch ist alles anders.

Später, als Sigrid und Achim gegangen sind und ich die Betten für die Nacht herrichte, denke ich traurig, auch die beiden verändern ihr Leben, wagen Neues, ebenso wie Maren und Karl-Heinz, die nach Münster gehen. Und wir? Jürgen bemüht sich nicht mal, gesund zu werden …

Ich gehe ins Wohnzimmer, um Jürgen zu holen. Der Telefonapparat liegt auf dem Tischen neben seinem Sessel. Ich nehme ihn, um ihn beim Rausgehen auf die Station zurückzulegen.

»Ich habe angerufen und zugesagt«, höre ich Jürgens Stimme leise vorbringen.

»Tatsächlich?« Ich kann nicht anders, ich heule. Ich freu mich. Die Tränen laufen mir die Wangen hinunter.

Am nächsten Morgen erwache ich voller Zuversicht, es wird alles wieder gut werden!

Ich stehe auf und blicke auf unsere Dachterrasse und bin seit langer Zeit richtig glücklich. Auf dem Fensterbrett liegt der große Rosenquarz, ich nehme ihn in die Hand. Glück, denke ich. Was ist Glück? Glück bringen die Momente im Leben, in denen man Hoffnung schöpft, einen Weg sieht.

Der Rosenquarz lag auf dem Weg aus rotem Sand, der uns zum Big Hole beim Ellery Creek in der Wüste führen sollte.

»Es ist leicht zu finden«, sagte der Besitzer des kleines Motels in Alice Springs zu uns, in dessen Hof wir das Zelt aufgeschlagen hatten. »Mein Freund fährt morgen in die Gegend, er kann euch mitnehmen, wenn ihr wollt.«

Es war heiß, die Hitze war trocken, und wir schwitzten. Zwei Stunden marschierten wir bereits durch den roten Sand, der verziert war mit kleinen trockenen Büschen, gesprenkelt mit vereinzelten Steinen. Das Wasserloch war noch immer nicht zu sehen. Wir zweifelten. Hatten wir nach der Abzweigung den richtigen Weg eingeschlagen? Sollten wir umkehren? Plötzlich tauchte er vor uns auf – als hätte er sich aus der rötlich braunen Erde materialisiert. Graues, bis auf die Schultern reichendes Haar, kraus abstehend, umgab ein Gesicht mit stumpfschwarzer Haut, einer ungewöhnlichen platten Nase, schwarzen, wie mit Wasser gefüllten Augen. Das ausgewaschene Hemd und eine Khakihose schlotterten um den groß gewachsenen Körper, barfuß stand er wie eine Statue im Sand und sah uns an – ein Aborigine. Seine Augen blickten ernst, wissend. Stumm wies er mit seinem Stock in eine Richtung. Wir sahen keinen Weg und folgten doch seinem Hinweis und gelangten zum Wasser in der Wüste, zur Oase. Im Sand – kurz vor unserem Ziel – fanden wir diesen Stein aus Rosenquarz.

Ich wende den durchsichtigen blassrosafarbenen Stein in meiner Hand, er ist leicht und fühlt sich warm an.

TEIL 3

ZUM WEINEN IST DIE ZEIT ZU SCHADE

Mitte Dezember 1998

Jürgen

Ich habe keine Wahl. Mein Entschluss ist gefasst, ich gehe in das Krankenhaus. Es fiel mir schwer, mich dafür zu entscheiden. Mein Gefühl sagt mir, es ist kein guter Entschluss, und nur zu gern würde ich alles wieder rückgängig machen. Ich muss mich zwingen, vernünftig zu sein.

Es gibt kein Zurück. Ich bin hilflos geworden. Ich kann kaum noch allein gehen. Ich kann nur noch schwer aus einem Stuhl aufstehen. Jede Bewegung ist mühevoll geworden. Ich schaffe es häufig nicht mehr zur Toilette und pisse mich nass. Nachts nässe ich ein wie ein Baby. Ich kann nicht mehr allein auf die Straße gehen, bin nicht mehr in der Lage, mein Auto zu lenken. Selbst das Lesen wird immer schwieriger. Meine Sprache entgleitet mir, ich rede inzwischen wenig, bin einsilbig geworden. Ich kann mich nur noch kurze Zeit konzentrieren, dann gehen die Gedanken durcheinander, zerfließen, verheddern sich zu einem Knäuel, das unentwirrbar ist.

Alle Medikamente, alle Behandlungen, die ich probierte, haben mir nicht geholfen. Mein Zustand verschlimmert sich, täglich. Ich brauche Hilfe.

Mittwoch, 16. Dezember 1998

Jürgen

Barbara ist nervös, sie ist das Fahren bei Schnee nicht gewohnt, während der Fahrt hat sie die ganze Zeit auf die Straße gestarrt und kein Wort gesprochen. Die großen Straßen am mittleren Ring waren geräumt, die Fahrbahnen der engen, kleinen Sträßchen nahe beim Krankenhaus sind dick mit Schnee bedeckt. Ein paar Parkplätze vor dem alten Gebäude sind notdürftig freigeschaufelt. Sie parkt den Wagen direkt vor den Stufen, die auf die schwere, alte Holztür zuführen. Ein Geländer ist nicht vorhanden.

»Komm Jürgen, ich helfe dir die Stufen hinauf, dann nehmen wir den Fahrstuhl bis zur Station. Deine Sachen hole ich später aus dem Auto.«

Ich stütze mich auf Barbara, sie öffnet die Tür für mich. An ihrem Arm schlurfe ich die wenigen Meter bis zum Fahrstuhl, und wir gelangen in den vierten Stock des Klinikgebäudes.

Ein langer Flur, dieses Mal nicht weiß und künstlich beleuchtet, sondern an einer Seite mit Fenstern versehen, die das graue Tageslicht hineinlassen. Die Wände sind hellgrün gestrichen und mit bunten Zeichnungen wie aus Kinderhand geschmückt.

»Wir haben es gleich geschafft, Jürgen, noch ein kleines Stück. Geht es?«

Ich sehe die Sitzgruppe ein paar Meter weiter und bejahe die Frage.

»Setz dich hier hin, ich sage im Schwesternzimmer Bescheid, dass wir eingetroffen sind.«

Barbara verschwindet in einem der Zimmer und erscheint eine Minute später mit einer jungen Frau, bekleidet mit Jeans und Pulli, wieder.

»Ich bin Schwester Ina, willkommen bei uns in der Projektgruppe, Herr Ludwig. Sie teilen sich ein Zimmer mit Herrn Zaber, Ihre Zimmernummer ist die 225. Unsere Zimmer sind wie in einer privaten Wohnung eingerichtet. Wir sind hier nicht wie in einem Krankenhaus organisiert. Sie werden sich sicher schnell einleben.«

»Und am Wochenende hole ich dich ab, und wir fahren nach Hause«, wirft Barbara ein, »nicht wahr Schwester Ina?«

»Sicher, Herr Ludwig, Samstagmorgen können Sie die Station verlassen. Ein Hinweis zu den Mahlzeiten: Sie werden von allen Projektteilnehmern zusammen im Gemeinschaftsraum eingenommen. Den Raum können Sie zu jeder Tageszeit nutzen, dort gibt es auch Bücher, Zeitschriften und Spiele, sodass es Ihnen bestimmt nicht langweilig wird. Und in der Teeküche, die sich nebenan befindet, können Sie sich etwas zubereiten, wenn Sie zwischendurch durstig oder hungrig sind.«

Nach dieser Einweisung geht Schwester Ina vor uns her den Flur entlang. Der Weg zieht sich endlos, scheint mir. In der Mitte des Ganges zeigt sie auf zwei Türen. »Die Dusche und die Toiletten!« Ein gutes Stück weiter sagt sie: »Hier ist die Nummer 225, Ihr Zimmer, Herr Ludwig«, und öffnet die große, schwere Tür.

Ich bin erleichtert, dass die Führung ein Ende hat. Ich kann mir nicht mehr so viel auf einmal merken.

Barbara geleitet mich zum Bett, und mühsam lasse ich mich auf eine der niedrigen Liegen nieder.

Barbara macht ein besorgtes Gesicht. »Das Zimmer ist extrem weit von den Gemeinschaftsräumen entfernt, Schwester Ina. Ich mache mir Sorgen. Es wäre hilfreich, wenn Sie meinem Mann eine Gehhilfe besorgen. Sie wissen schon, so einen Wagen, an dem er sich festhalten kann.«

Mir ist es gleichgültig, wo der Gemeinschaftsraum ist.

»Zum Stationsinventar gehören zwei Rollstühle. Gehhilfen haben wir nicht, unsere Patienten können normalerweise gehen. Sie sollten bei der Krankenkasse ein Gerät beantragen«, sagt Schwester Ina. »Übergangsweise kann ich vielleicht von einer anderen Station eine ausborgen«, fügt sie noch hinzu.

Ich sehe mich im Zimmer um. Gegenüber der Liege, auf der ich sitze, steht ein gleiches Modell an der anderen Wand. Der Gang dazwischen ist verdammt schmal! Weiter vorn im Zimmer befindet sich ein Waschbecken, auf der anderen Seite ein einfacher Schrank. Aus dem hohen, alten Fenster fällt der Blick auf die Krone eines Baumes, Schnee umklammert die sich verjüngenden Äste. Ich möchte sofort wieder gehen, es gefällt mir hier überhaupt nicht.

Barbaras Stimme holt mich aus meinen Gedanken zurück.

»Das niedrige Bett ist für meinen Mann unmöglich, er braucht ein Krankenbett, damit er sich abstützen kann, um aufzustehen. Ich habe das Problem der Sekretärin vor zwei Tagen lang und breit vorgetragen. Ich dachte, das wäre geklärt.«

Ihr Ton ist scharf, ich sage nichts.

Die beiden Frauen stehen sich zwischen Waschbecken und Schrank gegenüber, die Krankenschwester hat bereits eine Hand auf die Türklinke gelegt.

»Wir sind nicht informiert worden.«

An der knappen Antwort und dem gereizten Tonfall merke ich, dass Schwester Ina vermutlich innerlich kocht, sie denkt bestimmt, nicht genug, einen schwierigen Patienten zu bekommen, auch noch eine Ehefrau, die Ansprüche stellt. Aber sie besinnt sich.

»Bedauerlicherweise sind wir nicht auf Patienten eingestellt, die körperlich hinfällig sind. Auf unserer Station ist die Mithilfe der Patienten gefordert und beim Personalstand einkalkuliert. Ich werde das Problem mit dem Arzt besprechen. Bitte erledigen Sie die Formalitäten bei der Aufnahme. Sie finden alles im Gebäude A. Dort können Sie auch Telefonkarten kaufen. Bitte bringen Sie dann die Unterlagen zu mir ins Stationszimmer.« Dann geht sie.

Wir bleiben allein zurück. Barbara zieht mir die Schuhe aus, und ich lege mich auf das Bett.

»Ich hole deine Sachen aus dem Auto, vorher kümmere ich mich um die Formalitäten, bis gleich«, sagt sie und verlässt das Zimmer.

Als sie später mit der Tasche wiederkommt und die Sachen auspackt, bin ich so müde, dass ich sofort einschlafen könnte. Das fremde Bett behagt mir nicht und ich bereue, mich auf die Sache eingelassen zu haben.

»Ich bin der Bernd!«

Eine Männerhand streckt sich mir – Stunden später? – entgegen.

»Jürgen«, murmele ich.

Erst jetzt bemerke ich, dass eine Zimmerhälfte, das andere Bett, das sich mehr am Fenster befindet, mit Sachen teilweise bedeckt ist und die Ablage am Spiegel über dem Waschbecken mit allerlei Toilettenartikel voll gestellt ist.

Bernd räumt einen Teil der Sachen unter dem Spiegel beiseite und sagt: »Hier können Sie Ihre Waschsachen abstellen!« Er schaut mich an, als wollte er noch etwas sagen, entscheidet sich dann aber anders und verlässt den Raum.

Ich bin froh, denn ich hätte nicht gewusst, was ich ihm antworten sollte. Zum Glück hat er nicht erwartet, dass ich aufstehe und sich mit seiner Hand ein wenig runtergebeugt. Ich bin heute dermaßen erschöpft, dass ich überall schlafen könnte, selbst auf der belebtesten Straßenkreuzung in New York, also auch in diesem Zimmer. Morgen werde ich weitersehen.

»Jürgen, Jürgen«, jemand rüttelt an meinem Arm und schreckt mich aus meinem Dämmerschlaf auf.

»Jürgen, ich stelle dir den Gehwagen an dein Bett, ich habe ihn von Schwester Ina bekommen. Wenn du rausmusst, drückst du diese Klingel.« Barbara zeigt mir den Schalter. »Schwester Ina hat mir versprochen, dir alles zu zeigen und holt dich zum Abendessen ab, um dich zum Gemeinschaftsraum zu führen. Ich gehe jetzt.«

»Barbara, bleib noch, ich will nicht allein sein.«

»Jürgen, ich komme morgen gegen Mittag wieder. Du kannst mich anrufen, hier ist das Telefon, ich habe es angemeldet. Tschüss, mein Liebling.«

Sie umarmt mich und küsst mich. Ich wünschte, sie würde bleiben. Ich schließe die Augen, als Barbara weg ist, es ist zu anstrengend, sie offen zu halten.

»Herr Ludwig, kommen Sie, Zeit fürs Abendessen. Ich werde Sie den anderen vorstellen. Sie werden sehen, in ein paar Tagen ist Ihnen alles vertraut.«

Schwester Ina hilft mir vom Bett auf. Als ich stehe, führt sie meine Hände an den Wagen. Ich umklammere die Griffe. An Schwester Inas Seite wackele ich Schritt für Schritt den langen Flur entlang, er zieht sich wieder endlos. Es kostet mich einige Anstrengung.

»Nicht mehr weit, Herr Ludwig!«, muntert sie mich auf. Das zweite Problem erwartet mich im Gemeinschaftsraum, die Stühle und Tische stehen dicht gedrängt, es ist eng und ich komme mit meinem Wagen unmöglich durch. Schwester Ina hilft mir, indem sie einen Stuhl beiseite schiebt, einen Tisch verrückt.

»Bitte nehmen Sie diesen Platz, Herr Ludwig. Das ist Jürgen Ludwig, er ist neu im Projekt und wird bei Bernd Zaber im Zimmer wohnen.«

Ich lasse mich umständlich an dem mir zugewiesenen Tisch nieder. Die anderen Mitbewohner schauen von ihren Tellern auf, einige misstrauische Blicke treffen mich kurz, dann wenden sie sich ab. Ich esse und warte.

Später räumen ein junger Mann und eine Frau, ich schätze sie auf Mitte dreißig, den Tisch ab. Die Frau gönnt mir einen beleidigten Blick, ihr Mund ist zu einem schmalen Schlitz zusammengezogen, was ihr einen verkniffenen Ausdruck verleiht. Sie ist angezogen wie früher die Alternativen und wäre hübsch, würde sie nicht so garstig dreinblicken.

»Wir räumen unser Geschirr selbst in die Spülmaschine, jeder ist dazu aufgefordert.«

Ich schaue sie an, ihr Blick weicht aus, ich sage nichts und bleibe einfach sitzen. Wie soll ich ihr erklären, dass ich die Teller nicht befördern kann?

Nach einer Weile stehe ich mühsam auf, stoße mit dem Wagen einen Stuhl beiseite und schleppe mich Stück für Stück erneut den langen Flur entlang. Vermutlich bin ich in der falschen Richtung unterwegs. Der Gedanke ängstigt mich. Zum Glück erscheint gerade in diesem Moment Schwester Ina und sieht mich.

»Noch ein Stückchen, Herr Ludwig, das vorletzte Zimmer, 225«, sagt sie und begleitet mich ein paar Meter. Sie zeigt auf eine Bank.

»Morgen Früh nehmen Sie bitte hier vor dem Schwesternzimmer Platz und warten, bis der Arzt Sie zu sich ruft. Gleich nach dem Frühstück. Ich wünsche Ihnen für heute eine gute Nacht.«

Barbara

Es hat geschneit, unser Auto hat nur Sommerreifen, und ich bin immer noch verkrampft beim Autofahren, obwohl ich häufiger fahre. Ich bin müde und ausgelaugt, als ich Jürgen zum Krankenhaus bringe. Meine Überredungskunst ist aufgebraucht, die ewigen Streitereien haben mich zermürbt, ich schweige während der Fahrt.

Als ich Jürgen die drei Stufen bis zum Eingang des Krankenhauses hinaufhelfe, komme ich mir vor, als würde ich ein Opferlamm zur Schlachtbank führen. Jürgens ganze Haltung drückt Hilflosigkeit und Trauer aus. Er wirkt wie ein geprügelter Hund, der den Schwanz einzieht und sein Frauchen mit großen, braunen, traurigen Augen ansieht. Am liebsten hätte ich ihn an die Hand genommen und wäre mit ihm davongelaufen. Einfach so. Haben wir uns nicht geschworen, wir würden in einer solchen Situation Ärzte Ärzte sein lassen?

Der gebeugte Mann, der sich mühsam Stufe für Stufe hochhangelt, sich mit einer Hand am Geländer festhält und die Frau, die ihn auf der anderen Seite stützt, sind das wir? Wir, das sportliche, aktive, reiselustige Ehepaar Mitte fünfzig, das mit einem kleinen Köfferchen durch Thailand reiste, über die Highways in den USA fuhr oder den Dschungel in Costa Rica erforschte? Ich kämpfe mit den Tränen, während wir im Zeitlupentempo bis zum Fahrstuhl gehen, später den langen Flur entlangschleichen, um bis zum Schwesternzimmer zu gelangen.

Immer wieder muss ich mir vor Augen führen, dass die Krankenhausbehandlung für Jürgen die einzige Chance ist.

Nimm dich zusammen, Barbara, sage ich mir.

Die Abteilung für psychosomatische Krankheiten befindet sich im vierten Stock. Es ist das gleiche Haus, in dem Jürgen Anfang August bereits untersucht wurde. Die Neurologische Abteilung liegt im Erdgeschoss. Für die nächsten vier Wochen, die Dauer des Projektes, wird das alte Gebäude, schön im Jugendstil wieder hergerichtet, Jürgens Zuhause sein. Jürgen wird untersucht, wird an Gruppen- und Beschäftigungstherapien teilnehmen und in dieser Zeit in der Gemeinschaft leben, mit gemeinsamem Essen und Veranstaltungen. Alles soll wie in einer Wohngemeinschaft funktionieren. Der Gemeinschaftsfaktor ist Teil der Therapie. An den Wochenenden verlassen die Patienten die Klinik. An den Samstagen kann ich Jürgen morgens abholen, an den Sonntagen muss ich ihn spätestens bis 22 Uhr zurückbringen. So steht es jedenfalls in dem Hinweisblatt.

Um mehr Zeit für Jürgen zu gewinnen, habe ich letzte Woche mit meinen Vorgesetzten vereinbart, dass ich bis auf weiteres meine Arbeitszeit auf den Vormittag verlege. Heute habe ich den ganzen Tag freigenommen. Ich bin glücklich, dass ich genügend Überstunden zum Abbummeln angehäuft habe. Jürgen braucht mich jetzt.

Donnerstag, 17. Dezember 1998

Jürgen

Als ich aufwache, ist es finstere Nacht. Ich befinde mich auf einem großen Schiff, einem Passagierschiff, im Unterdeck.

Ich weiß, wenn das Schiff brennt oder wenn das Schiff untergeht, werden die Schotten dicht gemacht. Die große Bleitür mit dem eisernen Riegel wird sich schließen und ich bin gefangen in der engen Kabine, eingeschlossen, es gibt keinen Weg mehr nach oben. Ich verlasse meine Kabine, sehe mich um, noch sind die Tore offen. Ich steige ein Stockwerk aus dem Bauch des Schiffes hinauf, als ich plötzlich bemerke, dass ich beobachtet werde. Der Schweiß bricht mir aus, ich fühle körperlich, dass man mich verfolgt. Ein Mann, groß und kräftig, mir in der Statur sehr ähnlich, ist hinter mir her, er will etwas von mir, ich weiß nicht, was er will. Ich weiß nur, dass ich fliehen muss, ich muss in den anderen Schiffsteil gelangen, zu den Menschen, die ich kenne, die mir helfen werden. Ist er bewaffnet, will er mich umbringen? Was habe ich ihm getan, warum verfolgt er mich? Ich laufe die langen Gänge des Schiffes entlang, steige die nächsten Treppen hinauf, bin außer Atem, muss Luft schöpfen. Ich spüre den fremden Atem in meinem Genick. Drehe mich um, schlage zu, mein eigenes Gesicht blickt mich an, dann kippt es nach hinten weg, ich beobachte fassungslos, wie der Körper die steilen Treppen hinunterfällt, und habe gleichzeitig das Gefühl, ebenfalls zu fallen – in eine unendliche Tiefe. Ich schreie.

»Herr Ludwig, was ist los?« Ich blicke in das Gesicht einer Frau. »Herr Ludwig, werden Sie wach, Sie hatten offensichtlich einen Albtraum. Wir werden Ihr Bett neu beziehen müssen, Sie haben ins Bett gemacht.«

Mein Bettnachbar schaut mich böse an. Kurze Zeit darauf erscheint ein junger Mann, stellt sich als Therapeut vor, und ich muss ihm erzählen, was ich geträumt habe.

Irgendwann holt mich Schwester Ina ab und bringt mich in einen großen Raum. Ich setze mich auf den Stuhl im Kreis, der noch frei ist. In der Mitte des Kreises sind Bilder ausgebreitet.

»Bitte suchen Sie sich das Bild aus, das nach Ihrem Empfinden Ihrer Situation am nächsten kommt, Herr Ludwig«, werde ich von Herrn Doktor Schulz, den ich schon aus den Einzeltherapiestunden kenne, aufgefordert.

Ich bin misstrauisch. Sechs fremde Augenpaare richten sich auf mich, keines lächelt oder wirkt aufmunternd, alle blicken ernst, strafend oder gelangweilt, genervt. Ich fische mir eine Postkarte heraus, sie zeigt zwei große, graue Felsbrocken, die dicht vor einem Abgrund liegen.

»Bitte erklären Sie uns, warum Sie gerade dieses Bild ausgewählt haben.«

Es fällt mir schwer, Worte zu finden, der Nebel in meinem Kopf verwirrt meine Gedanken. Die Sätze kommen nur stockend aus meinem Mund, der Weg der Gedanken bis zum mündlichen Ausdruck muss etliche Hindernisse überwinden, ich versuche es dennoch. »Die Felsen, sie bedeuten Kraft und Stärke, sie halten sich gegenseitig in der Balance, schützen sich gegen das Abstürzen in den Abgrund.«

»Sehen Sie darin eine Parallele zu Ihrer eigenen Situation?«

Wieder treffen mich Blicke, eine Frau sieht scheinbar neugierig zu mir herüber, die Männer gucken jetzt eher phlegmatisch. Eine sehr junge Frau mit einem kurzen gelb gefärbten Karottenkopf schaut feindselig, sie setzt zum Sprechen an, anscheinend stört sie, dass ich für meine Antwort so viel Zeit brauche. Als Doktor Schulz, der die Runde leitet, keine Anstalten macht, sie zu beachten, trommelt sie nervös mit den Fingerspitzen auf der Lehne ihres Stuhles herum, rutscht unruhig hin und her. Ich betrachte die Männer und Frauen um mich herum näher und stelle fest, alle sind jünger, als ich es bin. Keiner von ihnen hat graue Haare. In diesem Moment wird mir bewusst, dass ich ein Fremdkörper in ihrer Gruppe bin, ich spüre ihre Ablehnung körperlich, kann mich nicht wehren. Früher hätte ich solche Situationen mit Leichtigkeit überbrücken, überspielen können, hätte die Fäden aufnehmen, die Stimmungen ausdrücken können, mir einen Partner in der Gruppe gesucht, mein Alter hätte keine Rolle gespielt. Es ist nicht mein Alter, es ist meine Hilflosigkeit, die mich zum Außenseiter, zum Alien macht. In meinem Kopf herrscht Chaos, ich weiß nicht, was ich antworten soll.

Ich fühle mich wie einer der Felsen, dicht am Abgrund, eine unsichtbare Kraft bewegt mich auf den Abgrund zu, ich merke, wie die Tiefe immer näher kommt, ich verliere die Kraft, mich gegen den Sog zu wehren. Ich spüre die Bedrohung, ich werde in die Tiefe stürzen, in das Nichts, werde fallen und fallen, irgendwann aufschlagen, zerspringen in kleine Teile, um deformiert, zerschmettert, ganz tief unten liegen zu bleiben. Das könnte ich sagen, wenn mir die Worte noch gehorchen würden. Ich schweige. Der Therapeut lässt von mir ab und der Nächste in der Gruppe bekommt seine Chance.

Mühsam bewege ich mich nach der Stunde zurück in mein Zimmer, es strengt mich ungeheuer an. Das Telefon klingelt.

»Barbara, wo bist du, wo bleibst du?«, rufe ich durch die Muschel.

Barbara

In diesen Dezembertagen ist das Wetter ungewöhnlich schön. Die Sonne scheint, der Himmel ist hellblau wie sonst nur im März. Wir gehen auf den großen Gemeinschaftsbalkon. Er ist überdacht, und man kann sich gut geschützt im Freien aufhalten. Ich habe Kuchen mitgebracht und nutze die Küche, um uns einen Pulverkaffee zu kochen. Wir sitzen in der Sonne und fühlen uns an zu Hause erinnert.

Eine Idylle, aber der Schein trügt. Jürgen wird von Tag zu Tag hilfloser. Er weiß manchmal nicht mehr, wo er sich befindet, alles verwirrt ihn. Den Patientenplan, der über seinem Bett angebracht ist und den er führen soll, versteht er nicht. Er kann die Termine für die Untersuchungen und Therapien nicht selbst eintragen. Als ich merke, dass er auch meine Arbeitstelefonnummer, die ich ihm an das Brett gepinnt habe, nicht mehr zuordnen kann, speichere ich den Anschluss ein. Mit der Folge, dass er jetzt unablässig auf den Knopf drückt und, wenn ich mich melde, fragt: »Wo bist du Barbara?«

Wenn ich dann sage: »Auf der Arbeit, ich komme nachher«, versteht er nicht, dass ich nicht in einer Minute in seinem Zimmer stehe.

Heute hörte ich, bevor ich das Büro verließ, Jürgens jämmerliche Stimme durch das Telefon: »Barbara, Barbara, hilf mir!« Ich setzte mich umgehend ins Auto und trat aufs Gas, um möglichst rasch zum Krankenhaus zu gelangen.

Als ich sein Zimmer betrete, finde ich ihn, wie ein Häufchen Elend, auf dem Sitz seines Wägelchens hocken. Er schlottert und bibbert und unter ihm breitet sich ein kleiner Bach aus.

Ich wische den Boden auf, zieh ihm eine andere Hose an, und anschließend bewegen wir uns in der für uns jetzt normalen, langsamen Prozession zum Aufenthaltsraum.

Freitag, 18. Dezember 1998

Barbara

Als ich am Freitagnachmittag in der Klinik eintreffe und den Flur der Station entlanghaste, sehe ich Jürgen – beide Hände fest um die Griffe seines Gehwagens gekrallt, ein Bein ein wenig nachziehend, den Mund angestrengt zusammengekniffen – auf die Schaltzentrale der Station zuwanken. Der Flur bildet dort eine Art Platz. Bänke stehen vor Pinnwänden, die mit allen möglichen Informationen bepflastert sind. Die um dieses Viereck angeordneten Zimmer tragen Schilder mit den Aufschriften: Chefarzt Doktor …, Oberarzt Doktor …, Sprechzimmer Therapeut. Gegenüber liegt das Schwesternzimmer.

Ich höre einen recht imposanten Mann in Weiß zu Jürgen sagen: »Stellen Sie sich nicht so an, Herr Ludwig. Sie können doch laufen, wenn Sie wollen.«

Der Chefarzt? Ich habe noch nicht das Vergnügen gehabt und weiß nicht, was ich von seiner Bemerkung halten soll. Jürgen beachtet ihn nicht, müht sich weiter ab, einen Schritt vor den anderen zu setzen.

Jürgen sieht unverändert attraktiv aus, denke ich, ihn wie eine Fremde beobachtend. Niemand käme auf die Idee, ihn als Kranken zu betrachten, wenn diese schleppenden Bewegungen nicht wären, und …

Ich bin froh, Jürgen endlich in, wie ich hoffe, richtiger Behandlung zu wissen. Aber mir ist aufgefallen, dass einiges auf dieser Station nicht zusammenpasst. Mich stört die kalte Atmosphäre, sie lässt mich frösteln und ist nicht mit der gesetzten Aufgabe zu vereinbaren. Gewiss, das Personal ist nicht unhöflich, es ist in einem geschäftlich begrenzten Maße freundlich, aber mehr nicht. Herzlichkeit, Menschlichkeit ist nicht spürbar.

Warum die anderen Gruppenmitglieder Jürgen ablehnen, kann ich nur vermuten. Die meisten sind zwischen 20 und 30, ein großer Altersunterschied im Vergleich zu Jürgen. Sie sind verschlossen und abweisend. Keiner von ihnen lacht, nicht einmal ein Lächeln ist ihnen zu entlocken, kein Scherz wird gemacht. Nette oder verbindliche Worte, wie »Hallo, wie geht es, schönes Wetter heute«, fehlen in ihrem Repertoire. Ich erinnere mich im Gegensatz dazu an diese Durchhaltestimmung, das Scherzen, das ich bei meinen Krankenhausaufenthalten kennen gelernt habe. Hier schlurfen die Patienten in sich gekehrt durch den Gemeinschaftsraum. Wie mit einer Tarnkappe ausgestattet, geben sie dem anderen ebenfalls das Gefühl, unsichtbar zu sein. Sie kapseln sich ab. Nie richten sie ein Wort an uns.

»Wie funktioniert denn die Kaffeemaschine hier?«, frage ich eine junge Frau. »Müssen Sie schon selbst rausfinden«, antwortet sie patzig.

Ich muss mich beherrschen, nicht aus der Haut zu fahren. Mir tut Jürgen Leid, ich wünsche mir, dass er sich wohl fühlt. Aber alle sind mit ihren eigenen Leiden beschäftigt, denke ich entschuldigend.

Jürgens Zimmernachbar bildet eine Ausnahme. Er ist ein wenig älter als die anderen, so Mitte vierzig, schätze ich.

»Herr Zaber, bitte kümmern Sie sich etwas um meinem Mann, er kann sich nicht mehr orientieren«, habe ich ihn neulich gebeten. Als er schwieg, führte ich aus: »Ich befürchte, er findet die Toilette nicht rechtzeitig. Der Weg ist weit, und es ist mühsam für ihn, sich zu bewegen.«

»Ich bin nicht immer im Zimmer und kann Ihrem Mann nicht ständig helfen. Sie sollten den Arzt bitten, ihrem Mann ein Zimmer weiter vorn zuzuteilen«, war seine Antwort. »Die Schwestern sind ziemlich überfordert und nicht begeistert, einen hilflosen Patienten zu haben.«

Herr Zaber hat Recht.

Die Wege zum Arztzimmer und zu den Gemeinschaftsräumen sind zu weit für Jürgen, und es ist eine Katastrophe, dass die Toiletten sich in der Mitte des Flurs befinden.

Die Schwestern auf der Station sind stets im Stress, die Personaldecke ist anscheinend sehr dünn. Jürgen verursacht zusätzliche Arbeit! Erst braucht er einen Gehwagen, dann ein richtiges Krankenbett. Sein Bett muss überdurchschnittlich häufig neu bezogen werden. Er versäumt seine Termine, muss ständig an alles erinnert werden. Er verläuft sich, muss teilweise zu den Behandlungen hingeführt werden!

Ich werde nächste Woche mit dem behandelnden Arzt sprechen, damit Jürgen ein Einzelzimmer bekommt.

Wochenende, 19. und 20. Dezember 1998

Barbara

»Bitte, bitte, komm ganz früh und hol mich ab!« Jürgens bettelnde Stimme im Ohr verlasse ich kurz nach sieben am Samstagmorgen die Wohnung. Langsam gewöhne ich mich an das Autofahren bei Schnee, es macht mir keinen großen Spaß, aber es ist in Ordnung, ich kenne den Weg zur Klinik und um diese frühe Zeit ist wenig Verkehr. Auf der Rückfahrt sind die Straßen bereits voller. Aber, als wir beide im Auto sitzen und durch die Stadt gondeln, ist es einen Augenblick lang wie früher, und ich würde am liebsten immer so weiterfahren.

Erst beim Aussteigen in unserer Garage holt uns die Wirklichkeit ein.

»Pass auf, Jürgen, ich fasse dich unter den Armen und du versuchst, dich am Auto abzustützen. Dann bleibst du einen Moment ruhig stehen. Ich schiebe den Gehwagen her und gleich kannst du dich an den Griffen festhalten.«

Jürgen antwortet nicht, er kneift den Mund zusammen, ich sehe, dass er sich anstrengt und weiß, dass er mithelfen würde, wenn er könnte. Er kann nicht!

In seinen Augen erkenne ich Angst.

»Oh Gott, ich kann dich nicht halten, nein. So ein Mist!«, fluche ich, den Tränen nahe, bemüht, den schweren Mann hochzuziehen. Und tatsächlich, das Unterfangen misslingt, er rutscht mir weg, ich kann ihn nicht auffangen, er fällt.

Jürgen liegt neben dem Auto und wimmert, und ich bin ebenso hilflos wie er. Meine Kraft reicht nicht aus, ihm aufzuhelfen, ihn wieder auf seine wackligen Beine zu stellen.

»Jürgen, bleib ruhig hier liegen, ja? Ich hole sofort Hilfe. Bin gleich zurück«, sage ich und lege ihm die Decke aus dem Auto unter den Kopf. Dann renne ich, so schnell ich kann, durch das Treppenhaus, fluche über die endlos langen Wege und auf den Fahrstuhl, der, wie mir scheint, ewig braucht, bis ich endlich vor der Tür unserer Nachbarn stehe. Bitte, lass sie zu Hause sein! Ich klingle und warte, bis unsere Nachbarin öffnet.

»Sie müssen mir helfen, mein Mann liegt vor unserem Auto, ich kann ihn allein nicht bewegen«, stammle ich völlig außer Atem, aufgeregt.

»Warten Sie, ich rufe Andy, er ist kräftig genug. Wenn wir alle zusammen anpacken, schaffen wir es.«

Andy, der Nachbarssohn, ist 18 und tatsächlich ein Hüne, zum Glück. Als wir in die Garage kommen, wimmert Jürgen vor sich hin, seine Augen weit aufgerissen, er wehrt sich, als wir ihm aufhelfen wollen. »Nein, nein …«

»Jürgen, wir wollen dir helfen, komm …«, versuche ich, ihn zu besänftigen.

»Hoffentlich hat er sich nichts gebrochen«, sagt meine Nachbarin besorgt.

»Ja, hoffentlich. Sieh nur, Jürgen, Andy hier ist kräftig. Wir schaffen das locker. Ist gleich geschehen.« Bei diesen Worten setzen wir ihn langsam auf den Gehwagen und schieben ihn dann mit vereinten Kräften bis zur Garagentreppe. Dort angekommen, fasst Andy Jürgen auf der einen Seite unter den Arm, ich auf der anderen und wir schleppen meinen Mann die wenigen Treppen hinauf und schieben ihn anschließend wieder mit der Gehhilfe bis zum Fahrstuhl. Ich bin erleichtert, als Jürgen wohlbehalten in unserer Wohnung gelandet ist und platziere ihn erst einmal am Esstisch, an dem er sich festhalten kann, bevor ich ihm die Jacke ausziehe. Zum Glück ist Jürgen nicht verletzt.

Er beruhigt sich nach einer Weile.

Es ist ein Nachteil, dass Jürgen 1 Meter 80 groß ist und über 95 Kilogramm wiegt.

Mir wird eine andere Möglichkeit, ihn sicher in die Wohnung zu transportieren, einfallen müssen.

Doch nun denke ich erst einmal nicht mehr daran und versuche, es Jürgen bequem zu machen.

Als er schließlich unbedingt auf seinen Sessel überwechseln will, erweist sich diese Aktion als das nächste Problem. Für solch einen schwergewichtigen, unbeweglichen Mann sind unsere Möbel völlig ungeeignet, erkenne ich, während ich versuche, Jürgen in seinen Sessel zu setzen. Es fällt mir schwer, nicht selbst zu fallen, wenn ich, breitbeinig vor ihm stehend, ihn unter den Armen greife, seinen Körper hochzerre, ihn abstütze, um ihn dann vorsichtig zu drehen und, wenn er mit seinem Po über dem Sitz angelangt ist, runtergleiten lasse. Wobei, von Gleiten kann nicht die Rede sein, es geht nicht anders, ich lasse ihn wohl oder übel runterplumpsen.

Und unser King-Chair, ein lang gehütetes Designerstück, bricht beleidigt über so viel unsanfte Behandlung zusammen, Jürgen liegt erneut am Boden. Wieder bitte ich Andy um Hilfe. Den Rest des Tages verbringt Jürgen auf seiner Couch. Ich erkenne mit Schrecken, dass auch diese zu niedrig ist und unser Couchtisch aufgrund seines Mittelfußes keinen Halt bietet.

Es ist zum Verzweifeln!

Ich blättere schon mal im Ikea-Katalog und beschließe, so bald wie möglich, einen neuen Sessel zu besorgen. Irgendwie bekommen wir den Samstag und Sonntag auch ohne Sessel über die Runden.

Normalerweise sehen wir sonntagabends immer den *Tatort*. Heute gucken wir Rosemarie Pilcher, lassen uns von den bunten Bildern aus Cornwall ablenken. Eine Mordgeschichte ist für Jürgen zu grausam, musste ich inzwischen lernen.

Kürzlich stellten wir im Fernsehen einen Sciencefictionfilm ein. Wir erlebten vom gemütlichen Sessel aus überaus spannend und packend mit, wie die letzten Überlebenden der Erde, eine Hand voll Menschen, mühsam durch klirrende Kälte stapften. Die Erde hatte sich in ein Eismeer verwandelt, und sie versuchten, ein Schiff zu erreichen, das sie zu dem letzten, kleinen verbleibenden Punkt auf der Weltkarte bringen würde, auf dem noch Leben möglich war. Gespannt verfolgten wir die eisigen Bilder und fieberten bis zum schrecklichen Ende mit.

Nach dem Film schaltete ich den Fernseher aus und half Jürgen, ins Schlafzimmer zu zuckeln und sich hinzulegen. Es war warm im Schlafzimmer, die Heizung eingeschaltet.

»Schlaf schon. Ich komme gleich«, sagte ich und ging ins Badezimmer, um mich für die Nacht zurechtzumachen.

»Barbara, Barbara!«, hörte ich Jürgens sich überschlagende Stimme wenige Minuten später.

Ich stürmte ins Zimmer, das Schlimmste befürchtend. »Um Gottes willen, was ist passiert?«

Jürgen lag in seinem Bett, die Decke bis über die Nase gezogen, die Augen schreckgeweitet, bewegte er seinen Kopf ruckartig wie eine Marionette hin und her – her und hin, eine imaginäre Erscheinung mit den Augen verfolgend. Ich hörte seine Zähne aufeinander schlagen. Hoffentlich hat er kein Fieber, ging mir durch den Kopf.

»Ich will nicht mitgehen, es ist so kalt draußen, so kalt! Mach, dass sie weggehen, sie sollen gehen!«, rief er, als ich mich auf sein Bett setzte, und klammerte sich an mich.

»Du bist in Sicherheit, mach dir keine Sorgen, ich bin ja bei dir«, beruhigte ich ihn und legte meine Arme um ihn. Als er nicht aufhörte zu bibbern, schichtete ich mehrere Decken zusätzlich auf sein Oberbett und blieb an seiner Seite hocken, bis er einschlief.

Also nichts Spannendes mehr, stattdessen leichte Unterhaltung. Anspruchsvolle Diskussionen oder politische Sendungen stehen schon seit längerer Zeit nicht mehr auf unserem Programm, jetzt heißt es, auch keine Krimis, keine Thriller, keine Verfolgungsjagden, keine Morde mehr, angesagt ist heiter Besinnliches.

Aber das kann ich verschmerzen, ebenso, dass das Happyend bei Rosemarie heute dem Zeitraffer zum Opfer fällt, weil Jürgen um 22 Uhr wieder in der Klinik abgeliefert werden muss.

Schwerer zu ertragen ist, dass Jürgen nach dem Abendbrot anfängt zu lamentieren. Er will nicht in die Klinik zurück! Wieder rede ich, versuche, an seine Vernunft zu appellieren, ihn zu überzeugen, erst ruhig, dann lauter, dann ärgerlich. Er degradiert mich zu seiner Gefängniswärterin, schießt es mir durch den Kopf, als wir streiten.

Schließlich willigt er doch noch ein. Ich bin am Ende meiner Kraft, verfahre mich am Mittleren Ring und bin froh, als er endlich im Klinikbett liegt und ich das Auto nach Hause lenken kann. Als ich die Autoschlüssel auf die Kommode lege und meine Jacke an den Haken hänge, merke ich, wie fertig ich bin. Morgen werde ich ausschlafen, nehme ich mir vor.

Montag, 21. Dezember 1998

Barbara

Für die Weihnachtswoche habe ich mir Urlaub genommen. Als Erstes spreche ich gleich am Vormittag mit dem Arzt. Jürgen bekommt endlich ein Einzelzimmer, es liegt nah am

Schwesternzimmer und näher an den Waschräumen. Dann frage ich, ob ich mir einen der im Flur stehenden Rollstühle ausleihen kann. Ich bekomme die Erlaubnis. Jetzt muss ich Jürgen überzeugen, den Rollstuhl auch zu benutzen.

Mit dem Rollstuhl können wir uns wieder bewegen. Mehr als Jürgen vermisse ich es zu laufen. Jürgens langsame Gangart verlangt mir Geduld ab. Wenn er mit dem Wägelchen den Flur entlangschleicht, braucht er seine gesamte Konzentration.

Mein Herz macht einen Sprung. Mich wird der Rollstuhl noch mehr befreien als ihn. Ich kann Jürgen in den Garten rollen, und an den Wochenenden kann ich mit ihm durch den Westpark oder Nymphenburger Park spazieren. Wir kommen endlich wieder unter Leute, normale Leute, freue ich mich und schiebe den noch leeren Wagen frohgemut vor mir her in sein Zimmer.

»Sieh mal, ich habe einen Rollstuhl mitgebracht. Es ist herrliches Wetter draußen, wir fahren in den Biergarten. Wie wäre es?«

»Ich setze mich nicht in einen Rollstuhl!«

Diese Antwort habe ich erwartet. Der Rollstuhl erinnert ihn an seinen Vater. Wird ihm in diesem Moment bewusst, dass er den hilflosen Zustand seines Vaters erreicht hat? Eine Welle tiefem Mitgefühls erfüllt mich.

Wie er da auf der Bettkante sitzt, diesen Rollstuhl vor sich – ich möchte ihn nur noch umarmen und trösten.

»Na komm, gib dir einen Ruck, wir probieren es! Wenn es dir nicht gefällt, lassen wir es wieder«, sage ich stattdessen und helfe ihm, sich in den Rollstuhl zu setzen.

Auch dies ein kompliziertes Unterfangen, das einige Vorbereitung verlangt. Erst muss ich die Lehne des Rollstuhls entfernen, dann mit dem Sitz dicht an das Bett heranfahren und Jürgen von dem Bett auf den Rollstuhl herüberziehen. Schließlich streife ich ihm seine Jacke über und setze ihm die Mütze auf, befestige anschließend die Lehne wieder, klappe die Fußteile aus, rücke Jürgens Beine darauf zurecht, und wir können endlich aufbrechen. Die Prozedur wiederholt sich – bis auf das Anziehen von Jacke und Mütze –, als wir in das Auto einsteigen, und erwartet mich erneut, wenn wir am Ziel aussteigen. Aber daran denke ich jetzt noch nicht. Ich klappe den Rollstuhl zusammen und verstaue ihn hinten im Kofferraum. Als ich ihn anhebe, stelle ich fest, dass er ziemlich schwer ist.

Mit dem Auto fahre ich uns zum Hochuferweg der Isar, dicht zu der Brücke, die in großer Höhe zur Waldwirtschaft am anderen Ufer hinüberführt. Jürgen ist richtig vergnügt, zufrieden lässt er sich von mir schieben. Es ist anstrengend, ich schwitze, brauche meine gesamte Kraft, um fast 100 Kilo über den Kiesweg zu bewegen. Es stört mich nicht, ich öffne meine Jacke und bin glücklich und guter Dinge. Viele Menschen sind unterwegs, es sind Ferien. Locker kann ich die mitleidigen Blicke der Spaziergänger, die uns entgegenkommen wegstecken. Den Schrecken in den Augen, den Gedanken – Mein Gott, der Mann ist nicht älter als ich, was ist mit ihm passiert? – ebenfalls. Ich lächle allen freundlich zu.

In der Waldwirtschaft sitzen wir nah beieinander auf einer langen Bank an einem Holztisch, eine Maß Bier vor uns, jeder eine Auszogne, dieses frische Schmalzgebäck, in der Hand, Gelächter um uns herum, wie in alten Zeiten, zufrieden, selig.

Dienstag, 22. Dezember 1998

Barbara

Heute bin ich ebenfalls früh in der Klinik. Jürgen liegt friedlich schlummernd in seinem Bett, den kleinen Ikea-Elch, den ich ihm mitgebracht habe, in seiner Hand. Das leere Bett auf der anderen Zimmerseite sieht verlockend aus. Ich schlafe seit Wochen schlecht bis gar nicht in der Nacht und bin chronisch müde. Ich habe es aufgegeben, die Nächte zu zählen, die ich nicht schlafe, es ist einfacher, die Nächte mit Schlaf zu zählen, dazu reichen die Finger einer Hand. Aus unserem Schlafzimmer bin ich längst ausgezogen. Meine Matratze liegt auf dem Boden von Jürgens Arbeitszimmer. Sein Radioapparat am Kopfende dudelt die ganze Nacht alte Hits aus den 70ern, *Radio Arabella* hilft mir, die Schlaflosigkeit zu ertragen, oder leistet mir Gesellschaft, wenn ich versuche, Jürgens Arbeitsunterlagen für eine Übergabe vorzubereiten.

Einfach nur schlafen!

»Bleib hier, Barbara, bitte!«, bat mich Jürgen gestern Abend.

»Ich muss nach Hause, Jürgen.«

»Du kannst hier schlafen.« Er zeigte auf das leere Bett in seinem Zimmer.

»Ich würde nur zu gern, aber es geht nicht.«

Jetzt winkt mir das leere Bett regelrecht verführerisch zu. Einfach ausstrecken, die Augen zumachen, wegtauchen, nichts mehr denken, nur schlafen.

Ich lege meine kleine Handtasche auf Jürgens Nachttisch. Plötzlich fällt mein Blick auf ein kariertes Blatt Papier, die Zeilen bedeckt mit einer flüssigen, sauberen Handschrift in roter Tinte. Neugierig lese ich: »Patient träumte abermals vom Feuer und von seinem Vater. Er hielt sich in einer großen Turnhalle auf und fand den Weg hinaus nicht …« Am Schluss der Aufzeichnung steht: »Seine Ehefrau betrügt ihn.«

Verblüfft lege ich den Zettel zurück, überlege, ob ich den Therapeuten ansprechen soll. Dann stecke ich den Zettel in meine Tasche.

Wie kommt Jürgen auf diese Idee? Hegt er diese Befürchtung schon länger? Fühlt er sich durch die Erkrankung nicht mehr vollwertig? Jürgen! Mein Jürgen, der nie eifersüchtig gewesen ist, obgleich ich mir manchmal gewünscht habe, er würde sich meiner nicht so sicher sein.

Er braucht keine Angst zu haben. Ich streichele über seine Wange.

Jürgen

Reden, reden, dauernd soll ich reden. Sie fragen mich: »Welche Rolle hat Ihr Vater in Ihrem Leben gespielt? Und welcher Art ist die Beziehung zu Ihrer Mutter gewesen?«

»Gut, ich hatte zu beiden ein gutes Verhältnis«, sage ich.

»Haben Sie als Einzelkind Geschwister vermisst?«

»Nein, ich bin mit den Kindern meines Onkels stark verbunden, wir waren eine große Familie, ich hatte immer Spielkameraden und habe Geschwister nie vermisst.«

»Hatten Sie eine problematische Jugend?«

Warum sollte ich? Im Gegenteil, ich hatte damals einen großen Freundeskreis, wurde aufgrund meiner Größe und auch ein wenig wegen meiner Verrücktheit – ich hatte den Mut, mich über Konventionen leichter hinwegzusetzen als die meisten – und aufgrund meiner Redegewandtheit meist als Anführer der Clique betrachtet, gab den Ton an. Die Mädchen mochten mich und ich sie. Ich verneine die Frage.

Ich liege auf meinem Bett und schließe die Augen … »Mach die Tür zu. Wir stellen den Stuhl dagegen. Komm.« Jede Berührung versetzte uns einen Stromstoß. Sie öffnete den Reißverschluss meiner Hose, nahm mein Glied in die Hand, rieb es. Ich schob ihren engen Rock in die Höhe, zog ihr Höschen hinunter, sie kickte es mit dem Fuß weg, dann legte sie sich auf das untere Bett im Zimmer der Jugendherberge. Im nächsten Moment drang ich in sie ein.

»Sei vorsichtig.«

Mein Herz pochte, als ich mich in ihr bewegte, und viel zu schnell fühlte ich die Explosion kommen.

»Was ist denn hier los, warum ist die Tür versperrt?«, hörten wir eine Stimme rufen.

Ich zog meinen Penis aus ihrer Scheide, kam außerhalb, froh über die Störung, ich hätte es kaum geschafft ohne die kurze Unterbrechung. Wir zogen uns schnell wieder an, öffneten die Tür und drückten uns wie Verschwörer an dem Störenfried vorbei. Draußen küssten wir uns.

Wir waren verliebt.

Ausnahmezustand, habe ich zu Hause dann ein wenig später in mein Aufzeichnungsbuch geschrieben, und ein dickes Kreuz hinter ihren Namen gemacht. Meine damalige Eroberungsliste zählte immerhin über 50 Namen, ich war 17. Barbara war die Nummer 52. Sie war meine erste richtige Eroberung.

Mir fällt das Felsenbild ein. Barbara ist der zweite Fels, der mich hält.

Ist sie es noch? Ich bin unsicher.

Glücklicherweise sind die Sitzungen bei Doktor Schulz nur eine Dreiviertelstunde lang, und er ist sehr penibel, was die Zeit anbelangt. Dauernd schaut er zur Uhr. Am liebsten würde ich zu ihm sagen: »Lassen wir das Ganze, machen Sie Schluss und nehmen Sie sich frei!« Nachher habe ich noch eine Stunde, Barbara wird mitkommen, hat sie jedenfalls gesagt. Ich rolle mit meinem Stuhl zurück in mein Zimmer.

Immerhin habe ich jetzt ein Einzelzimmer, mit einem Krankenbett. Es ist höher, und es ist leichter für mich aufzustehen. Sicher hat es geholfen, dass ich die ganzen Toilettensachen von Bernd vom Spiegel runtergeschmissen habe, als er nicht im Zimmer war. Ich wollte ein Einzelzimmer, jetzt habe ich es.

Und Barbara kann ab und zu hier bleiben, das Bett nebenan steht leer.

Sie hat mir einen Rollstuhl besorgt, gestern waren wir im Biergarten. Erst wollte ich den Rollstuhl nicht. Ich bin nicht behindert, und ich bin viel jünger als mein Vater … Aber Barbara hat mich überzeugt. Das Fahren im Rollstuhl ist angenehm. Es kostet mich weniger Kraft, mich fortzubewegen. Kraft, die ich nicht mehr im Überfluss habe.

Dann kommt Barbara endlich. Sie wird mich gleich zum Therapeuten bringen. Sie verlässt noch einmal kurz das Zimmer. Ich kann mich schonen.

»So, wir können fahren!«, sagt sie, als sie wieder eintrifft, und schiebt mich aus dem Zimmer, den Flur entlang zu dem

Therapieraum. Es ist ein sehr kleines Zimmerchen. Der Doktor stellt meinen Rollstuhl in eine Position, die den beiden Stühlen und dem winzigen Tisch gegenüberliegt. Er setzt sich auf die linke Seite, Barbara auf die rechte Seite, beide mir gegenüber. Er fragt dies und das, bis er plötzlich wissen will: »Ist Ihre Ehe glücklich?«

Soll ich antworten oder Barbara oder wir beide? Ich sehe Barbara an.

»Ja«, höre ich von ihrer Seite.

Sie erzählt, wie wir uns kennen gelernt haben, wie wir zusammen nach Australien gegangen sind, wie wir in Konstanz gelebt haben und wie wir nach München gekommen sind. Dann zögert sie und sagt schließlich: »Es gab eine Sache in unserer Ehe vor zwölf Jahren, Jürgen hat sich in eine andere Frau verliebt, und es war ihm sehr ernst. Er wollte sich zwar nicht von mir trennen, aber er wollte auch die andere.«

Doktor Schulz wendet sich mir zu, sieht mich plötzlich ebenso wie Barbara erwartungsvoll an. Ich komme mir vor wie auf einer Anklagebank.

»Wie stehen Sie zu dieser Beziehung?«

Ich schweige. Was soll ich dazu sagen? Wir haben mein Verhältnis zu Monika damals ausdiskutiert, die Teller flogen, es gab Verletzungen, keine äußerlichen, innerliche, es wurden Wortgefechte ausgetragen. Es ist vergessen, ich möchte die Sache nicht noch einmal aufwärmen, vor allen Dingen nicht hier und jetzt. Schon gar nicht möchte ich mich dafür vor einem Fremden verantworten.

Warum treibt man mich derart in die Enge? Ich hasse sie, beide, Barbara und noch mehr diesen Arzt. Ich werde sie nicht mehr wahrnehmen, ich werde nicht antworten. Ich werde überhaupt keine Fragen mehr beantworten, beschließe ich. Doch jetzt unterhält er sich nur noch mit Barbara! Das passt mir auch nicht! Was er sie alles fragt! Was geht ihn das an! Hallo, ich bin der Patient, möchte ich rufen. Aber mache ich nicht, ich werde schweigen, wie ich es mir vorgenommen habe. Ich mache einfach die Augen zu, sollen sie doch sehen, wie sie ohne mich zurechtkommen. Ich blinzele natürlich ab und zu, um zu sehen, was vor sich geht. Ist nicht sonderlich spannend. Barbara erzählt nur lang und breit, dass wir seit 1978 in München sind, wo wir anfangs gewohnt haben, was sie beruflich macht und, und …

Als ich Herrn Doktor Schulz sagen höre »Ah, ich sehe, die Zeit ist um, wir treffen uns morgen wieder, es wäre schön, wenn Sie nochmals bei der Sitzung dabei sein könnten, Frau Ludwig!«, bin ich froh, ich kann meine Augen wieder öffnen. Barbara schiebt mich in den Aufenthaltsraum.

Barbara

Wir sind plötzlich wieder ein Paar. Ich bin die Frau des Patienten. Unser Umfeld, unser Zusammenleben, meine Sicht der Dinge sind gefragt. Ich werde einbestellt, gebeten, an den Sitzungen mit dem Therapeuten teilzunehmen.

Es fällt mir schwer, vor einem Unbekannten mein Privatleben, unser Privatleben auszubreiten, zu offenbaren, wie unser Eheleben aussieht, darzulegen, warum, wieso und ob wir uns verstehen oder nicht verstehen, welche Höhen und Tiefen unsere lange Ehe durchlaufen hat. Zwar habe ich seit der Aufforderung zum Therapiegespräch darüber nachgedacht, aber Nachdenken und Offenlegen sind unterschiedliche Dinge.

Obgleich, das mit dem Paar trifft nur bedingt zu. Ich sitze Jürgen gegenüber, auf gleicher Höhe mit dem Therapeuten. Diese Position weist mir eher die Stellung einer Nebenklägerin zu und Jürgen die des Angeklagten. Wie Gegner, Auge um Auge, oder wie bei einem Scheidungsverfahren werden wir konfrontiert, ich habe einen Anwalt an meiner Seite, Jürgen nicht.

Jene Phase, als Jürgen mich ständig beschimpfte und sich aggressiv verhielt, kommt mir in den Sinn. Ich hätte ihn manchmal gern in der Anklageposition gesehen zu jener Zeit. Aber jetzt? Er ist, bis auf die Streitereien, wenn er wieder in die Klinik zurückmuss, friedlich und umgänglich geworden.

Meine Zärtlichkeit fliegt ihm zu.

Jürgen

»Jetzt stellen Sie sich doch nicht so an. Sie können, wenn Sie wollen.«

Der Chefarzt, eine interessante Persönlichkeit. Warum glaubt er, ich simuliere? Ich kann wirklich nicht ohne Hilfe gehen.

Nur, weil mir bei dem Eingangsgespräch der Stuhl nicht gefiel, den er mir anwies? Und ich in den Stuhl wechselte, der mir besser zusagte, als er kurz draußen war? Eine günstige Ausgangsposition ist enorm wichtig für ein Gespräch! Es hat mich ungeheuere Kraft gekostet, aber ich habe es bewerkstelligt. Er darf ruhig merken, dass ich nicht alles mit mir machen lasse!

Inzwischen kann ich mit meinem Rollstuhl überall hingelangen und bin unabhängiger. Barbara ist heute mit mir in den Hof gefahren, ich habe genau aufgepasst und versucht, mir den Ausgang für den Rollstuhl einzuprägen, um auch einmal allein rauszukommen.

Wir haben diesen Professor Kleinfelder getroffen, der, bei dem ich im August in Behandlung war. Barbara ging direkt auf ihn zu und stellte sich vor ihn. Ihre Stimme war ziemlich scharf, als sie ihn ansprach.

»Erkennen Sie Ihren Patienten wieder? Erinnern Sie sich daran, dass Sie im August sagten, er wäre gesund?« Dabei rollte sie mich provokant vor seine Füße. »Sehen Sie jetzt, wie dieser Patient, der nichts hat, hilflos im Rollstuhl sitzt? Sie haben ihn als, wie drückten Sie es damals aus? Ach ja, als ›gestandenes Mannsbild‹ kennen gelernt. Was ist aus dem gestandenem Mannsbild geworden? Sehen Sie sich Ihren gesunden Patienten von damals genau an!«

Ich wollte mir eigentlich die Mühe sparen, zu ihm aufzublicken, aber war dann doch neugierig, wie er reagieren würde.

Hochmütig zuckte er hilflos mit den Schultern, schenkte weder mir noch Barbara eine längere Betrachtung, murmelte nur: »Lassen Sie sich einen Termin bei mir geben«, und ging weiter.

Ich war froh. Was erhoffte sich Barbara von diesem Mann? Er kann mir nicht helfen, konnte es damals nicht und kann es jetzt nicht. Warum will sie unbedingt, dass er mich wieder untersucht?

Draußen schien die Sonne, ich genoss die Wärme. Ich wollte weg, ans Meer.

Als Barbara längst gegangen ist, liege ich im Bett und döse vor mich hin.

Bin ich jetzt wach oder träume ich? Ich sitze zu Hause in meinem Zimmer, Bernhard und Stefan sind da, wie jeden Freitag, wir pokern.

»Hey Langer, ich ziehe gleich, jetzt musst du zeigen, was du auf der Hand hast! Ich werde dir die Suppe versalzen, bluffen ist nicht.«

»Ein Full house.«

»Mist, ich habe nur zwei Pärchen.«

»Heute scheint nicht mein Tag zu sein. Lasst uns Schluss machen mit dem Spiel.«

»Das haben wir gern, verlieren und dann aufhören.«

»Nein, so ist es nicht, ich bin unkonzentriert, ich muss an Hartmut denken, ich habe heute mit ihm telefoniert.«

»Hartmut, unseren vierten Mann? Wie geht es ihm denn, da oben im Norden? Bei mir hat er sich nicht mehr gemeldet, seit er aus Berlin fort ist.«

»Er lebt mit einem Mann zusammen, und es ist nicht einfach für ihn, er hat alle Brücken zu seiner Familie abgebrochen.«

»Seine Mutter und sein Bruder, beide sehr konservativ, wollen nichts mehr mit ihm zu tun haben, ein Schwuler in ihrer Offiziersfamilie!«

»Ich hätte nicht gedacht, dass Hartmut schwul ist, schließlich hat er immer die besten Frauen abgeschleppt, ich habe ihn beneidet. Die Gisela, erinnerst du dich, eine heiße Braut, bei der wäre ich gern gelandet.«

»Na Kurzer, bei der hatten nur lange Kerle eine Chance, sah schlecht aus für dich. Habe ich euch schon gesagt, dass ich nach Fuerteventura gehe für immer? Wir werden dort ein Haus kaufen und wir werden dort leben, wenigstens im Winter, im Sommer sind wir hier. Ihr könnt mich besuchen kommen. Ich habe alles genau geplant.«

»Ist wieder einer deiner vielen Ideen und Pläne, Langer? Dass du alles genau durchgerechnet hast, glauben wir dir, sicher kennst du jede Ecke der Insel bereits von deinen Reisen auf der Landkarte. Aber ob die Idee auch bis nächste Woche hält, ist ungewiss. Nächste Woche ist es vielleicht Thailand oder Indien, wer weiß. Wenn es Wirklichkeit wird, kommen wir gern. Aber jetzt eine andere Sache, ich spiele nächste Woche mit meiner Band in Spandau, im *Heideschlösschen*, um 20 Uhr fangen wir an, kommt ihr?«

»Aber klar, du weißt doch, wie gern ich tanze, Barbara kommt bestimmt mit.«

Ich rufe sie an. »Barbara, kommst du mit in das *Heideschlösschen*? Berni spielt dort am Samstag, Stefan kommt auch.«

»Jürgen, bist du das? Wer ist bei dir?«

»Berni und Stefan. Ich möchte, dass du mit ins Heideschlösschen kommst, wir können tanzen, es wird dir sicher Spaß machen.«

»Jürgen! Du musst von alten Zeiten geträumt haben! Es war schön damals im *Heideschlösschen*. Bernhard hat dort mit seiner Band gespielt und wir, Stefan, Hartmut und Gisela sind zum Tanzen hingegangen und haben gerockt bis zum Umfallen. Aber mein Gott, das ist 30 Jahre her.«

Barbara glaubt mir wieder nicht! Aber sie wird es ja sehen, wenn wir dort sind. »Stefan hat gestern angerufen und von Bernhard kam eine Postkarte, ich soll dir schöne Grüße bestellen, sie wollten wissen, wie es dir geht.«

»Küsschen, Liebling. Wir sehen uns morgen wieder, schlaf jetzt«, sagt sie zu mir.

Siehst du, will ich noch erwidern, aber Barbara hat schon aufgelegt.

Mittwoch, 23. Dezember 1998

Barbara

Der Weihnachtsmarkt am Marienplatz stellt für mich in diesem Jahr nur ein Hindernis bei meiner Einkaufsrallye dar. Die vielen Menschen, die gemütlich an den Buden stehen und Glühwein trinken, leben in einer anderen Welt als ich. Ich hetze mit einer Liste, die ich sorgfältig nach der Reihenfolge der zu besorgenden Dinge sortiert habe, in den *Kaufhof*. Hoffe, so rasch wie möglich die Geschenke in meiner Tasche zu haben, um pünktlich wie immer in der Klinik zu sein.

Einen Schlafanzug für Schwiegervati, eine duftende Hautcreme für Schwiegermutti, ein Buch für eine Freundin, mehrere Bögen Weihnachtspapier. Für Jürgen habe ich vor längerer Zeit zwei Bücher im Antiquariat entdeckt. Mit dem Fahrrad durch Australien, ein Reisebericht aus dem Jahre 1980 oder 1982, und ein Buch über die großen Seefahrer und ihre Entdeckungsreisen. Wie sollte ich wissen, dass er inzwischen unfähig sein würde, sie zu lesen. Ich werde mir etwas anderes für ihn einfallen lassen müssen.

Für mich muss ich ebenfalls ein Geschenk kaufen. Jürgen erinnert mich mit seiner leise gewordenen Stimme jeden Tag daran. Es ist ihm sehr wichtig.

Als ich die Rolltreppe beim *Kaufhof* hinunterfahre, sehe ich einen Webpelzmantel mit Leopardenmuster an einem Ständer hängen. In jungen Jahren habe ich einen ähnlichen aus Lammpelz besessen und viel und gern getragen. Kurzerhand kaufe ich den Pelz. Er ist weich und kuschelig.

Dann beeile ich mich, am Nachmittag ist wieder gemeinsame Therapie angesagt.

Jürgen

Heute müssen wir wieder in den kleinen Raum, in dem es so eng ist. Und der Arzt wird mich streng ansehen, und noch schlimmer trifft mich Barbaras strafender Blick. Ich werde mich weigern …

Wo Barbara heute nur bleibt?

Endlich!

»Hallo, Jürgen, puh ist es in der Stadt voll! Eine Hektik!«

Barbara zieht ihre Jacke aus, hilft mir in den Rollstuhl und schiebt mich den Flur entlang. Doktor Schulz ist noch nicht da. Wir warten. Barbara blättert in einer Zeitschrift, die sie von einem Tischchen genommen hat. Ich wünschte, sie würde mir etwas erzählen, nur antworten mag ich nicht, Zuhören ist in Ordnung.

Doktor Schulz kommt und schließt den Raum auf und fährt meinen Rollstuhl wieder auf die gleiche Stelle wie das letzte Mal. Ich presse bereits jetzt meine Lippen zusammen, von mir werden sie nichts hören!

Barbara setzt sich nicht, will sie wieder gehen?

Warum nimmt sie ihren Stuhl mit?

»Ich möchte neben meinem Mann sitzen«, sagt sie und stellt den Stuhl neben meinen Rollstuhl und nimmt meine Hand in die ihre.

»Sie haben mich neulich gefragt, warum ich bei meinem Mann geblieben bin, als er ein Verhältnis zu einer anderen Frau hatte. Es gibt eine einfache Antwort: Ich liebe meinen Mann.«

Sie drückt meine Hand. Ich bin glücklich. Barbara ist auf meiner Seite, mein Felsen.

Donnerstag, 24. Dezember 1998

Barbara

Heiligabend, ich werde Jürgen mit nach Hause nehmen. Abends um 23 Uhr, die Ausgangszeit ist um eine Stunde verlängert worden, muss ich Jürgen spätestens wieder in der Klinik abliefern. Morgen ist Freitag und der erste Feiertag, ich soll Jürgen in der Früh erneut abholen, und er hat bis zum Abend Ausgang. Am Samstag, den zweiten Weihnachtsfeiertag, kann ich ihn bis Sonntagabend nach Hause mitnehmen. Dann muss ich ihn wieder pünktlich auf der Station abliefern.

Mir graut schon davor, Jürgen jeden Tag mindestens zweimal in das Auto zu setzen und noch mehr, ihn wieder hinauszubugsieren.

Seine Unbeweglichkeit wird immer gravierender. Ich muss mir genau überlegen, wie ich es anstelle. Von der Tiefgarage gibt es keinen rollstuhlgerechten Zugang zum Haus. Also werde ich das Auto in der Einfahrt parken müssen, und Jürgen dann den Weg durch die Einkaufpassage bis zum Haus schieben. Unangenehm, das Auto so lange als Hindernis im Halteverbot stehen zu lassen, aber, es scheint mir die einzige Lösung. Oder ich fahre es runter, und Jürgen wartet im Rollstuhl, bis ich wiederkomme. Nun, mal sehen. Hoffentlich akzeptiert er den Ikea-Korbsessel, den ich besorgt habe.

Noch ein kurzer Blick auf meine Liste, habe ich alles? Scheint so. Ich mache mich also auf den Weg zur Klinik.

Eine Stunde später bin ich froh, Jürgen sitzt sicher im Wohnzimmer. Ihn an der Auffahrt im Rollstuhl warten zu lassen war keine gute Idee von mir gewesen, er schrie die ganze Gegend zusammen. Nächstes Mal werde ich Plan B anwenden. Jetzt ist erst einmal Weihnachten.

Jürgen

Es duftet und riecht köstlich. Der Bratenduft der Pute, die im Rohr schmurgelt, dringt zu mir in das Wohnzimmer. Barbara hantiert mit Tellern, deckt den Tisch. Die Lichter an unserer Tanne vor dem Fenster leuchten, überall stehen dicke Kerzen. Es ist schön anzusehen.

Wir haben viele Weihnachtsfeste wie dieses gefeiert, nur für uns. Morgens sind wir in die Berge gefahren, sind auf den Berg gestiegen, keinen hohen, steilen, sondern einen gemäßigten, haben unsere Sitzunterlagen ausgebreitet, uns mit Blick auf die höheren Berge hingehockt und den mitgebrachten Glühwein getrunken, Lebkuchen gegessen, die Stille und Ruhe genossen. Abends haben wir die Pute gebraten, sie zubereitet, wie wir es auf dem Schiff damals – Weihnachten schipperten wir an der Küste Australiens entlang – kennen gelernt haben, mit Rosenkohl und Preiselbeeren, haben die Kerzen draußen an der Tanne angemacht, Weihnachten ohne Stress.

In noch früheren Jahren, als Barbaras Mutter noch lebte, sind wir nach Berlin gefahren, haben meine Eltern besucht und im Familienkreis gefeiert.

Eines ist geblieben, die Pute und die Kerzen am Baum als Sinnbild.

Die Gedanken verwirren sich, sie fließen wieder durcheinander. Ich bin müde, unendlich müde.

Freitag, 25. Dezember 1998

Jürgen

Barbara holt mich vormittags ab. Sie hilft mir aus dem Rollstuhl in das Auto und auf den Beifahrersitz. Ich bin aufgeregt. Meine Reisetasche verstaut sie hinten im Kofferraum und hebt den Rollstuhl hinein. Wir fahren, endlich!

»Hast du die Pässe dabei, Barbara?«

»Die Pässe?«

»Kommen wir auch rechtzeitig nach Zürich zum Flughafen?« Nervös ruckele ich an meinem Anschnallgurt, sehe auf die Uhr. Sie könnte schneller fahren, wir werden es nicht schaffen!

Ob sie die Pässe nun dabeihat? Sie vergisst alles. Erinnert sie sich nicht daran, dass Parkplätze Mangelware am Flughafen sind? Weiß sie nicht mehr, wie ich stundenlang um den Züricher Flughafen herumkurvte, als wir von Konstanz in die Türkei fliegen wollten, und ich dann irgendwo parkte und wir das Flugzeug verpassten? Wie wir den ganzen Tag rumhingen, bis sie uns schließlich am Abend auf eine Maschine setzten? Und dann der Schreck, als wir nach zwei Wochen aus unserem Urlaub nach Hause kamen und uns vor unserer Wohnung die deutsche Polizei empfing? Die Schweizer kennen kein Pardon, Falschparken ist ein Vergehen und wird streng gebüßt! Erst recht im Flughafenbereich. Sie sollte mich an das Steuer lassen. Ich kann besser Auto fahren als sie.

Ich greife zum Steuerrad.

»Jürgen, bist du wahnsinnig, lass das Lenkrad los, wir bauen sonst einen Unfall. Du hast mir vielleicht einen Schreck eingejagt!«

»Hast du denn nun die Pässe dabei?«

Dieses Mal wird es bestimmt klappen mit dem Haus, ich bin mir ganz sicher, das Angebot ist das richtige. Ich möchte ans Meer, dort wird es mir besser gehen. Will die salzige Meeresluft atmen, den Sand unter den Fußsohlen spüren, auch wenn sie wehtun, ich weiß, am Meer werde ich wieder der Alte.

»Jürgen, wir brauchen die Pässe nicht, wir haben alle Zeit der Welt, wir fahren nach Hause.«

»Was ist mit dem Flug, wir müssen zum Flughafen.«

Nach einer Weile sagt Barbara: »Ich habe den Flug abgesagt.«

»Das kann nicht stimmen, wann willst du das getan haben?«

»Ich habe vom Krankenhaus aus ein Fax geschickt, es geht in Ordnung.«

Sie hat einfach dazwischengefunkt, nächstes Mal werde ich es besser vorbereiten. Seit Barbara die Planungen übernommen hat, klappt nichts mehr. Reiseplanungen sind mein Feld! Ich muss ihr dies klar machen, auf der anderen Seite bin ich froh. Die Reise wäre mir zu anstrengend, ich bin verdammt müde heute.

Unsere Weihnachtswanderung besteht in diesem Jahr aus einer Runde um den Block. Ich schiebe, Jürgen wird geschoben. Immerhin ein wenig frische Luft.

Das Fernsehprogramm ist ordentlich, und es ist recht gemütlich zu Hause.

An den Kampf, den es heute Abend wieder gibt, weil Jürgen nicht zurück in die Klinik will, denke ich lieber noch nicht und auch nicht daran, wie ich ihn wieder in das Auto und aus dem Auto heraus bekomme. Wie schon heute Morgen im Schwesternzimmer schüttle ich meinen Kopf, weil ich es einfach albern finde, Jürgen heute Abend in die Klinik zurückzubringen, nur um ihn morgen Früh wieder abzuholen! Ich sehe keinen Sinn darin, dass er die Nacht unbedingt dort schläft.

Ich rufe die Station an, um sie zu informieren, dass ich Jürgen zu Hause behalte.

»Schwester Ina? Guten Abend, schön, dass Sie heute Dienst haben.« Schlechter Einstieg, sicher würde sie es vorziehen, bei ihren Lieben sein. »Ich werde meinen Mann, Jürgen Ludwig, erst am Sonntagabend zurückbringen.«

»Das geht nicht, es ist kein Arzt hier, den ich fragen kann …« – Natürlich, Ausnahmen gibt es nicht. – »Rufen Sie nachher noch mal an.«

Ich lege auf.

Sie wissen Bescheid, ich habe meine Pflicht getan, denke ich, mein schlechtes Gewissen lege ich kurzerhand ad acta. Jürgen ist froh, dass er nicht zurückmuss. Um kurz nach acht Uhr bringe ich ihn zu Bett, er ist müde.

Ich mache es mir auf unserer Couch bequem und überlasse mich den bunten Bildern.

Sonntag, 27. Dezember 1998

Barbara

In Eile stecke ich die Geschenke für das Stationspersonal, eine Schachtel guter Pralinen, eine schöne Seife, einen besonderen Tee, alles hübsch verpackt, in meine Tasche. Ich kutschiere Jürgen zur Klinik zurück. Die Straßenbeleuchtung taucht alles in ein mildes Licht, an jeder Ecke steht ein großer Christbaum und strahlt vor sich hin, hinter den Fenstern blitzen ab und an schemenhaft die Lichter festlich geschmückter Weihnachtsbäume auf.

Auch auf der Station steht eine große Tanne mit elektrischen Kerzen. Jürgen zeigt auf die Kugeln, als wir daran vorbeirollen.

»Herr Ludwig?«, höre ich aus dem Schwesternzimmer. Ich stoppe. Schwester Irmgard tritt auf die Schwelle.

»Bitte kommen Sie.«

Ich trete in den großen Raum, Jürgen im Rollstuhl vor mir herschiebend.

»Der Arzt möchte Sie sprechen, warten Sie, ich rufe ihn an.« Ich packe die Geschenke auf den Tisch.

»Fröhliche Weihnachten!«

Aber das »fröhliche« vergeht mir, als Schwester Irmgard mir mit Verstärkung des Arztes klar macht, dass mein Mann eigentlich entlassen sei und, dass ich am nächsten Morgen erst wieder die Aufnahme beantragen muss. Und überhaupt, ich würde die Behandlung sabotieren, in dem ich eigenmächtig die Regeln außer Kraft setze und … und …

Als ich Jürgen in sein Zimmer fahre, sehe ich, wie er grinst. Es hat ihm gefallen, dass ich mich über die Vorgaben hinweggesetzt habe, für ihn. Wir gegen den Rest der Welt …

Montag, 28. Dezember 1998

Barbara

Als wir an diesem Tag gemeinsam dem Therapeuten gegenübersitzen, ist Jürgen ungewöhnlich zugänglich.

Doktor Schulz knüpft offenbar an die Vorgespräche an und fragt: »Auch wenn Sie sich mit Ihren Klienten, wie Sie sagen, oft über Reisen und Freizeitdinge unterhalten, ersetzt Ihnen diese Kommunikation nicht die sozialen Kontakte Ihrer früheren Berufstätigkeit – habe ich das richtig verstanden?«

Ein wenig schleppend und leise, aber selbstbewusst und überzeugend antwortet Jürgen: »Ja. Wir sind viel gereist … mit unserem VW-Bus … durch ganz Europa und in die Schweiz gefahren … in die Berge, um wandern zu gehen und um uns unbekannte Orte anzusehen … Letztes Jahr waren wir am Matterhorn … sind zum … Jungfraujoch hinaufgefahren.«

Der Therapeut nickt ab und zu, macht sich Notizen und wartet geduldig. Erst als Jürgen nichts mehr sagt, stellt er die nächste Frage. »Sie haben also Ihre fehlenden Kontakte mit den Reisen ausgeglichen. Sagen Sie mir …«

Ich schenke seinen weiteren Worten kein Gehör, mein Kopf arbeitet fieberhaft. Was hat Jürgen erzählt? Matterhorn, Schweiz, VW-Bus? Mir wird heiß und kalt zugleich. Mein ganzer Körper fängt an zu kribbeln, so aufgeregt bin ich.

Alles, was Jürgen gerade berichtet hat, gehört in unsere Konstanzer Zeit!

Das ist nicht zu glauben!

Ich versuche, mich wieder auf das Gespräch zu konzentrieren und mitzubekommen, was Jürgen antwortet, um herauszufinden, ob das, was ich vermute, wahr ist.

Ja, es stimmt!, stelle ich nach einer Weile fest und rutsche unruhig auf meinem Stuhl hin und her. Am liebsten würde ich mit meiner Erkenntnis gleich rausplatzen, aber ich zwinge mich zu warten.

Ich werde Doktor Schulz nach der Stunde darauf ansprechen. Ihm sagen, dass Jürgen keineswegs fantasiert, dass er nichts erfindet, dass er nicht lügt. Jürgen blendet die letzten Jahre aus! Das ist mir gerade klar geworden.

Mein Gott, jetzt verstehe ich, dass er so beharrlich behauptet hat, dass unsere Katze in der Wohnung ist. Und wie war das mit dem Datum seines Ausscheidens aus dem Job? Erbittert haben wir gestritten, weil er felsenfest darauf bestanden hatte, es wäre erst gestern gewesen. Die fünf Jahre dazwischen hatte er einfach weggeschaltet. Alles was er heute erzählte, passierte in Konstanz! Konstanz? Unfassbar für mich, unsere Konstanzer Zeit liegt ganze 20 Jahre zurück!

Wo sind die Jahre danach für ihn geblieben?

Fest steht, sein Verstand arbeitet präzise, er ist nicht verrückt! – Aber seine Zeitebene ist eine andere, so als hätte er eine Zeitmaschine benutzt und wäre in der Vergangenheit gelandet! In seiner, unserer Vergangenheit!

Erlebnisse aus dem Gestern und Vorgestern sind für ihn verloren, sind, wie es scheint, in einem schwarzen Loch verschwunden.

Eines unserer Lieblingsbücher aus der Bodensee-Zeit kommt mir in den Sinn. Ein älterer Mann wird von Tag zu Tag jünger, um dann als Baby von der Welt zu scheiden. Jürgen lebt – wie dieser Mann – rückwärts. Er wird jünger, von Tag zu Tag. Witzig, wenn es nicht so traurig wäre. Aber, es ist mir auch unheimlich.

Es kommt mir vor, als würde in seinem Inneren eine unerbittliche Sonne Tag und Nacht brennen und seinen Brunnen der Erinnerungen mit wachsender Geschwindigkeit verdunsten lassen.

Warum ist mir dieser Umstand nicht früher aufgefallen? Kein Wunder, dass der Therapeut nichts bemerkt, wenn selbst ich erst heute dahinterkomme.

Die Sache mit den Pässen von neulich fällt mir ein. Habe ich nicht einfach so getan, als würde ich Bescheid wissen, einfach nur, weil ich nicht die Nerven besaß, Jürgen zu überzeugen?

Ich werde meine Rolle übernehmen und bei der Theateraufführung mitwirken, denke ich, als ich ihn wieder zurück in sein Zimmer bringe. Zum Glück kenne ich meinen Part, weil wir das Drehbuch gemeinsam geschrieben haben.

Dienstag, 29. Dezember 1998

Jürgen

Ich schmiede Fluchtpläne. Ich will hier weg! Und ich komme hier raus! Barbara überredet mich immer wieder, in das Krankenhaus zurückzukehren. Aber sie wird mitmachen, das weiß ich jetzt. Schließlich ist es auch ihr Wunsch, am Meer zu leben. Es wird uns gelingen!

Ich weiß, wo der Ausgang ist, der ins Freie führt, und wie ich ihn mit dem Rollstuhl erreichen kann.

Essen muss ich einstecken, das ist wichtig. Dann brauche ich nur den günstigsten Zeitpunkt abzupassen. Geld besitze ich nicht, Barbara hat es aus meiner Brieftasche entfernt. Zum Glück habe ich meine Kreditkarte versteckt und sicher verwahrt, damit kann ich überall bezahlen. Meine Reiseerfahrung zahlt sich aus.

Sie beobachten mich, ich muss vorsichtig zu Werke gehen. Ich werde brav alles machen, was sie sagen und sie so einlullen.

»Guten Morgen, Schwester Ina, wie geht es Ihnen?«

»Guten Morgen Herr Ludwig, Sie sind ja gut drauf heute. Vergessen Sie nicht die Beschäftigungstherapie. Wenn Sie wollen, bringe ich Sie zum Fahrstuhl, Sie müssen einen Stock höher.«

»Das ist aber nett von Ihnen«, sage ich.

Schon gestern habe ich eine Stunde an einem Steinstück rumgefeilt, trotzdem es mir schwer fiel, irgendetwas daraus zu machen. Jetzt sieht es aus wie ein Aschenbecher. Ich war nie sehr geschickt in diesen Dingen. Und jetzt habe ich Mühe, meine Bewegungen zu koordinieren. Dabei waren auch ohne diese Schwierigkeiten meine Töpferversuche damals recht kläglich, allerdings habe ich gern mit dem Tonmaterial gearbeitet und damit rumgebatzt. Ich merke, sie sind mit mir zufrieden, ich habe mich eingegliedert. Es ist wie überall, es wird Einordnung verlangt, Anpassung. Ich habe mich nie gern angepasst, aber ich war geschickt genug zu erkennen, wann es notwendig war. So wie jetzt. Sie werden mich nicht daran hindern können, das zu machen, was ich will.

Noch einen Tag.

Mittwoch, 30. Dezember 1998

Jürgen

Das Abendessen ist vorbei. Auf der Station ist es endlich ruhig. Kaum jemand auf den Fluren.

Barbara ist heute früher gegangen. Sie kann ich erst im letzten Augenblick einweihen, sonst vereitelt sie alles.

Meine schwarze Jacke – wo hat Barbara sie hingelegt? Im Schrank vielleicht? Ja, hier, hier ist sie. Die Ärmel gehen so schwer, Herrgott noch mal!

Der Schal noch und dann die schwarze Mütze.

Die Brote packe ich in die Innentasche.

Ich muss vorsichtig sein, wenn ich an dem Schwesternzimmer vorbeifahre.

Erst die Tür öffnen. Gut, niemand zu sehen. Jetzt den Flur entlang. Hoffentlich finde ich den Weg zum Fahrstuhl auf Anhieb. Doch, da ist er, der Fahrstuhl. Knopf drücken, das Licht leuchtet. Wo bleibt der Fahrstuhl nur? Das dauert ja eine Ewigkeit. Endlich! Hinein und abwärts.

Im Erdgeschoss den Gang entlang bis zur Tür hinten, wo die Krankenwagen halten. Ein Glück, sie hat eine automatische Öffnung. Auch geschafft. Niemand zu sehen. Es ist dunkel draußen.

Ich nehme den Weg geradeaus. Zweige liegen dort, ich rolle darüber hinweg. Nicht einfach, so allein! Mir ist heiß von der Anstrengung. Wenn ich das Gelände verlassen habe, muss ich mich ein Weilchen ausruhen.

Der Pförtner. Er darf mich nicht sehen.

Was mache ich? Ich warte. Da ein Auto, der Pförtner spricht mit dem Fahrer. Mein Moment ist gekommen. Den Rollstuhl in Bewegung halten, meine Arme arbeiten im Akkord, schnell durch die Einfahrt gleiten, unbemerkt.

Es klappt!

Jetzt die Straße hinunterrollen. Mist! Sie ist mit Schneeresten bedeckt, und es ist verdammt schwierig. Mein Atem bildet eine heiße Wolke, so kalt ist es. Ich glaube, ich muss auf die andere Straßenseite, auf jeden Fall so weit wie möglich weg vom Krankenhaus.

Doch wie komme ich über den Fahrdamm? Der Bordstein ist verdammt hoch! Hier geht es nicht. Hier auch nicht. Aber hier, eine Absenkung, ein Glück.

Ich bin auf der anderen Straßenseite.

Ein Taxi kommt! Ein Opel Omega wie unser Auto. Ich winke. Der Wagen stoppt. »Können Sie mich mitnehmen?«

»Wohin wollen Sie denn?«

»Ich muss zum Flughafen.«

»Zum Flughafen?«

»Ja, meine Frau wartet dort auf mich, sie ist mit den Koffern bereits dort.«

»Ich weiß nicht, ob ich Ihren Rollstuhl in mein Gepäckabteil bekomme.« Der Fahrer will abwiegeln, er ist misstrauisch.

»Kein Problem, wir haben das gleiche Auto, darum habe ich auch gewunken.«

»Warten Sie, ich helfe Ihnen in den Sitz.«

»Ausgezeichnet.«

Der Taxifahrer verstaut den Rollstuhl.

»So, es kann losgehen«, sagte er schließlich. Doch dann zögert er. »Sie wissen schon, dass es bis zum Flughafen ein paar Scheine kostet? Bitte verstehen Sie mich nicht falsch, aber es wäre mir lieber, Sie würden im Voraus bezahlen, bei einer so langen Tour gibt es Festpreise.«

Ich hole meine Kreditkarte heraus. Der Fahrer wird hoffentlich keine Schwierigkeiten machen, ich muss nur ernst und bestimmt auftreten, dann klappt alles. »Ich bezahle mit Karte, runden Sie die Summe nach oben großzügig auf. In Ordnung?«

Der Fahrer nickt. Kurz darauf fordert er mich auf: »Bitte unterschreiben Sie hier.«

Meine Unterschrift war immer schon unleserlich, ich bekomme sie noch hin.

»Danke, hier ist Ihr Beleg! Bitte schnallen Sie sich an, los geht's.«

Ich bin reif, reif, reif – reif für ... »Das wäre es jetzt, in die Sonne fahren, auf einer Insel sein, nicht wahr? Wohin fliegen Sie?«

Ich kann nicht die ganze Zeit schwatzen, also werde ich ein Gespräch von vornherein abwürgen.

»Wir fliegen auf die Kanaren. Wir haben ein Haus dort.« Punkt, Komma, basta! Ich mache die Augen zu.

Der Fahrer lässt mich in Ruhe. Kurz bevor wir den Flughafen erreichen, fragt er: »Welches Gate soll ich anfahren?«

Auslandsabflug war B, das wusste ich. »B, bitte.«

Etwas später hält er den Wagen. »So, mein Herr, hier sind wir. Warten Sie, ich helfe Ihnen wieder in den Rollstuhl. Sie scheinen ja gut damit zurechtzukommen.«

»Ist nur vorübergehend, ich kann bald wieder gehen. Wenn ich erst in der Wärme bin, brauche ich den Rollstuhl nicht mehr.«

»Nun, einen schönen Urlaub und einen guten Rutsch.«

»Danke – und auf Wiedersehen.«

Ich bin auf dem Flughafen. Wo ist Barbara? Hoffentlich hat sie die Pässe dabei.

»Aufwachen, der Flughafen schließt jetzt.«

»Wir sollten die Polizei holen.«

»Was machen Sie hier am Flughafen?«

Ich schaue verwirrt in mehrere Gesichter, die sich über mich beugen. Wo bin ich denn? Wo ist Barbara?

Ein Polizist tritt hinzu und fragt mich nun ebenfalls: »Was machen Sie hier? Können Sie sich ausweisen?«

»Ich warte auf meine Frau, wir wollen nach Fuerteventura fliegen.«

»Ihre Frau hat anscheinend vergessen, sie abzuholen.« Ich höre, wie der junge Bursche hinten sagt: »Die ist sicher ohne den Typen weggeflogen.« Dann lacht er.

»Bitte zeigen Sie mir Ihre Ausweispapiere.«

»Ich habe keine Papiere dabei, hat alles meine Frau.«

»Wo wohnt Ihre Frau? Geben Sie uns Ihre Anschrift und Ihre Telefonnummer.«

Mein Hirn ist wie ein Vakuum. Ich kann mich an die Anschrift nicht erinnern, an die Telefonnummer ebenfalls nicht.

»Ich weiß nicht.«

»Sehen Sie hier, der Rollstuhl gehört dem Städtischen Krankenhaus.«

Mein Rollstuhl wird angeschoben, man rollt mich in einen Büroraum, stellt mich ab, und ich sehe, wie der Polizist telefoniert.

Als er wieder zu mir kommt, sagt er: »Herr Ludwig, richtig?«

»Ja, jetzt erinnere ich mich.«

»Herr Ludwig, man sucht Sie verzweifelt, Ihre Frau und die Schwestern haben sich große Sorgen um Sie gemacht. Bleiben Sie hier stehen, wir bringen Sie zurück. Ihre Frau wird bald auf der Station sein.«

Ich hätte Barbara einweihen sollen, allein konnte ich es nicht schaffen.

Barbara

Morgen ist Silvester, ich muss noch einkaufen. Auf der Uhr im Auto ist es bereits kurz nach fünf. Jürgen kann ich morgen gegen Mittag abholen, hoffentlich klappt alles. Er war heute sehr klar, anscheinend hat er sich besser eingelebt. Hoffentlich brauche ich nicht wieder alle meine Nerven, ihn am Ende der Zeit zu überzeugen, in die Klinik zurückzugehen. Warten wir es ab, kommt Zeit kommt Rat. Konzentriere dich auf die Straße, Barbara, sage ich mir. Heute ist ziemlich viel Betrieb. Und dann überlege, was du für den Kartoffelsalat brauchst … Kartoffeln habe ich noch, Zwiebeln, Gewürzgurken, eine grüne Gurke, Petersilie, Schnittlauch, ein Glas rote Paprika, Öl und Essig ist da, fehlen nur noch mittelscharfer Senf und natürlich Würstchen … die Krapfen besorge ich morgen auf der Hinfahrt bei der Konditorei am Harras frisch, dort vorbeizufahren bedeutet nur einen kleinen Umweg …

Drei Stunden später steht der Kartoffelsalat fertig angerichtet in der Küche, die Würstchen liegen im Kühlschrank, Butter ist da, Marmelade für das Frühstück, Brötchen sind in den Kälteschlaf geschickt worden, Käse, Wurst und Obst warten.

Ziemlich geschafft lasse ich mich in den Ikea-Sessel fallen und schalte die *Tagesschau* ein. Ein paar Bilder führen im Zeitraffer dem Zuschauer vor Augen, was im letzten Vierteljahr alles passiert ist. Ich stelle fest, dass die Ereignisse an mir vorbeigelaufen sind. Unsere persönlichen Katastrophen reichen mir, denke ich, als plötzlich das Telefon klingelt.

Vielleicht meine Schwiegermutti, morgen ist sie mit Schwiegervati bei Freunden eingeladen, oder Maren, sie feiert dieses Jahr in Münster. Ich nehme den Hörer aus der Station.

»Städtisches Krankenhaus, Schwester Ina hier, haben Sie Ihren Mann mit nach Hause genommen?«

Was soll diese Frage? Ich verneine.

»Ihr Mann ist verschwunden!«

Mir wird eiskalt vor Angst. Wie kann Jürgen verschwinden, er ist doch hilflos? Kann er sich doch bewegen, wenn er will? Hatte der Chefarzt Recht? Die Bemerkung im Flur fällt mir ein.

»Ich komme sofort!«

Ich setze mich ins Auto, kurve schneller als üblich durch die winterlichen Straßen und renne in der Klinik angekommen die Stufen hinauf zum Fahrstuhl, trommele ungeduldig gegen die Schalttafel, bis er endlich im vierten Stock hält, um danach den endlosen Flur entlang zum Schwesternzimmer zu hasten.

»Was ist mit meinem Mann? Wo kann er sein? Haben Sie die Polizei verständigt?«, stoße ich hervor, noch atemlos, ohne mich mit Höflichkeitsfloskeln aufzuhalten.

»Setzen Sie sich, beruhigen Sie sich erst mal.« Schwester Ina rückt mir einen Stuhl hin.

»Danke.« Ich setze mich aber nicht, sondern laufe wie ein Tiger im Käfig im Zimmer umher, ohne den Stuhl weiter zu beachten.

»Alles ist in Ordnung, Ihr Mann ist wieder da.«

Jetzt setze ich mich, atme tief durch.

»Was ist passiert? Geht es ihm gut?«

»Er schläft, es geht ihm gut. Anscheinend wollte Ihr Mann die Klinik verlassen. Glücklicherweise fanden ihn die Polizisten im Erdgeschoss. Er saß mit seiner Winterjacke bekleidet und einer Mütze auf dem Kopf in der Nähe des Einganges für die Krankentransporte, kurz vor der automatischen Tür und schlief. Als wir ihn wachrüttelten, meinte er wohl, am Flughafen zu sein und murmelte immerzu: ›Unser Flug, die Pässe …! Wo ist meine Frau?‹«

Ich bin erleichtert. Als ich den Flur entlanggehe, kichere ich gerührt in mich hinein. ›Jürgen und seine Reisen, selbst jetzt noch!‹, denke ich. In seinem Zimmer liegt er wie eine braves Kind in seinem Bett, den Ikea-Elch neben sich, ich höre gleichmäßige Atemzüge. Leise schließe ich Tür wieder.

Zu Hause angekommen, öffne ich eine Flasche Wein und schenke mir ein Glas ein.

Donnerstag, 31. Dezember 1998

Jürgen

Ich darf nach Hause. Es ist Silvester. Ich bin müde und völlig erschöpft.

Wenn nur die schrecklichen Bilder mich nicht immer verfolgen würden. Ich möchte schlafen …

Ein schwarzer Vogel fliegt in unser Wohnzimmer, er mag den Lärm der Böller nicht, die schon am frühen Morgen gezündet werden. Er flattert aufgeregt und unruhig im Zimmer umher, setzt sich auf den Ficus Benjaminus, will ausruhen so wie ich. Er lässt Federn, kleine schwarze und graue Federn fliegen zu Boden, er ist hilflos, findet den Weg nach draußen nicht mehr.

Barbara

Als ich mit Jürgen am Silvestermorgen nach Hause fahre, ist er verwirrt und wirkt sehr müde. Kein Wunder, der Ausflug gestern hat ihm anscheinend viel Kraft gekostet. Schwester Ina hat sich nicht verhört! Als ich Jürgen im Auto frage, wo er denn hinwollte, murmelt er etwas vom Meer und vom Flughafen und davon, dass es ein Fehler war, mich nicht einzuweihen. Sicher hätte dann alles geklappt. »Ich habe unsere Telefonnummer vergessen, sonst hätte ich dich angerufen und wir hätten das Flugzeug bestimmt erwischt«, meint er. Ich belasse es dabei und denke: Jürgen, Jürgen! Was läuft in deiner Fantasie ab?

Ich reime mir einiges zusammen.

Mir fällt ein, dass wir früher immer gesagt haben, wenn es uns einmal schlecht geht, fahren wir ans Meer, dort werden wir wieder gesund. Vielleicht ging ihm dies durch den Kopf.

Nach dem Mittagessen ist Jürgen dermaßen müde, dass ich ihn ins Bett bringe. Als ich später am Abend nach ihm sehe, schläft er. Auch um Mitternacht, als die Böller nur so krachen und zischen, die Feuerwerkskörper am Himmel mit einem Knall explodieren und das Schlafzimmer in rotes, weißes und grünes Licht tauchen, wacht er nicht auf. Ich schließe die Vorhänge und lasse ihn schlafen.

Meine Schwiegermutti ruft kurz an, fröhlich wünscht sie uns ein gutes neues Jahr. Ich nehme meinen Mantel und gehe mit einem Glas Sekt in der Hand auf unsere Terrasse. Nebenan höre ich unsere Nachbarn ausgelassen mit Gästen feiern. Ich könnte rübergehen, mir ist nicht danach zumute. Ich heule.

Die Amsel fällt mir ein, die sich mittags in unser Wohnzimmer verirrt hat. Hilflos und ängstlich flatterte der kleine schwarze Vogel durch den Raum, völlig verschreckt ließ er sich schließlich nehmen und ins Freie setzen. Für uns scheint es keinen Weg mehr ins Freie zu geben, oder?

Montag, 4. Januar 1999

Barbara

Die Feiertage sind vorbei. Der Stationsarzt rief mich heute Früh an der Arbeit an, um einen Termin mit mir auszumachen. Um 14 Uhr treffe ich ihn.

Als ich in seinem Zimmer sitze, eröffnet er mir, dass sie Jürgen nicht länger im Projekt behalten können.

»Ihr Mann ist nicht zu kontrollieren! Ich sage dies nicht nur wegen seines Versuchs auszurücken. Er hält sich nicht an die Ordnung, ist vernünftigen Argumenten gegenüber nicht zugänglich. Er sabotiert alle Therapieversuche.«

Der Arzt schaut mich ernst an. Ich bin müde und erwidere nichts.

»Wir haben darüber hinaus nicht genug Personal, ihren Mann ständig zu überwachen.«

»Mein Mann ist krank, jemand muss uns helfen!«, wage ich fast schüchtern einzuwerfen. Ich bin so kraftlos, ich kann mich nicht mehr wehren!

»Darüber wollte ich mit Ihnen reden. Wir haben mit der Psychiatrischen Abteilung im Krankenhaus Isartal vereinbart, dass Ihr Mann sich morgen Früh dort vorstellt. Schwester Ina wird Ihnen sagen, wie und wo genau.«

Damit bin ich entlassen – und Jürgen auch, fast. Ich überlege und versuche, die Sache positiv zu sehen. Doktor Schwarz meinte nach der letzten Therapiestunde, sie müssten in einem anderen Feld als der Psyche suchen. Vielleicht ist die Verlegung eine neue Chance?

Von Schwester Ina erhalte ich die nötigen Informationen. Also gut, ich werde mit Jürgen morgen dort hinfahren.

Ich schlurfe – wie mir vorkommt, ein paar Zentimeter mehr in den Boden gedrückt – zu Jürgens Zimmer. Er liegt im Bett, sagt, er ist müde. Das Wetter draußen ist grau und kalt, ich würde etwas darum geben, auch einfach im Bett liegen zu können. Als ich mich von Jürgen verabschiede, bettelt er: »Bitte, Barbara, bleib heute Nacht hier. Immer kommen die schrecklichen Gestalten, die mich umbringen wollen, ich bin zu müde, ich kann nicht mehr fliehen. Wenn du da bist, können sie mir nichts anhaben. Bitte.«

Ich kämpfe mit mir und sitze dann doch wenig später im Auto.

Dienstag, 5. Januar 1999

Jürgen

Wir fahren durch die Stadt. Barbara sagt, sie bringt mich in eine andere Klinik. Ich nehme es hin. Was soll ich auch tun? Es dauert lange, bis wir dort sind.

Angekommen warten wir in einem Korridor mit vielen anderen Leuten. Ab und zu verschwindet jemand hinter der Tür uns gegenüber. Barbara hat aus einem großen braunen Kuvert Papiere genommen und geht ein Stück weiter zu einem Schalter. Hinter dem Fenster sitzt eine Schwester. Barbara schiebt ihr die Sachen rüber und kommt wieder zurück. Wir warten.

»Guten Morgen, Sie sind Herr Ludwig?«, fragt uns schließlich ein Mann.

»Ja, ich habe die ärztlichen Unterlagen für meinen Mann aus dem Städtischen Krankenhaus mitgebracht«, antwortet Barbara auf seine Frage und reicht ihm den Umschlag.

»Ich spreche erst mit Ihrem Mann und anschließend mit Ihnen, Sie können hier warten.«

Er nimmt meinen Rollstuhl, fährt mit mir den Flur entlang und schiebt mich dann in ein Zimmer. Ich sitze vor seinem Schreibtisch. Er blättert kurz in den Unterlagen, die Barbara ihm ausgehändigt hat.

Dann fängt er an zu fragen, es fällt mir schwer, mich zu konzentrieren, ich bemühe mich, aber …

Warum redet er nicht gleich mit Barbara? Sie weiß alles. Ich bin froh, als er aufhört und sagt: »Ich spreche jetzt mit Ihrer Frau, Herr Ludwig, bitte warten Sie.«

Er stellt mich mit dem Rollstuhl wieder in den Wartebereich.

Barbara geht mit ihm zu seinem Sprechzimmer.

Na bitte, warum nicht gleich so. Ich warte geduldig darauf, dass sie wiederkommt.

Barbara

Der Arzt informiert mich, dass noch einige Untersuchungen erforderlich sind, bevor sie entscheiden, ob sie Jürgen aufnehmen. Ich gebe ihm Auskunft, so gut ich kann. Sicher eine Chance für uns. Jürgen wirkt sehr mitgenommen und fahrig. Er überlässt mir das Reden und Handeln. Am Schluss des Gesprächs bin ich erschöpft und hungrig. Es ist Mittagszeit geworden. Auf dem Rückweg kommen wir am Nockherberg vorbei. Im Sommer ist dort ein schöner Biergarten mit einer großen Wirtschaft, erinnere ich mich. Kurzerhand biege ich in den Parkplatz ein, ich habe keine Lust, schon wieder in der Klinik rumzuhocken, Jürgen sicher auch nicht.

»Wir gehen jetzt zünftig Brotzeit machen. Wäre Schweinsbraten recht?«, frage ich, als wir halten.

»Prima!« Jürgen lacht.

Ich zerre den Rollstuhl aus dem Auto, helfe Jürgen aus dem Auto in den Sitz, hänge die Armlehnen ein und klappe die Fußstützen aus, schließe das Auto ab und rolle Jürgen vor mich her in das Lokal. Zum Glück ist nur eine kleine Stufe zu überwinden, die ich locker bewältige. Dann sitzen wir, als wäre alles wie früher, an einem dieser charakteristischen blank gescheuerten Tische, ein Bier vor uns, das Gesprächsgemurmel hüllt uns in einen warmen Mantel ein, und wir genießen.

Der Schweinsbraten schmeckt mir heute fast paradiesisch gut, Jürgen mundet es anscheinend ebenfalls wunderbar, er sieht glücklich aus.

Donnerstag, 7. Januar 1999

Barbara

Heute sind wir unterwegs zu einem Institut der Isartalklinik. »Betreuungsstelle für Alzheimer-Patienten« lese ich auf dem Schild am Eingang. Der Zugang ist nicht rollstuhlgerecht, ich bitte Jürgen, still sitzen zu bleiben, und gehe hinein.

»Bitte, wo ist ein ebenerdiger Eingang?«, frage ich. Ein junger Mann kommt mit mir nach draußen, nimmt Jürgens Rollstuhl und führt ihn zum hinteren Teil des alten Hauses. Ich fahre das Auto von dem Gelände und suche einen Parkplatz. Wieder fluche ich über die Länge unseres Autos, weil passende Parkplätze rar sind.

Schließlich finde ich eine geeignete Lücke, parke ein und laufe zurück zum Institut. Jürgen sitzt im Flur, der gleichzeitig der Warteraum ist.

Nach einer Weile werden wir in das Arztzimmer gebeten und wie schon zuvor, werden wir befragt, wieder getrennt voneinander. Was haben Jürgens Beschwerden mit Alzheimer zu tun, frage ich mich und bitte um Auskunft. Die Ärzte vertrösten mich, sie würden ihn erst untersuchen …

Wie werden wohl Personen behandelt, die keine Angehörigen haben, die sie überall hinbegleiten und vor allen Dingen, die sie ausfragen können, überlege ich.

Die Sache mit der Alzheimer-Erkrankung lässt mir keine Ruhe. Ich rufe am Abend entgegen aller Regeln Jürgens Freund Bernhard in Berlin an und bitte ihn, im Internet für mich zu forschen.

»Ich schicke dir, was ich finde«, ist seine Antwort.

Freitag, 8. Januar 1999

Barbara

Als ich am Vormittag einige Sachen für die Klinik packe, klingelt es. Unsere Postbotin steht vor der Tür und überreicht mir einen Eilbrief. Bernhard muss den dicken Umschlag noch gestern Abend zur Post gebracht haben. Ich bin ihm dankbar, öffne die Sendung und lege den Stapel mit bedrucktem Papier auf unseren Esstisch. Neugierig fange ich an zu blättern.

Auf fast jeder Seite springt mir ein Begriff entgegen, »Creutzfeldt-Jakob-Krankheit«. Ich versuche, einen Text zu lesen, bin aber zu nervös dazu, weil ich weiß, Jürgen wartet auf mich.

Ich werde die Seiten später durchforsten, nehme ich mir vor und verstaue die Ausdrucke wieder im Umschlag. Auf der Fahrt ins Städtische Krankenhaus lassen mir die Worte »Creutzfeldt-Jakob-Krankheit« keine Ruhe.

Ich erinnere mich an einen Film im Fernsehprogramm *Arte*. Es ging um die Rinderseuche BSE. Vor meinem geistigen Auge tauchen taumelnde Rinder auf, deren Beine wegknicken und die merkwürdig verdreht in die Kamera schauen. Ein eisiger Schauer durchrieselt mich. Gibt es die Erkrankung denn in Deutschland? War nicht nur von England die Rede gewesen? Und was hat das mit Jürgen zu tun? Immer mehr Fragen fluten meinen Kopf. Auf einmal fallen mir die Arztberichte ein. Auch in ihnen hatte ich die Bezeichnung »Creutzfeldt-Jakob-Krankheit« schon einmal gelesen. Aber alle Untersuchungen waren ohne Befund gewesen. Jetzt erinnere ich mich: »Kein Hinweis auf CJK«! Also! Und die Computertomografien? Sie haben doch ebenfalls nichts ergeben. Wer weiß, was Bernhard ins Internet eingeben hat, jedenfalls hilft es uns in Jürgens Sache nicht weiter.

Ich biege einen Tick zu rasch in die kleine Straße ein, die zur Klinikabzweigung führt. Meine Reifen greifen nicht, und ich schlittere die Straße entlang, zum Glück, ohne ein anderes Fahrzeug zu touchieren. Ich fluche über Jürgens Theorie von den guten Allwetterreifen. Wenn ich etwas mehr Zeit habe, kümmere ich mich um Winterreifen.

Mir fällt ein, dass ich die Kammer anrufen muss – wegen der Nachfolge für die restlichen Rentenangelegenheiten –, dass ich an der Arbeit demnächst mit der EDV-Firma über einige Korrekturen des Softwareprogramms verhandeln muss und dem Hinweis eines Kollegen nachgehen will, weil gegen mich Mobbing betrieben wird. Ein mir wohl gesonnener Kollege hat mir einen entsprechenden Hinweis gegeben. Bei unserer Chefin wird von jemanden aus meinem Bereich Stimmung gegen mich gemacht! Er wüsste nicht genau, wer dahintersteckt, aber ich solle mich vorsehen und versuchen, die Sache zu klären.

Alles unwichtig!

Nur Jürgen ist wichtig!

Was ist mit Jürgen? Die Sorge um ihn bringt mich um, ich kämpfe gegen meine Übelkeit.

Professor Kleinfelder ist der Einzige, der Jürgen als noch fast Gesunden untersucht hat, er kann vergleichen, er muss erkennen, was mit ihm los ist.

Ich werde mich nicht abwimmeln lassen, ich bekomme einen Termin, jetzt gleich!

Voller Entschlusskraft eile ich zum Schwesternzimmer. Der Gedanke, dass morgen Samstag ist, und ich Jürgen mit nach Hause nehmen muss, lässt meine Schritte langsamer werden. Mir fällt ein, dass das Krankenbett noch nicht eingetroffen ist, obwohl ich bei der Auslieferungsfirma persönlich gebettelt, gefleht, gewettert habe. Wenigstens war gestern der Mann von der Rollstuhlfirma bei Jürgen und hat eine Messung für einen passgerechteren Rollstuhl vorgenommen, die Lieferung wird eine gute Woche dauern. Bis dahin muss Jürgen mit einem kleineren Rollstuhl zurechtkommen – und alle, die ihn schieben, auch. Der Sessel mit Aufstehhilfe, den ich bei *Karstadt* bestellt habe, hat eine Lieferzeit von vier bis sechs Wochen. Ich soll in einer Woche noch mal in der Herstellerfirma anrufen. Langsam wächst mir die Sache über den Kopf. Als ich vor dem Schwesternzimmer stehe, dränge ich meine Sorgen beiseite, konzentriere mich darauf, mein Anliegen bestimmt und eindringlich vorzubringen.

Schwester Gisela sitzt an einem der beiden Schreibtische, die vor dem Fenster des riesigen Altbauzimmers angeordnet sind. Zwei Besucherstühle ergänzen die Gruppe, sie stehen seitlich. Schwester Gisela schaut auf, als ich eintrete.

»Gut, dass Sie vorbeischauen, Frau Ludwig! Bitte, nehmen Sie Platz, ich hole rasch den Arzt.«

Der Arzt kommt eine Minute später und setzt sich nach der Begrüßung an den Schreibtisch, vor dem ich Platz genommen habe.

»Wir haben vor, Ihren Mann am Montag in die Isartalklinik zu verlegen. Bitte richten Sie sich darauf ein, ihn dorthin zu fahren. Unsere Behandlung ist abgeschlossen.«

»So schnell. Damit habe ich nicht gerechnet!« Ich trete von einem Fuß auf den anderen und überlege krampfhaft, wie ich mit der neuen Situation umgehen soll. »Dann kann ich meinen Mann heute mitnehmen und bringe ihn am Montag in das andere Krankenhaus. Sind noch irgendwelche Formalitäten abzuwickeln?«, frage ich schließlich. Mir fällt der Termin bei Professor Kleinfelder ein! »Mein Mann sollte nochmals von Professor Kleinfelder untersucht werden, ich hatte bereits vor einiger Zeit um einen Termin in der Neurologischen Abteilung gebeten. Ich bestehe darauf! Bitte kümmern Sie sich darum!«

Da der Arzt nur stumm nickt, wende mich an Schwester Gisela. Sie sieht mich cool an und antwortet in einem geschäftsmäßigen Tonfall, ohne auf meine Forderung einzugehen: »Wenn Ihr Mann am Montag verlegt wird, müssen Sie ihn Sonntagabend nochmals bringen, andernfalls ist er heute entlassen!«

»Das kann nicht Ihr Ernst sein!«, rufe ich beunruhigt. Mir fällt sofort das Procedere der unfreiwilligen Krankenhausentlassung an Weihnachten ein und die warnenden Worte von Frau Doktor Gutner, als sie mir damals die erneute Einweisung ausstellte, klingen mir noch in den Ohren. »Lassen Sie Ihren Mann auf jeden Fall im Krankenhaus, es kann irgendwann schwierig werden, für ihn wieder eine Aufnahme zu bekommen.«

In meinem Kopf rattert eine Liste mit allen mich erwartenden Schwierigkeiten, wenn ich Jürgen morgen abhole, ihn am Sonntag zurückbefördere und ihn am Montag erneut in Empfang nehme, um ihn in das andere Krankenhaus zu fahren. Am liebsten würde ich resignieren und sagen: *Kümmert ihr euch doch um alles. Ich kann nicht mehr! Ich gehe!* Aber ich reiße mich zusammen und versuche, eine Lösung für das Transportproblem zu finden, und frage ruhig: »Ist es nicht möglich, meinen Mann am Wochenende hier zu lassen und ihn dann erst am Montag abzuholen? Er wird immer hilfloser, ich schaffe das Hin und Her nicht mehr.«

»Nein, tut uns Leid, wir sind am Wochenende nicht ausreichend besetzt, um ihn hier zu behalten.«

Der Arzt äußert sich nicht zu dem Thema, er hat während des Gesprächs verschiedene Unterlagen bearbeitet. Schwester Gisela macht Anstalten, das Zimmer zu verlassen, ich sitze da wie ein vergessener Regenschirm. Wut steigt in mir hoch, gegen alle Vernunft platze ich heraus: »Ich werde meinen Mann nachher mitnehmen, bitte machen Sie die Papiere fertig! Ach ja, und vorher bestehe ich auf einen Termin bei Professor Kleinfelder!«

Schwester Gisela erwidert nichts, kommt zurück, geht zum Telefon. »Bitte warten Sie draußen, ich sage Ihnen Bescheid.«

Mit festem Schritt verlasse ich das Zimmer. Draußen setze ich mich erst einmal auf eine Bank.

Jürgen

Barbara ist sehr wütend heute, das merke ich daran, wie sie mit Wucht meinen Rollstuhl schiebt. Alle Ecken nimmt sie mit, ich bekomme regelrecht Angst. Vorher hat sie meine Sachen in die Reisetasche gepfeffert, ohne sie wie sonst sorgfältig zusammenzulegen. Ich wage nicht zu fragen, was sie vorhat und wo wir hinfahren.

Ans Meer wahrscheinlich nicht, sonst wäre sie in besserer Stimmung.

Anscheinend muss ich noch zu einem Arzt vorher. Wieder eine Untersuchung, ich habe es satt.

Sie klopft an eine Tür und schiebt mich in ein Zimmer. Kommt mir bekannt vor. Ja, da ist ja dieser komische Professor von damals. Was wollen wir denn von dem?

Er wird nur wieder sagen: »Sie sind gesund!«, und mit seinem Silberhämmerchen auf mein Knie klopfen.

Und tatsächlich, genau so läuft es.

Samstag, 9. Januar 1999

Barbara

Alles ist weitaus schwieriger, als ich es mir vorgestellt habe. Jürgen kann nicht mehr richtig stehen, und in der Dusche ist es fast unmöglich, ihn festzuhalten. Ich hoffe, der Mann von Arzu, sie ist eine Stammtischfreundin von mir, kommt nachher und bringt Duschhalterungen an. Dann geht es vielleicht. Ich habe meine alte Matratze zusätzlich auf Jürgens Bett befördert, alles ist zwar ein wenig wackelig, aber so ist es höher. Ich kann ihn dann besser hinsetzen, und es ist leichter für ihn aufzustehen. Im Schlafzimmer befindet sich nur noch ein Bett, das andere habe ich zerlegen und abtransportieren lassen, damit Platz ist, wenn das Spezialbett für Jürgen eintrifft.

Der Ikea-Sessel erwies sich als ungeeignet, bis der Komfortsessel von *Karstadt* kommt, habe ich einen Gartensessel ins Zimmer gestellt, der ist höher. Ich bin gespannt, wie Jürgen damit zurechtkommt. Vorerst muss er im Rollstuhl bleiben, vielleicht kann ich nachher noch einmal mit ihm an die frische Luft gehen und ich erspare mir, ihn zu heben. Mein Kreuz schmerzt, es nimmt mir übel, dass ich dauernd Schwerstarbeit von ihm verlange.

Hoffentlich habe ich alles besorgt und nichts vergessen. Ich traue mich nicht, Jürgen lange allein zu lassen. Wer weiß, ob er nicht wieder versucht, auf seine Couch zu gelangen, wie schon mal, als der Couchtisch schließlich kippte und ihn mit allem unter sich begrub. Ich musste wieder den Nachbarsjungen holen, um ihn hochzuhieven. Oder er versucht im Geschäft, wenn ich ihn zum Einkauf mitnehme, alle Dinge zu grapschen, reißt Sachen runter, fasst alles an und will es haben und greint, wenn er seinen Willen nicht bekommt.

Aber mehr als dies, fürchte ich, dass mich Menschen, die Jürgen kennen, ansprechen. Ich möchte nicht, dass mich im Beisein von Jürgen jemand fragt: »Hatte Ihr Mann einen Unfall?« … oder etwas Ähnliches. Was soll ich antworten, ohne ihm wehzutun? Es ist schwer für mich, damit umzugehen. Außerdem habe ich Angst, dass meine mühsam aufrechterhaltene Fassade zu bröckeln beginnt und ich anfange zu heulen.

Jetzt warte ich, bis die Duschgriffe montiert sind.

Ein Glück, es klingelt.

Arzu steht mit ihrem Mann vor der Tür, ihr Sohn ist ebenfalls mitgekommen. Sie haben die Griffe besorgt, und die beiden Männer breiten ihre Gerätschaften im Bad aus. Ich zeige ihnen, an welcher Stelle wir die Griffe brauchen. Arzu geht mit mir ins Wohnzimmer, umarmt Jürgen.

»Schade, ich hätte für Jürgen Auberginenauflauf mitbringen sollen«, sagt sie zu mir.

»Ja, den hat er immer gern gegessen, bei allen Festen war oft seine Frage, kommt Arzu auch und bringt ihren Auflauf? Nicht wahr, Jürgen?«

Jürgen reagiert nicht.

Wir unterhalten uns über den nächsten Stammtisch, ein wenig bemüht.

»Ich wusste nicht, dass es mit Jürgen so schlimm steht«, sagt sie, als sie sich verabschiedet und mich umarmt. Ich nicke, beiße mir auf die Unterlippe, sage aber nichts weiter, danke ihrem Mann, dass er sich so schnell um die Griffe kümmern konnte.

Als ich mit Jürgen wieder allein bin, setze ich mich einen Augenblick an den Esstisch. Ich atme, fast hätte ich es vergessen. Es wird schon, du schaffst es, rede ich mir gut zu.

»Barbara, ich habe Hunger ...«

Mir fällt ein, dass ich noch den neuen Rollstuhl abholen muss, die Firma ist in Aubing.

Montag, 11. Januar 1999

Jürgen

Irgendwas ist los heute. Barbara rennt in der Wohnung herum wie ein aufgescheuchtes Huhn. Draußen ist es noch völlig dunkel, ich mag nicht aufstehen. Sie soll die Vorhänge wieder zuziehen! Man kann nicht mit ihr reden, wobei mir das Reden selbst immer schwerer fällt, deshalb sage ich kaum noch etwas. Jetzt muss ich wieder in den Rollstuhl! Ich will nicht.

»Gib mir deinen Arm, damit ich den Pullover über den Kopf ziehen kann. So jetzt die Hosen. Es wird immer komplizierter. Du kannst überhaupt nicht mehr mithelfen! Ich setze dich hier an den Tisch, während ich schnell ins Bad verschwinde.«

Barbara behandelt mich wie ein Kind. Ich merke, wie es warm an meinen Beinen entlangrinnt.

»So, Jürgen, wir können gehen. Nein, nicht schon wieder! Du hast dich ja völlig nass gemacht. Warum kannst du nicht Bescheid sagen? Jetzt muss ich dich vollständig neu anziehen. Wir werden zu spät kommen.«

Sie wird aber nicht so wütend wie neulich, als ich in die Hosen gemacht hatte. Da ist sie richtig ausgeflippt. Ließ mich einfach auf der Terrasse stehen, lief in die Wohnung, schob die Terrassentür zu, verriegelte sie von innen und streckte mir hinter der Scheibe die Zunge heraus. Ich versuchte, ebenso böse zurückzuschauen. Aber es half nichts, sie verschwand einfach. Ich fühlte mich sehr allein da draußen und war froh, als sie wiederkam und mich erlöste. Es tat ihr Leid, sie streichelte und umarmte mich. Inzwischen ist sie nicht mehr wütend. Sie schimpft nicht mehr. Ich kann ja auch nichts dafür.

Barbara

Diese Isartalklinik ist das Letzte, verwinkelt bis zum Gehtnichtmehr. Erst finde ich die Station überhaupt nicht, muss mehrmals im Kreis fahren, allen möglichen Fahrzeugen ausweichen, dann gibt es keine Parkplätze vor dem Bereich. Es ist zum Verzweifeln.

Jetzt habe ich das Auto einfach auf dem kleinen Weg 200 Meter weiter hingestellt, hoffentlich muss dort keiner vorbei, parkt mich zu oder schleppt mich ab.

Die Formulare für Jürgen habe ich ausgefüllt, und am besten bringe ich die ganze Fragerei auch gleich hinter mich, die Tasche mit Jürgens Sachen kann ich später holen, wenn Jürgen auf der Station ist.

»Habe ich Sie richtig verstanden?« Ich rücke ein wenig vor und bitte Doktor Techner, den Arzt der Station, der vor mir sitzt, seine Worte zu wiederholen.

»Wir sehen uns am Freitag, bitte bringen Sie eine Einweisung von Ihrer Hausärztin mit. Sie werden sehen, Ihr Mann ist gut bei uns aufgehoben.« Doktor Techner nickt mir und Jürgen lächelnd zu.

»Freitag?«, schreie ich auf. »Heute ist Montag! Man sagte mir im Städtischen Krankenhaus mein Mann wird heute hierher verlegt!« Tränen schießen mir in die Augen. »Ich schaffe das nicht länger …«, schluchze ich. Durch den Tränenschleier sehe ich Jürgen in seinem Rollstuhl wie ein Häufchen Elend hocken. Sein Anblick erneuert meinen Tränenfluss, ich kann gar nicht aufhören zu heulen.

»So gern ich Ihnen helfen würde, wir haben einfach kein Bett frei!« Doktor Techner steht auf. »Einen Augenblick!« Kurz darauf steht er wieder vor mir, eine Tasse Kaffee in der Hand. »Trinken Sie und bleiben Sie noch einen Moment sitzen, bis Sie sich beruhigt haben. Es tut mir wirklich Leid.«

Ich schnäuze in mein Taschentuch.

Doktor Techner verabschiedet sich, ich trinke den Kaffee, langsam fasse ich mich. Jürgen sitzt traurig neben mir, er wirkt verdammt hilflos. Ich wische mir die Augen trocken, sage: »Wird schon!«, zu Jürgen und auch ein wenig zu mir selbst, und streichle über sein Gesicht, während ich schlucke und versuche, wieder zuversichtlich zu wirken. Er drückt meine Hand.

Dann schiebe ich Jürgen zurück zum Auto. Natürlich parkt inzwischen ein Fahrzeug vor meinem und es ist problematisch, den Rollstuhl an das Auto heranzufahren. Ich rolle Jürgen ein Stück weit die schmale Klinikstraße entlang, an eine Stelle, an der ich ihn besser einladen kann.

»Jürgen, bitte warte hier, ich komme sofort und hole dich ab. Keine Angst!«, fordere ich ihn auf, ziehe die Bremsen am Rollstuhl an und gehe zum Auto zurück.

Ich starte. Ein lauter Hupton unterbricht meine Aktion. Im Rückspiegel sehe ich einen Lastwagen direkt vor Jürgens Rollstuhl halten. Ich lasse die Kupplung kommen und gebe Gas.

Es macht »Rumms« und »Krätsch« – ich sitze fest, kann nicht vor und nicht zurück. Ich steige aus, ein kurzer Blick auf das Malheur zeigt mir, dass ich auf eine niedrige, runde Eisenabgrenzung aufgefahren bin und meine Stoßstange verbeult runterhängt. Während ich zu Jürgen renne, bete ich insgeheim, dass ich mit dem Anhängsel noch zur Werkstatt komme und nicht abgeschleppt werden muss. Nur, weil dieser dämliche Lastwagenfahrer nicht warten kann!

Der Lastwagenfahrer hupt erneut. Jürgen hampelt in seinem Stuhl hin und her, hoffentlich kippt der Stuhl nicht um! Ich koche vor Wut! Endlich bei Jürgen angekommen, schnappe ich mir den Rollstuhl und fahre ihn zur Seite.

»Müssen Sie hilflose Leute so erschrecken?«, schreie ich dem Lastwagenfahrer zu. Er beachtet mich nicht.

»Mistkerl!«, fluche ich ihm hinterher, während ich den Dieselausstoß seines Auspuffs einatme.

Die Wut hilft mir, meinen Wunsch, mich an den Wegrand zu setzen und nur noch zu heulen, niederzukämpfen.

Donnerstag, 14. Januar 1999

Jürgen

Wir sind zu Hause. Barbara telefoniert in einer Tour, ich bin sehr müde, schlafe und schlafe. Gut, dass Barbara immer bei mir ist. Aber nachts kann auch sie mir nicht helfen.

Dann irre ich durch große Räume, durch leere Gebäude, Ruinen. Immer suche ich meinen Vater, meine Mutter und finde sie nicht. Einmal habe ich sie gesehen, auf der anderen Seite. Sie gingen eine Treppe hinunter, dann fing das Feuer an zu lodern, die Flammen schlugen meterhoch, gelbrot, sie züngelten überall. Ich lief, so schnell ich konnte, um meine Eltern zu retten, ihnen zu helfen, denn mein Vater kann nicht schnell laufen, er hat nur ein Bein, aber ich komme nicht vom Fleck, kann mich nicht rühren, die Flammen beginnen an mir hochzukriechen, mir ist heiß, ich schwitze, der Schweiß läuft mir am ganzen Körper und ich habe Angst, Angst, ich schreie …

»Ist ja gut, Jürgen«, höre ich Barbara sagen.

Barbara

Heute kann ich das Auto von der Werkstatt abholen. 1 600 DM, eine teure Fahrt. Ich muss sehen, wie ich das mit dem Geld regle. Erst einmal bringe ich Jürgen morgen in die Klinik.

Ich habe ein Rollstuhltaxi bestellt. Ich bin einfach zu nervös und zu fertig, um Jürgen selbst hinzufahren. Den Tag werde ich schon noch bewältigen.

Mir ist beklommen zumute, wenn ich daran denke, dass ich Jürgen in die Psychiatrie einliefern muss. Jürgen kommt in eine Verwahranstalt! Es ist nicht zu glauben, er, der einen messerscharfen Verstand besitzt, kommt in ein Irrenhaus! Aber, was ist noch übrig von dem Jürgen, den ich kannte? Ist diese Person, die sich nicht mehr allein behelfen kann, die immer weniger spricht, die verwirrt und durcheinander ist, wirklich der Mann, an den ich denke, wenn ich seinen Namen ausspreche? Mein Mann, mit dem ich Jahre meines Lebens verbracht habe, von dem ich glaube, er ist ein Teil von mir, weil wir uns so vertraut sind?

Ich schiebe die Gedanken beiseite, sie bringen mich nicht weiter und Jürgen auch nicht. Wir müssen hoffen, vielleicht können sie uns dort helfen, nur das zählt.

Später zünde ich eine Kerze in der kleinen Kapelle an.

Freitag, 15. Januar 1999

Barbara

Als es am nächsten Morgen an der Tür klingelt und sich der Taxifahrer meldet, beglückwünsche ich mich zu meinem Entschluss. Es hat die ganze Nacht geschneit. Der Fahrer holt uns in der Wohnung ab, er entschuldigt seine späte Ankunft mit den winterlich schlechten Straßenverhältnissen. Das Taxi steht auf der Straße an der U-Bahn-Haltestelle. Es ist ein großer Ford Transit mit einer herausfahrbaren Rampe, der mich an ein großes Wohnmobil erinnert. In den USA haben wir einige Male ein solches Fahrzeug gemietet und sind in den Nationalparks umhergefahren. Jürgen ist begeistert von dem großen Reisemobil.

Am Ziel angelangt schiebt der Fahrer den Rollstuhl bis zum Klinikeingang, dann reicht er mir die Reisetasche. Ich überlege mir gerade, wie ich Jürgen an dem Schild mit dem verdächtigen Wort »Psychiatrie« vorbeimogeln kann. Zu spät, Jürgen steht direkt davor. Mühsam formt sein Mund Buchstabe für Buchstabe die Aufschrift: »Psychiatrische Abteilung«.

Er strahlt mich an wie ein kleiner Bub, als er das gesamte Wort wiederholt.

Jürgen

Ich sehe Barbara packen, sie packt meine Sachen in die Reisetasche. Gehen wir auf Reisen? Fahren wir nach Fuerteventura? Gestern hat Sigrid angerufen, Barbara hat mir den Hörer gegeben. Sigrid sagte etwas von Reisen. Hat Barbara mit ihr unseren Urlaub organisiert? Barbara umarmt mich dauernd und sagt, sie liebt mich. Sie ist ziemlich aufgeregt. Es tut mir Leid, dass ich bei den Reisevorbereitungen nicht helfen kann.

»Es ist so weit, der Fahrer hat geklingelt«, sagt sie, stülpt mir meine schwarze Mütze über und hilft mir beim Anziehen der dicken Winterjacke. Dann geht sie zur Tür, ich höre sie jemanden begrüßen.

»Guten Tag, nehmen Sie bitte die Tasche mit den Sachen, danke«, sagt sie zu dem Fremden und schiebt mich mit dem Rollstuhl zum Aufzug.

Jetzt bin ich ebenfalls aufgeregt. Als wir auf die Straße kommen, sehe ich schon von weitem ein großes Auto.

»Sieh nur Jürgen, ein richtiges Reisemobil, ein Wohnmobil wie in Amerika.«

Ein großer Ford Transit mit Rampe, er gefällt mir, endlich geht es los. Ich freue mich.

Barbara hat eingesehen, wir müssen wieder reisen. Es ist viel bequemer, mit dem Wohnmobil als mit dem Flugzeug unterwegs zu sein. Klasse Idee von Barbara, auch gleich einen Fahrer zu engagieren. Ich weiß ja, Autofahren stresst sie.

Wir fahren durch eine Stadt, mein Platz ist sehr bequem, ich brauche meinen Rollstuhl nicht zu verlassen, kann einfach auf einer großen Rampe rein- und rausfahren.

Nach einer Weile halten wir.

Vor dem Hotel ist ein großes Schild angebracht, »Psychiatrische Abteilung der Isartalklinik«, steht drauf.

Das Haus sieht gut aus. Ein neues Gebäude, kein alter Kasten, es hat sicher einen gewissen Standard und Komfort. Barbara schiebt mich in das Haus und wir fahren in den ersten Stock. Dort an der Rezeption werden wir begrüßt.

»Guten Tag, Herr Ludwig, ich fahre Sie auf Ihr Zimmer. Ich bin die Brigitte, ich kümmere mich um Sie, das ist der Wolfgang.«

Wirken sehr nett und höflich, anscheinend gut geschultes Personal. Sie übernehmen mich, und Barbara kann sich ausruhen.

»Das hier ist Ihr Zimmer, wir haben das Bett zusätzlich für Sie hereingestellt.«

Sieht ganz passabel aus, helle Möbel, modern, das Bett schön hoch. Ohne Hilfe kann ich nicht mehr aufstehen, aber der Wolfgang sieht kräftig aus, wenn er mir hilft, geht es.

»Jürgen, was sagst du? Du hast ein Einzelzimmer. Ist doch richtig komfortabel, nicht? Warte, ich schließe dein Radio an. Den Schlafsack lege ich an das Fußende, wenn dir kalt ist, nimmst du ihn zusätzlich über die Zudecke.«

Ein Glück, Barbara hat den Schlafsack nicht vergessen. Mir ist häufig so kalt an den Beinen, sie fühlen sich tot an.

»In einer Stunde gibt es Abendessen, Sie können gern beim Abendessen mit dabei sein, Frau Ludwig.«

»Danke! – Komm, lass uns rumfahren. Sieh mal, ein schöner Aufenthaltsraum mit einem großen Fernseher. Wir können uns ab und zu eine Sendung ansehen. Und hier, der gemeinsame Speiseraum.«

Sieht wirklich gut aus hier, der Speiseraum ist geräumig, ein langer Tisch mit vielen Stühlen ringsherum, alles gut zugänglich, nicht verstellt. Der Aufenthaltsraum wirkt gemütlich, hier können wir ein paar Tage bleiben, ehe wir weiterfahren.

»Ich hänge Ihnen eine Flasche neben das Bett, wenn Sie die benutzen, sparen Sie den Weg zur Toilette.«

Die junge Frau denkt wirklich praktisch, es ist unbequem, nachts aufzustehen, um zur Toilette zu gehen. Die Piloten haben immer ihre Flasche dabei. Von Tom Cruise habe ich mal gelesen, er benutzt eine knallrote. Ich habe schon früher zu Barbara gesagt, wir sollten eine solche Flasche anschaffen, wenn wir mit dem Zelt unterwegs sind. Nachts durch den ganzen Campingplatz zu laufen ist lästig, aber sie konnte sich nie dafür erwärmen.

Ich setze die Kopfhörer auf, höre Musik, unsere Reisemusik. Ich habe die Bänder aus meinen alten Platten zusammengestellt, Oldies, sie beruhigen. Ich bin glücklich, ich weiß, jetzt geht es vorwärts, wir sind unterwegs.

Barbara

Als ich mit der U-Bahn von der Isartalklinik nach Hause fahre, bin ich erleichtert. Jürgen war zufrieden, er schien glücklich. Friedlich lag er in seinem Bett, die Kopfhörer auf seinen Ohren.

Die Verlegung erweist sich in vielfacher Hinsicht als positiv. Jürgen ist in einem Einzelzimmer untergebracht, es verfügt über ein richtiges Krankenbett, das höhenverstellbar ist. Es gibt keinen Wochenendurlaub und keinen Streit mehr darum, dass er in die Klinik zurückmuss. Wobei, wenn ich überlege, Jürgen sträubt sich nicht mehr, er ist ruhig geworden und lässt mich machen. Ich erinnere mich genau an den Tag, als er seinen Widerstand aufgab.

Es war an einem Sonntagnachmittag. Wir kamen von einem Ausflug in den Westpark zurück. Das Wetter war angenehm, der Zapfenstreich für die Klinik lag in weiter Ferne. Ich würde uns oben einen Kaffee machen, den Fernseher einschalten und … Als ich die Beifahrertür öffnete, um Jürgen in den Rollstuhl zu setzen, sagte er leise: »Lass uns in das Krankenhaus zurückfahren.«

Ich war baff. Sein Sinneswandel kam für mich völlig unerwartet. Er hat sich mit seinem Zustand abgefunden!, dachte ich und dieser Umstand machte mich plötzlich traurig, er deprimierte mich regelrecht.

Ich hätte ihn gern gefragt, wie er seine Hilflosigkeit einschätzt, wie er dazu steht. Aber ich wagte es nicht, ich scheute mich, ihm bewusst zu machen, dass er krank ist. Ich befürchtete, ihm mit meinen Fragen Angst zu machen, ihn zu schocken – also schwieg ich.

Er selbst hat schon lange nicht mehr über seine Beschwerden gesprochen. Es waren eben nicht mehr nur vorübergehende Symptome. Die zunehmende Entkräftung, der wachsende Verfall – wie soll man darüber sprechen?

Seit dem Tag, an dem er seinen Zustand hingenommen hatte, erübrigte sich jede Frage. Die Welt, in der er lebt, ist eine andere als die normale, damit muss ich mich abfinden. Er scheint damit zurechtzukommen, also werde ich es ebenso müssen. Aber es fällt mir verdammt schwer, damit zu leben. Meine Seele leidet und erschöpft sich.

Körperlich bin ich ebenfalls am Ende. Wenn ich zu Hause bin, gehe ich gleich ins Bett, ich bin hundemüde. Hoffentlich kann ich diese Nacht einmal schlafen.

Dienstag, 19. Januar 1999

Jürgen

Das Essen ist ein Schwachpunkt in diesem Hotel! Es ist verdammt knapp bemessen. Alles andere ist in Ordnung. Ich überlege, ob ich mich bei der Hotelleitung über die Küche beschweren soll. Es ist ärgerlich, ich werde nicht satt. Sind wir in einem Fünfsternerestaurant? Hier gibt es ja nur Kleinstportionen!

Ich würde gern die anderen fragen, wie sie darüber denken, ob sie ebenfalls hungrig vom Tisch aufstehen. Vielleicht können wir zusammen unser Anliegen vorbringen. Ärgerlich, dass ich nicht mehr in der Lage bin, flüssig zu reden.

Ich werde mir die anderen heute Mittag genau ansehen.

Erstaunlich, alle scheinen zufrieden. Ich stelle fest, sie haben mehr auf dem Teller als ich. Was läuft hier? Hat Barbara kleinere Portionen bestellt, um zu sparen?

Ich schnappe mir einfach einen Joghurt. Bei mir haben sie vergessen, einen hinzustellen. He, was ist das? Die süße Maid von gestern Abend nimmt ihn mir wieder weg. Stellt den Becher meinem Nachbarn hin.

Sie lächelt mich an und sagt: »Ich bedauere, Herr Ludwig. Wir haben Sie auf Diät gesetzt.«

Ihr Stimme klingt sehr sanft, ich kann ihr nicht böse sein.

Morgen hat sie frei. Sie freut sich sicher, wenn ich etwas Nettes sage: »Ich werde Sie morgen vermissen. Ich wünsche Ihnen einen schönen Tag.« Ist mir nicht leicht gefallen, so viel auf einmal zu sagen, aber sie ist wirklich eine Hübsche, sie sieht aus wie Heidi Klum, finde ich.

Ich muss Barbara auch etwas Liebes sagen, sie macht immer so einen traurigen Eindruck.

Freitag, 22. Januar 1999

Barbara

Wie im Januar üblich, säumen dicke Schneehaufen die Straßenränder. Der Bürgersteig ist nur teilweise geräumt und mit

Rollsplitt übersät. Ich schiebe Jürgen in seinem Rollstuhl vor mir her, die Räder hakeln sich immer wieder auf dem unebenen Untergrund fest und ich muss mich anstrengen.

Der Weg von der Klinik bis zu einem kleinen Café am Max-Weber-Platz jeden Tag, wird zum Fitnessparcours für mich. Trotz Kälte ist mir warm. Aber nichts in der Welt würde mich abhalten und stören, diesen Weg zurückzulegen, der Jürgen und mich zu einem Hauch Glück führt. In dieser Kaffeehausstunde drehen wir das Rad zurück. Wir lachen, sitzen zwischen den Menschen, lassen uns den Cappuccino und den Kuchen schmecken.

Am Abend treffe ich mich mit Maren, wir gehen zusammen ins Residenztheater, *Shakespeares Gesammelte Werke* stehen auf dem Programm, ich amüsiere mich, döse ab und zu ein wenig vor mich hin, entspanne mich. Hinterher bei einem Glas Wein erzählt Maren sehr drollige Geschichten, die sich um den Bau ihres neuen Hauses in Münster ranken. Ich mogle mich um ein Gespräch über Jürgen herum. Ich bin froh, meine Sorgen für eine kleine Weile vergessen zu können.

Dienstag, 26. Januar 1999

Barbara

Die Tage bekommen ein gewisses Gleichmaß, das Pflegepersonal ist ausgesprochen nett und kümmert sich rührend um Jürgen. Was er sichtlich genießt und was seinen Charme wieder zum Vorschein kommen lässt, wie ich jeden Tag mehr bemerke. Ich bin froh darüber.

Zum Glück hat mir mein Arbeitgeber gestattet, weiterhin vormittags zu arbeiten. Meist sitze ich bereits kurz nach sieben an meinem Schreibtisch im Büro, um dann kurz nach dem Mittagessen zur Klinik zu fahren.

Abends setze ich mich, ohne an den Mahlzeiten teilzunehmen, oft mit an den großen Gemeinschaftstisch, um Jürgen Gesellschaft zu leisten. Eine Schwester hilft Jürgen, schneidet ihm seine Brote in Häppchen, er wird verwöhnt.

»Wir haben Ihren Mann auf Diät gesetzt«, sagt sie zu mir, als ich sie darauf anspreche, dass Jürgen über ständigen Hunger klagt. Ich verschweige ihr, dass er diese Diät am Nachmittag mit mindestens zwei Stücken Kuchen sabotiert.

In diesem Zusammenhang wird mir bewusst, das der ständige Hunger ein zentrales Thema ist, seit er über Beschwerden klagt. Zu Hause verfiel er richtiggehend in Panik, wenn der Kühlschrank nicht prall gefüllt war. Ich bringe sein gesteigertes Essbedürfnis mit seinem Wunsch gesund zu werden in Verbindung. Sicher wurde er als Nachkriegskind ebenso wie ich von seiner Mutter aufgefordert: »Iss mal tüchtig, dann wirst du wieder gesund!«

Wenn Jürgen wieder gesund ist, wird er sein Gewicht in den Griff bekommen. Ich habe keine Kraft, Jürgen in dieser Hinsicht zu disziplinieren. Soll er sich ruhig ein Stück Kuchen gönnen.

Immer wieder frage ich mich: *Warum finden die Ärzte nichts? Es wird doch immer schlimmer!*

Jürgens Inkontinenz bekommen wir auch in der Klinik nicht in den Griff. Leider ist es immer fünf vor zwölf, wenn er bemerkt, dass er muss.

»Warte, ich befreie dich von deinen Sachen«, bitte ich, wenn er auf die Plastikflasche zeigt. Dann fange ich fieberhaft an, ihn von den Kleidungsschichten, die ihn umgeben, zu befreien. Wenn wir mit dem Rollstuhl draußen unterwegs sind, ist es besonders umständlich. Ich schlage die Decke zur Seite, klappe die Winterjacke hoch, ziehe die Trainingshose runter, versuche seinen Penis aus der Unterhose herauszuschälen und an die Flaschenöffnung zu positionieren. Manchmal gelingt es, meist nicht. Die Hose wird nass.

Und das bei Minusgraden! Hoffentlich verkühlt er sich nicht, denke ich, das würde uns noch fehlen.

Das Wechseln der Sachen hinterher ist ebenfalls eine mühselige Prozedur.

An manchen Tagen will er in einer Tour auf die Toilette und lehnt die Flasche ab. Es ist fast eine Expedition. Wir fahren zur Toilette, versuchen es mit einem Gefäß, das dort in der Toilette steht. Dazu fahre ich ihn so nah wie möglich an das richtige Becken heran, damit er das Gefühl bekommt, am Becken zu sein. Er nörgelt, will unbedingt richtig in das Becken pinkeln. Das ist unmöglich, ohne zu stehen, und er kann nicht mehr stehen.

Diese Prozedur wiederholt sich alle paar Stunden. Größtenteils erweist sich der Wunsch als Fehlalarm. Kurz darauf geht alles in die Hose, und er ist nass.

Ich habe mir inzwischen Vorlagen geben lassen, um die Sache zu lindern. Sie helfen nur begrenzt. Jeden Abend verlasse ich die Klinik mit einer großen Plastiktüte, in der sich zwei nasse Trainingshosen und diverse Unterhosen befinden, die ich zu Hause in die Waschmaschine fülle. Gestern haben sie ein paar Sachen, auch den Schlafsack, in der Klinik gewaschen, ich habe heute Waschpulver mitgebracht.

Schwester Brigitte meinte, als ich es abgab, sie windeln Jürgen ab sofort, nachdem gestern auch das große Geschäft im Bett gelandet ist.

Er wird gewindelt wie ein Baby! Ich bin erleichtert und empfinde den Umstand als die normalste Sache der Welt. Der Mensch ist anpassungsfähig, denke ich, zum Glück. Vor ein paar Monaten habe ich mich die ersten Male geekelt, wenn Jürgen ins Bett schiffte. Ich habe die Nase gerümpft, jetzt macht es mir nichts mehr aus und ich bin auch in der Lage, ihm den Po abzuwischen.

Warum ist das Pflegepersonal nicht früher darauf gekommen?, geht mir durch den Kopf. Vermutlich, weil Patienten wie Jürgen normalerweise in dieser Station nicht behandelt werden. Weil in dieser Klinik psychisch kranke Menschen therapiert werden, Menschen mit seelischen Gebrechen, nicht mit körperlichen, entschuldige ich. Warum ist Jürgen irgendwie immer am falschen Platz?

Erleichtert stelle ich bereits an diesem Tag fest, dass die Windeln alles vereinfachen. Keine dauernden Expeditionen zur Toilette mehr, keine nassen Hosen unterwegs, keine Wäsche.

Mittwoch, 27. Januar 1999

Jürgen

Heute geht es weiter. Das große Reisemobil ist praktisch. Ich kann liegen und werde gefahren! Heute bin ich aber auch ausgesprochen fertig. Wenn ich wählen könnte, hätte ich die Abreise verschoben.

Aber ich liege ja und schlafe einfach eine Runde.

Herrgott, ist das ein Lärm! Was ist denn nun los? Es rattert wie verrückt und hämmert. Es ist dunkel um mich herum, wo bin ich?

Eine Stimme sagt: »Nur noch ein paar Minuten, Herr Ludwig, gleich sind Sie erlöst.«

Wenn die Stimme meint, der Lärm hört auf, ist es gut.

Barbara stört das Getöse ebenfalls, sie drückt ab und zu meine Hand. Bitte sorgen Sie für Ruhe, möchte ich sagen, aber dazu bin ich zu müde.

Ich bin froh, dass wir wieder in das Hotel zurückgekehrt sind. Der Ausflug war extrem anstrengend. Ich werde mir überlegen müssen, ob wir nicht länger als geplant hier bleiben. Ein wenig nervt mich, dass sie alles, was ich trinke aufschreiben, und dann schauen sie genau, ob es unten auch wieder herauskommt. Dabei geht mir die Hälfte davon immer daneben. Ich komme mit der Flasche nicht so gut zurecht, wie ich hoffte. Das habe ich noch in keinem Hotel erlebt, das mit dem Aufschreiben der Getränke. Vermutlich rechnen sie pro Liter ab, aber, dass sie den Abgang ebenfalls kontrollieren, merkwürdig. Anscheinend haben sie meinen Hinweis neulich verstanden und lassen es seit ein paar Tagen sein.

Das Problem mit dem spartanischen Essen haben wir souverän gelöst, Barbara und ich. Wir gehen jeden Tag zum Kaffeetrinken in das italienische Café ein paar Ecken weiter. Sie haben wundervollen Kuchen. Neulich habe ich alles bestellt, was auf der Karte stand.

Es ist mir unverständlich, warum es in Norditalien so kalt ist, und sogar Schnee türmt sich in hohen Bergen an den Straßenrändern. Hoffentlich wird es bald wärmer. Um diese Zeit ist es nach meiner Meinung nur auf den Kanaren warm genug. Barbara will mir nicht glauben oder sie hat wieder nicht richtig zugehört.

Ich habe alle Klimatabellen im Kopf und bevor ich eine Reise buche, prüfe ich erst, ob das Wetter dort geeignet ist. Zum Beispiel kann der Monsunregen in den Tropen äußerst unangenehm sein. Die günstigste Zeit für eine Reise nach Bali ist August und September. Um diese Zeit ist es zu Hause ebenso schön. Wir sind nie nach Bali geflogen, dabei hätte ich gern den Kuta-Strand besucht.

»Barbara, sieh, lauter Autos mit Münchner Kennzeichen, unser Urlaubsort scheint bei den Münchnern besonders beliebt zu sein«, habe ich neulich zu ihr gesagt, als wir auf dem Weg in das schöne Café waren.

Barbara

Ich fahre mit im Krankenwagen, Jürgen liegt hinten auf einem fahrbaren Bett, die Computertomografie wird in einem anderen Klinikteil vorgenommen. Jürgen dämmert vor sich hin, sie haben ihm ein Beruhigungsmittel verabreicht.

Am Ziel angelangt schieben die beiden Sanitäter Jürgen die langen Kellergänge entlang, die mich an die Heizungskeller des Rathauses erinnern, die mein Onkel mir als Kind einmal gezeigt hat. Auch hier führen dicke Rohre an der Decke entlang, die Wände sind kahl und grau. Jürgen liegt, die Augen geschlossen, eine Filzdecke schützt ihn gegen die Kälte, und er sieht elend aus. Sein Gesicht ist blass. Wie eine kleine Spitzmaus lugt es, umrahmt von dem streichholzkurzen Haar, aus dem braungrauen Filz. Sein Haar ist weiß geworden. Mein Herz krampft sich zusammen, ich fließe über vor Mitleid und Traurigkeit und streichele seine Wangen. Als sein Kopf später in der ratternden Röhre verschwindet, drücke ich seine Hand. Mehr kann ich nicht tun.

Als wir wieder in der Klinik sind, Jürgen schläft inzwischen, ruft mich Doktor Techner in sein Zimmer.

»Wir können Ihren Mann nicht länger auf unserer Station behalten, Frau Ludwig«, eröffnet er mir.

»Verlegen Sie ihn in einen anderen Bereich?«, frage ich und wie die Röhre mit ihrem Rattern heute Morgen rattern meine Gedanken wie bei einer wild gewordenen Maschine durcheinander. Wissen sie jetzt, was Jürgen fehlt? Hat die CT ein Ergebnis gebracht? Wohin wollen sie Jürgen jetzt verlegen? Wie geht es weiter? Neugier mischt sich mit Angst. Ich blicke den Stationsarzt an und traue meinen Ohren nicht, als er fortfährt: »Wir können für Ihren Mann nichts mehr tun, Sie sollten sich um einen Heimplatz bemühen. Die Sozialarbeiterin wird Ihnen helfen. Ich rate Ihnen, auch gleich die Vormundschaft für Ihren Mann zu beantragen, normalerweise dauert es einige Zeit, bis das Vormundschaftsgericht darüber entscheidet. Für das Heim schlage ich vor, dass Sie eine geschlossene Station wählen.

Wir stellen Ihnen die notwendigen Atteste aus, die Sie benötigen.«

Das Rattern in meinem Gehirn endet, eine Explosion findet statt, alles wird schwarz. Fast mechanisch presse ich gerade noch heraus: »Sie geben Jürgen auf? Es gibt keine Heilung mehr?«

Mehr fällt mir in diesem Moment nicht ein. Ich wehre mich gegen die Gewissheit, weigere mich zu erkennen, was die Worte beinhalten. Innerlich erstarrt und unfähig, ein weiteres Wort zu sagen, verlasse ich den Raum.

Ich muss allein sein! Draußen stolpere ich zum nächstbesten Stuhl und schnappe nach Luft. Meine Lungen scheinen mir nicht mehr zu gehören, obgleich ich gierig die Luft einsauge, habe ich das Gefühl zu ersticken.

Nach ein paar Sekunden, ein paar Minuten, ein paar Stunden, nach einer Ewigkeit, beginnt das Schwarz durchlässig zu werden, gibt dem Schmerz eine Chance, in immer währenden Wiederholungen Leuchtzeichen an den Himmel zu malen: Keine Heilung, keine Chance, er ist verloren!

Mag sein, dass dieser Gedanke schon einmal ganz sacht aufgeblitzt war, irgendwann. Vehement hatte ich ihn sofort beiseite geschoben, hatte ihn gar nicht denken wollen. Jetzt lässt mir die Aussage des Arztes keine Wahl mehr. Oder?

Mein Widerspruchsgeist reckt sich als kleines schüchternes Pflänzchen aus den Trümmern. Er formt die Frage: Warum? Warum geben sie Jürgen auf? Welche Krankheit haben sie festgestellt und warum erfahre ich nichts darüber?

Ich stürme wieder in das Arztzimmer.

»Sie können meinen Mann nicht aufgeben. Nicht bevor Sie nicht wissen, welche Krankheit vorliegt. Ich möchte die Wahrheit wissen. Was hat mein Mann?«

Doktor Techner windet sich.

»Wir sind nicht ganz sicher, wir vermuten. Wir wollen noch die Auswertung der letzten CT abwarten. Professor Jabold wird sie sich heute Nachmittag noch ansehen. Ich bitte Sie, sich so lange zu gedulden.«

Doktor Techner erschien mir die ganze Zeit ein wirklich netter, höflicher, menschlicher Mediziner zu sein, mit dem man reden kann, habe ich mich getäuscht? Wie kann er Jürgen einfach abschieben? Ich bin aufgeregt, durcheinander und wütend. Hier geht es um Jürgen, und ich bin bereit, wie eine Löwenmutter um ihr Junges zu kämpfen.

»Sie sagen mir nicht, welche Krankheit mein Mann hat, sagen, ich soll einen Heimplatz suchen, soll meinen Mann entmündigen lassen? Was sind Sie für ein Arzt! Ich denke gar nicht daran, einen Heimplatz zu suchen! Nicht, bevor ich weiß, was mein Mann hat!«, schreie ich ihn an.

»Beruhigen Sie sich, mir ist bewusst, es ist schwer für Sie. Wir reden miteinander, sowie ich mehr weiß.« Er führt mich aus dem Zimmer, ich gehe in den Gemeinschaftsraum und setze mich hin. Der Fernseher läuft, ich sehe bunte Bilder ohne Inhalt. Alles in meinem Inneren schreit, gleichzeitig weiß ich, ich muss handeln, ich muss suchen, ich muss eine Möglichkeit finden. Die Verantwortung für Jürgen legt sich wie ein schwerer Umhang um meine Schultern.

Als ich mich dem Anschein nach wieder beruhigt habe, gehe ich zu Jürgen ins Zimmer. Er sitzt in dem großen Rollstuhlsessel, den sie ihm besorgt haben, hat die Kopfhörer auf den Ohren und weiß von allem nichts.

Ich wische mir verschämt die Tränen aus den Augen. Lass ihn nur nichts merken, ist mein einziger Gedanke.

Donnerstag, 28. Januar 1999

Barbara

Ich telefoniere mit der Personalabteilung und bitte, mir für die nächste Zeit meinen noch ausstehenden Urlaub zu gewähren. Danach spreche ich mit meiner alten Teampartnerin, die seit einer Woche wieder aushilft. Ich sage ihr, dass Jürgen unheilbar krank ist. Sie macht mir Mut. Als ich ihr berichte, dass ich einen Heimplatz suchen muss, verspricht sie mir, eine Liste zu senden, die sie zu Hause hat. Über die Arbeit soll ich mir keine Sorgen machen, sie würde so lange einspringen wie notwendig.

Ich fahre mit der U-Bahn zur Klinik. Anfang des Monats habe ich mir eine Monatskarte zugelegt. Dort angekommen, suche ich sofort die Sozialarbeiterin auf. Sie gibt mir Unterlagen mit Adressen von Heimen und einen Zettel mit einer Anschrift und dem Hinweis, dass dort ein Platz frei geworden ist. Sie hat vorsorglich einen Termin um 17 Uhr für mich vereinbart.

Doktor Techner, dem ich auf der Station kurz begegne, bittet mich um Geduld, die Auswertung brauche Zeit. Sein Vorgesetzter, Professor Jabold, würde sich bei mir melden. Sie würden noch nicht wissen …

Ich verbringe den Tag mit Jürgen in der Klinik wie die Tage zuvor, wir gehen Kaffee trinken und bei allem Ernst der Lage muss ich lachen, als Jürgen meint, wir sollten weiter nach Süden reisen, hier würde zu viel Schnee liegen. Wie gern, mein Liebling, denke ich.

Noch am gleichen Abend fahre ich nach Nymphenburg. Die Sozialarbeiterin hatte geschwärmt. Dieses Alten- und Pflegeheim wäre unbedingt zu empfehlen, es wäre vorbildlich, so ihre Aussage. Ich reihe mich in eine Schlange von Wartenden ein. Angehörige suchen einen Platz für ihre Mutter, ihre Schwiegermutter, ihre Tante, ihren Vater, ihren Großvater. Ich bin sicher, keiner sucht einen Platz für seinen Mann, seine

Frau. Ich warte. Eine Ordensschwester kommt und führt mich zu dem betreffenden Zimmer. Es ist ein Zweibettzimmer, zwei Betten, zwei Nachttische, ein Schrank, Linoleumfußboden, blank gescheuert. Es wirkt sauber und steril. Der Blick aus dem Fenster geht auf die Straße, die Bäume am Straßenrand sind dick mit Schnee überzogen, die Straße ist weiß wie ein Leichentuch, leer, Autos fahren nicht, es fällt Schnee. In dem schon besetzten Bett erkenne ich ein Büschel grauer Haare, vom Liegen abstehend, ein eingefallenes Gesicht, gelblichgrau, die Augen geschlossen, der Mund geöffnet. Die Schwester meint, er ist nicht mehr ansprechbar, dann tätschelt sie dem Mann die Wange und sagt: »Nicht wahr, Herr Aston?«

Die hilflose Person rührt sich nicht. Ich sehe Jürgen hier liegen – ebenso hoffnungslos? Ich fliehe aus dem Zimmer, renne die Flure entlang und rufe dem Aufnahmesachbearbeiter nur kurz zu: »Das Zimmer kommt für uns nicht infrage.«

Ich atme tief durch, als ich auf die Straße trete. Mir ist speiübel.

Sonntag, 31. Januar 1999

Barbara

Seit dem Heimbesuch letzte Woche schlaucht mich eine starke Erkältung. Als ich nach Hause kam, schüttelte mich Fieber durch und alle Glieder taten mir weh, als hätte mich jemand geschlagen. Seelisch hat man mich geprügelt, sinniere ich. Unsere Ärztin hat mir Antibiotika verschrieben und Bettruhe eigentlich auch. Ich huste mir die Lunge aus dem Leib und schnupfe. Mir ist elend zumute und doch kann ich nicht abschalten. Ich entwerfe, verwerfe, plane, überlege, finde Lösungsansätze, wäge ein Für und Wider ab … »Ich werde ihn zu Hause behalten!«, sage ich schließlich laut und beginne am nächsten Tag, die Tasten meines Telefons zu bearbeiten. Ich rufe verschiedene Pflegedienste an, telefoniere mit Tagesunterbringungen, es ist alles andere als lustig. Bei einem Anruf höre ich im Hintergrund jemanden sagen: »Um Gottes willen, ein geistig Verwirrter fehlt uns gerade noch.«

Andere Pflegedienste lehnen mit der Begründung fehlender Personalkapazitäten ab. Jürgen benötigt für die Hilfestellungen beim Verlassen des Bettes und das Anziehen zwei Pfleger. Er ist ein Schwergewicht und unfähig mitzuhelfen.

Schließlich telefoniere ich mit einem Pflegedienst, der sein Büro in der Nähe unserer Wohnung hat.

»Ich sehe mir Ihren Mann einmal an, wo liegt er?«, bietet der Pflegedienstleiter an.

»Im Krankenhaus Isartal, Station 5.«

»Wäre Ihnen Samstag, um 11 Uhr, recht?«

»Ja, ich werde da sein.« Natürlich ist es mir recht, ich muss alle Wege verfolgen.

Am Samstag besucht der Pflegeleiter Jürgen kurz. Als ich ihn nach draußen begleite, sagt er: »Tut mir Leid, für Ihren Mann brauche ich rund um die Uhr drei Leute, die habe ich nicht. Sie sollten Ihren Mann in einem Heim unterbringen.«

Er versorgt mich mit dem Hinweis, dass es besser für mich sei, weil mich die Alltäglichkeiten nicht aufreiben würden. Ich könne so, ausgeruhter, meinem Mann mehr helfen. Die meisten Menschen seien schnell überfordert, wenn sie zu

Hause neben ihrem Haushalt noch die gesamte Pflegeorganisation bewerkstelligen müssten, das sei zumindest seine Erfahrung.

Ich bin nicht willens, so schnell aufzugeben, und erinnere mich an einen Prospekt, in dem eine Pflegeeinrichtung »Rundumversorgung« anbietet. Ich rufe dort an, schildere mein Problem. Die sehr nette Dame am Telefon meint allerdings, es ginge nur, wenn noch jemand im Hause wäre, der zupacken kann. Aber, sie könne mir nicht sagen, ob sie Kapazitäten frei haben, der Zuständige wäre zurzeit außer Haus. Sie verspricht zurückzurufen. Ich überlege fieberhaft, wen ich zusätzlich bitten könnte, mir zu helfen. Ralf in Augsburg fällt mir ein. Wir kennen Ralf seit Australien, hatten ihn einige Zeit aus den Augen verloren und vor zwei Jahren wieder getroffen. Wir telefonieren ab und an, treffen uns hin und wieder, zurzeit befindet er sich in einer beruflichen Übergangsphase, weiß ich.

Ich wähle seine Nummer. Ralf ist betroffen, als er mir zuhört. Er kann kaum glauben, was ich über Jürgen berichte. Schließlich komme ich zu meinem Vorschlag.

»Ich denke mir das Ganze so: Du ziehst bei uns ein, Zimmer haben wir genug, und zusammen mit dem Rundum- Pflegedienst müsste es gehen. Du bist zur Hand, wenn Jürgen bewegt werden muss«, diesen Ausdruck habe ich schon nach den vielen Pflegetelefonaten gelernt.

Ralf verspricht, morgen nach München zu kommen, dann können wir in Ruhe reden.

Zwischen diesen ganzen Aktionen lässt mir die ganze Zeit eine Frage keine Ruhe. Warum geben sie Jürgen auf? Warum?

Montag, 1. Februar 1999

Jürgen

Heute bin ich dem Feuer nur knapp entkommen. Die Flammen sind blutrot gewesen, sie schlugen bis an die Decke hoch. Ich habe Barbaras Stimme gehört. Wo war sie? Ob die Flammen sie erwischt haben? Ich fühlte Angst. Ich rief um Hilfe, so laut ich konnte, und hämmerte mit den Fäusten gegen das Holz der Bettumrandung. Es hat ewig gedauert, bis sie kamen. »Wo ist meine Frau?«, habe ich gefragt. Sie wichen aus. Ich brauche Barbara, ich will sie nicht verlieren, sie müssen sie retten. Sie sollen mich in den Rollstuhl setzen, ich muss ihr zu Hilfe kommen.

»Herr Ludwig, beruhigen Sie sich doch, Sie irren sich, wenn Sie meinen, Ihre Frau gehört zu haben. Sie kommt gegen 13 Uhr normalerweise, jetzt ist es 11 Uhr. Sie müssen sich noch ein wenig gedulden. Wir geben Ihnen jetzt ein Beruhigungsmittel und Sie ruhen sich aus, bis Ihre Frau kommt.«

Wie können sie meinen, ich kann schlafen, während ich mich sorge? Barbara ist so leichtsinnig. Gestern wollte sie partout in den Fahrstuhl, trotz des großen weißen Schildes mit der Aufschrift »Bei Feuer nicht benutzen«. Der rote Rand war doch nicht zu übersehen. Aber Barbara hat das Schild gar nicht wahrgenommen, dabei hatte ich das Gefühl, die spiegelnden, blitzenden Wände aus Chrom wären schon heiß, ich habe nicht gewagt, sie anzufassen. Dann konnte ich Barbara doch noch überzeugen, den Fahrstuhl zu verlassen. Aber jetzt, was ist jetzt?

»Hallo Jürgen, was machst du denn für Sachen? Doktor Techner meint, du wärst heute sehr nervös und hättest mit deinem Geschrei die ganze Station zusammengetrommelt. Was ist denn los?«

Ein Glück, ihr ist nichts passiert.

Barbara

Als ich am Mittag in die Klinik komme, habe ich bereits einen halben Tag Hölle hinter mir. Wie jeden Vormittag in der letzten Woche, habe ich ein Alten- und Pflegeheim besichtigt.

Jeder Besuch versetzt mir einen Stich ins Herz. Ich sehe hilflose Menschen vor sich hindämmern, sabbernd murmeln, sich mechanisch auf Stühlen wiegen, sinnlose Gespräche mit imaginären Personen führen.

Heute stellte ich mir vor, wie Jürgen und ich die nächsten Jahre an einem der Tische mit diesen blümchenübersäten Plastikdecken sitzen, einen Becher Kakao vor uns.

Keine rosige Zukunftsperspektive, denke ich beklommen.

Es gibt wie immer eine Warteliste und obwohl sich alles in mir sträubt, habe ich uns auch in dieser eingetragen.

Ich hoffe noch auf die Pflegeeinrichtung mit »Rundumversorgung«. Sie haben sich bislang nicht gemeldet. Ich werde morgen nachfragen.

Als ich in der Klinik ankomme, liegt Jürgen im Bett. Er wirkt müde. Die Schwester informiert mich darüber, dass sie ihm eine Beruhigungsspritze geben mussten, weil er randaliert hatte. Ich bin gerührt, als sie mir erzählt, dass er an seinen Schrank gehämmert hat, weil er wohl glaubte, er hätte meine Stimme gehört. Als ich ihn begrüße, strahlt er. Er streicht mit den Händen über meinen Busen, ich habe einen engen Pulli angezogen, merke ich bei der Gelegenheit.

Eine Stunde später kommt Ralf, ich freue mich, ihn zu sehen, und Jürgen freut sich, wie ich feststelle, ebenfalls.

Wir lachen alle, als Jürgen ihn mit der Frage, was er in Brisbane zu suchen hat und wie das Wetter in Sydney ist, begrüßt. Ich nehme mir vor, Ralf nachher aufzuklären, warum Jürgen meint, in Brisbane, Australien, zu sein.

Ralf nimmt die Sache von der humorvollen Seite und macht das Spiel mit. Er knüpft an die alte Zeit an und fragt: »Hey, Jürgen! Erinnerst du dich? Das Wetter änderte sich mindestens dreimal, als wir Stunden von Paramatta mit dem Zug zum Bondi Beach brauchten. Zum Glück regnete es nicht, als wir ankamen. Aber die Wellen waren so hoch, dass die Beachcontrol das Baden verbot.«

»Wellen, Bondi, Manly, Surfen, Pazifik …«, stammelt Jürgen, seine Augen leuchten, und er drückt Ralfs Arm.

Ich lasse die beiden kurz allein und gehe telefonieren. Der Rundum-Pflegedienst erteilt mir eine Absage, damit erledigt sich die schöne Idee und das Problem mit dem Heim stellt sich mir weiterhin.

Später sitze ich mit Ralf in einem Lokal, er hat noch ein wenig Zeit, bevor sein Zug geht. Ich versuche zu erklären. Ralf sitzt schweigsam neben mir. Nach einer Weile räuspert er sich und presst heraus: »Ich bin erschüttert! Jürgen, dieser vitale, lebhafte Mann, der keine Sekunde still sitzen konnte, immer neue Ideen austüftelte und uns alle mitriss mit seinem Unternehmungsgeist, der Reden konnte wie kein Zweiter, hockt als Wrack im Rollstuhl. Ich könnte heulen.«

Ich nehme Ralfs Hand. »Es ist zum Heulen!«

Und am liebsten würde ich heulen. Heulen, heulen, ohne aufzuhören, denke ich, aber bezwinge den Wunsch.

»Dabei hat er sich äußerlich kaum verändert. Nur, mir lief es eiskalt den Rücken hinunter, als er mich begrüßte. Meint er wirklich, in Brisbane zu sein? Verrückt. Ich wollte fast lachen. Es ist Furcht erregend, Jürgen in diesem Zustand zu erleben. Und niemand weiß, woran er leidet?«

»Die Ärzte suchen. Mir ist gar nicht bewusst, wie stark sich Jürgen verändert hat, weil ich täglich mit ihm umgehe, und es geht schleichend vor sich. Ich bin froh, dass er nicht mehr aggressiv ist, sondern friedlich. Je kränker er wird, desto weniger nimmt er selbst es wahr. Jürgen glaubt, auf Reisen zu sein. Auf Reisen waren wir immer sehr glücklich, und er ist, auch wenn es komisch klingt, glücklich.«

Sonntag, 7. Februar 1999

Barbara

Meine Erkältung klingt ab, nur der Husten macht mir noch zu schaffen. Ungefähr weiß ich jetzt auch, was mit dem Heim finanziell auf uns zukommt. Ich habe letzte Woche Zeit gehabt, die Kosten zu kalkulieren, Anträge für Jürgen auszufüllen und eine nette Pflegedienstleiterin getroffen. Verschiedene Heime kenne ich von innen, habe mir die Vorzüge und Nachteile aufgeschrieben. Wenn ich ganztags arbeite, wird unser Geld reichen, habe ich ausgerechnet.

Ich fange an, mich mit dem Gedanken zu versöhnen, meine Zeit zusammen mit Jürgen in einem Heim zu verbringen. Wenn es mir nicht ganz gelingt, stelle ich mir vor, als Verwaltungskraft in Indien zu arbeiten, über genügend Hauspersonal zu verfügen und mit Jürgen in Frieden dort zu leben. Sofort fühle ich mich besser.

Wir bekommen das schon in die Reihe, mache ich mir Mut, egal, welcher Morbus entdeckt wird. Trotzig sage ich mir: Selbst mit Alzheimer werden wir fertig, und wappne mich innerlich für das Gespräch mit Professor Jabold.

Als ich am frühen Nachmittag an die Tür des Arztzimmers klopfe und eintrete, ist mir aber schon mulmig zumute.

Professor Jabold steht auf und begrüßt mich. Doktor Techner ebenfalls. Wir nehmen an einem Besuchertisch Platz.

Beide Ärzte wirken sehr ernst.

Meine Beklemmung nimmt zu.

»Ich bitte um Entschuldigung, dass Sie so lange auf die Untersuchungsergebnisse warten mussten. Wir wollten sicher sein, bevor …«

Bevor was?, schreit es in meinem Inneren.

»Wir vermuten, dass Ihr Mann an der Creutzfeldt-Jakob-Krankheit leidet.«

Creutzfeldt-Jakob, war der Begriff nicht auf jeder Seite der Internetausdrucke aufgetaucht? Ich sehe wieder die taumelnden Rinder, deren Beine wegknicken, die jämmerlich in kurzer Zeit verenden, vor mir.

»Die genaue Diagnose wird erst nach dem Tod festgestellt werden können, aber alle Anzeichen sprechen dafür.«

Nach dem Tod? Was reden die da? Ich sitze da, wie gelähmt.

»Eine Heilungschance gibt es nicht. Die Lebenserwartung bei Ihrem Mann schätzen wir auf höchstens noch sechs Monate.«

Professor Jabold steht auf und schaltet die Leuchtfläche an der Wand ein, sodass die dort befestigten Röntgenbilder von hinten Licht bekommen und erkennbar werden.

Ich trete zu ihm.

»Sehen Sie hier«, er zeigt auf verschiedene Stellen. Wie durch einen Vorhang dringen die Worte des Arztes an mein Ohr, es sagt etwas von »Nervenzellen« und »weißlichen Löchern«.

Äußerlich reagiere ich gefasst, frage nach, innerlich brodelt es in mir, tobt ein Erdbeben, stürzen Welten zusammen.

»Dienstag wird ein Arzt aus Göttingen kommen, es wäre schön, wenn Sie ihm seine Fragen beantworten würden.«

Ich nicke mechanisch und verlasse kurz darauf den Raum.

Auf dem Flur treffe ich Achim und Sigrid, ich hatte vergessen, dass die beiden heute vorbeikommen wollten, weil sie mal wieder auf der Durchreise in München sind. Sie treffen fast zeitgleich mit Stefan, Jürgens Schulfreund, ein, der ihn ebenfalls besuchen will.

Wie unter Schock agiere ich, erzähle ihnen, was die Ärzte vermuten, ruhig, als würde es mich nichts angehen. Sie nehmen mich auf dem Flur nacheinander in den Arm und drücken mich, es tut gut. Ich bin froh, dass ich Jürgen nicht in die Augen blicken muss, die drei unterhalten ihn. Stefan scherzt wie üblich, blödelt, und Jürgen lacht und freut sich. Er murmelt Sigrid und Achim etwas zu, was sich um Fuerteventura dreht und wirkt glücklich dabei. Ich kann nicht lachen.

Als die drei gegangen sind, fahre ich Jürgen zum Abendessen in den Speiseraum. Ich sitze neben ihm. Schwester Brigitte sieht mich an, sagt: »Wenn Sie Hilfe brauchen …«

»Danke, es geht schon.«

Meine Fassade bricht erst zusammen, als ich die Klinik verlasse. Der Himmel zieht sich bleigrau bis zum Boden, es schneit. Die Luft ist frostig, versetzt mit Eiskristallen, die, so mein Gefühl, nicht nur meine Haut ritzen, sondern auch meine Seele durchbohren. Ich schluchze, mir ist zum Sterben zumute.

Ich versuche, mich dagegen zu wehren, und sage mir: Du stirbst nicht, Barbara, du musst weiterleben. Jürgen hat sein Todesurteil bekommen, für ihn wetzt der Scharfrichter das Messer.

Als ich endlich zu Hause eintreffe, kommt es mir vor, als wäre ich um Jahre gealtert. Nur zu gern würde ich mich in meinen Schmerz vergraben.

Ich wünsche mir, jemand würde mir die Angst nehmen.

Zögernd nehme ich den Telefonhörer in die Hand, ein riesiger Kloß würgt in meinem Hals.

Jürgen ist ihr einziges Kind, es fällt mir verdammt schwer, ihr zu sagen, dein Sohn wird sterben, bald …

Montag, 8. Februar 1999

Jürgen

Sind wir jetzt endlich am Meer? Scheint doch so. Sigrid und Achim waren gestern bei uns. Ich wollte mich noch bei Achim für seine Hilfe bedanken, ich glaube, er hat gemerkt, dass ich glücklich bin, endlich auf Fuerteventura zu sein.

Es ist eine schöne Insel. Barbara sagt, meine Mutti kommt uns morgen besuchen. Sie will sicher sehen, wie wir jetzt leben, und ist neugierig, wie es hier aussieht. Sie war immer an Neuem interessiert. Ich werde ihr alles zeigen, besonders das schöne Meer und die kilometerlangen Sandstrände.

Ich streichle Barbaras Arm. Morgen gehen wir ans Meer. Ich freue mich schon, die Wellen zu sehen, die weißen Schaumkronen, den endlosen Horizont. Vielleicht fährt ein Schiff vorbei, ich werde Ausschau halten. Ich schließe die Augen, die Luft scheint nach Salz zu riechen.

Barbara

Als ich am Montag in die Klinik komme, sind meine Augen verschwollen. Bei jeder Gelegenheit schießen mir Tränen in die Augen. Heute streichelt Jürgen mich immer mal wieder liebevoll.

»Du weinst mir zu viel«, sagt er plötzlich ganz leise.

Ich zwinge mir ein Lächeln ab.

Er hat Recht, denke ich, zum Weinen ist die Zeit zu schade.

Zu Hause nehme ich mir als Erstes den großen Briefumschlag von Bernhard vor und breite das Papier um mich herum aus , suche mir alle ärztlichen Bücher aus dem Regal, die wir besitzen, und fange an zu lesen.

Ich erinnere mich plötzlich an die Presseberichte über das Auftreten der ersten Erkrankungsfälle in England. Wir hielten uns zu dieser Zeit in Südafrika auf. Ein Abend fällt mir ein.

Wir saßen in einem alten herrlichen Weingut, dessen Räumlichkeiten zu einem stilvollen Restaurant umgebaut waren, tranken Rotwein und ließen uns das Rinderfilet, innen noch wunderschön rosa, schmecken. Am Nebentisch saß ein deutsches Ehepaar, wir hatten einige Reiseerfahrungen ausgetauscht, als unser Essen serviert wurde. Mit einem Blick auf unsere Teller fragten sie: »Haben Sie die Zeitungen nicht gelesen? Vor dem Verzehr von Rindfleisch wird gewarnt. In England sind Menschen erkrankt, weil sie verseuchtes Rindfleisch gegessen haben. BSE oder so ähnlich heißt die Krankheit. Wir essen ab heute Fisch.«

Das war 1996. Wir fanden die Panikmache damals lächerlich und antworteten flapsig, an irgendetwas müsse der Mensch ja sterben.

Nun ist es so weit, ein Mensch wird sterben. Nicht irgendeiner, sondern Jürgen! Bitter denke ich, er stirbt, weil Rinder wegen des größeren Profits artfremd mit Tiermehl gefüttert werden, erkranken, und das Fleisch der erkrankten Tiere in die Nahrungskette wandert. Dieses Resümee ziehe ich jedenfalls nach der Lektüre der wissenschaftlichen Abhandlungen. In allen wird ein ursächlicher Zusammenhang hergestellt zwischen dem Verzehr von BSE-verseuchtem Fleisch und der Creutzfeldt-Jakob-Krankheit beim Menschen. Man spricht von einer neuen Variante dieser Erkrankung. Wieder erinnere ich mich an den Filmbeitrag auf *Arte* und wieder sehe ich die taumelnden Rinder vor mir. Sehe jetzt Jürgen taumeln, sehe seine Beine wegknicken, und in meinem Magen zieht sich alles zusammen und es würgt mich.

Am liebsten würde ich die ganzen Blätter verbrennen. Ich komme mir unendlich allein vor, fühle mich, als würde ich in einem einsamen, dunklen Wald sitzen, rufen und rufen und alle Rufe verklingen ungehört. Keine gute Fee kommt vorbei, nimmt mich an der Hand und meint, du hast einen Wunsch frei …

Ich vertiefe mich erneut in die Lektüre und lese, dass die CJK eine Prionenerkrankung ist, die wie BSE – bei den Rindern – übertragen werden kann. Dass die Erkrankung von den Gebrüdern Creutzfeldt entdeckt wurde. Dass sie selten auftritt, der Pschyrembel, ein klinisches Wörterbuch, unsere Ausgabe stammt aus dem Jahr 1994, weist zwei Fälle pro eine Million Einwohner aus. Ich erfahre, dass die Inkubationszeit von sechs Monaten bis drei Jahren reichen kann. Wobei in anderen Hinweisen auch von zehn bis zwölf Jahren gesprochen wird. Folgende Symptome weist die Krankheit auf: Gedächtnis-, Konzentrations- und Merkfähigkeitsstörungen, erhöhte Reizbarkeit, Kopfschmerz, Schlaflosigkeit, Schwindelgefühl; dann stehen dort medizinische Begriffe wie »progrediente Demenz«, »Tetraparesen mit Spastik« und »Rigor«, »Ataxie«, »Myklonien«, »Muskelatrophien«.

Das Wort Ataxie, das die Störung des Bewegungsapparates beschreibt, ist mir längst nicht mehr unbekannt, denke ich.

Mir ist in dieser Nacht nicht zum Lachen zumute, eher zum Weinen und doch, ich schmunzele. Typisch Jürgen, geht mir durch den Kopf. Nullachtfünfzehn ist nicht sein Ding. Er hat sich eine ungewöhnliche Geliebte an Land gezogen. Ungewöhnliches im Leben wie im Sterben.

Wieder hat er mich kalt erwischt, ist mir Nasenlängen voraus. Ich kann sehen, wie ich hinterherkomme. Ich erinnere mich an unsere erste Verabredung.

Er sprach von seinen Plänen, nach Kanada auszuwandern. Mit mir versteht sich. Seine profunden Kenntnisse imponierten mir. Aber weggehen? Kanada? Ich kaute an der Vorstellung. Eine Woche später war ich so weit, dass ich dachte: Warum nicht?

»Wie wollen wir in Kanada leben?«, fragte ich Jürgen.

Er sah mich an. »Kanada? In Mexiko ist das Klima wesentlich besser, einfach fantastisch.«

In seinen Planungen war er stets ein paar Schritte weiter, anderen voraus, mir voraus. Später erkannte ich, Jürgen liebte die Vision, nicht die pragmatische Durchführung. Versuchte ich Erdenmensch der Dinge habhaft zu werden, war er bereits beim nächsten Ziel, auf einem anderen Kontinent, in einem anderen Land.

Ich kam nie nach. Anscheinend gelingt es mir auch dieses Mal nicht, denke ich zärtlich.

Dienstag, 9. Februar 1999

Barbara

Heute morgen habe ich einen Interviewtermin mit einem Mitglied der Forschungsgruppe der Universität Göttingen zu absolvieren. Die Forschungsgruppe in Göttingen registriert alle Fälle der Creutzfeldt-Jakob-Krankheit, erfahre ich. Sie haben bereits die Nervenwasserproben von Jürgen untersucht!

Ich beantworte den ganzen Tag lang Fragen. Über unsere Aufenthalte in England, unsere Essgewohnheiten, ob wir viel Rindfleisch gegessen haben, ob wir rohes Fleisch verzehrt haben usw. Mir wird eine offizielle Informationsschrift zur Creutzfeldt-Jakob-Krankheit ausgehändigt.

»Es könnte sein, dass Sie ebenfalls betroffen sind. Sie wissen, die Inkubationszeit ist sehr lang.«

»Ich kenne die Anzeichen und wüsste, was ich zu tun habe«, ist meine Antwort.

Auf der Fahrt zum Flughafen, ich hole Jürgens Mutter ab, lese ich die Informationen für Angehörige der Patienten.

Creutzfeldt-Jakob-Krankheit
Eine Information für Angehörige

Zur Geschichte
Die Creutzfeldt-Jakob-Krankheit wurde erstmals Anfang der zwanziger Jahre dieses Jahrhunderts diagnostiziert und nach den beiden Erstbeschreibern benannt. Bei vielfältigen Symptomen der Erkrankung gleichen sich die mikroskopischen Veränderungen des Gehirns: Viele der normalen Gehirnzellen sterben ab, und das Gehirn entwickelt zahlreiche winzige »Löcher«. Das mikroskopische Erscheinungsbild ähnelt einem Schwamm, sodass diese Veränderungen zu der Bezeichnung spongiforme Enzephalopathie (schwammartige Hirnerkrankung) geführt haben.

Vorkommen
Die Creutzfeldt-Jakob-Krankheit kommt weltweit vor. Es handelt sich um eine seltene Erkrankung des zentralen Nervensystems mit einer Häufigkeit von etwa einem Fall auf eine Million Einwohner pro Jahr, in Deutschland rechnet man mit jährlich etwa 60–80 Neuerkrankten. Die Patienten sind im Durchschnitt 67 Jahre alt, Frauen sind etwas häufiger betroffen als Männer.

In sehr seltenen Fällen kann die Erkrankung bei mehr als einem Familienmitglied auftreten. Das gehäufte Vorkommen der Erkrankung ist den Angehörigen solcher Familien in der Regel bereits bekannt.

Andere spongiforme Enzephalopathien

Tauberkrankheit der Schafe (Scarpie): Diese Erkrankung wurde erstmals 1730 als eine Erkrankung der Schafe beschrieben. Die Tiere wirken unsicher auf den Beinen, sind desinteressiert an ihrer Umgebung und stellen die Nahrungsaufnahme ein. Bei der Untersuchung der Gehirne fallen die gleichen Veränderungen wie bei Menschen auf, die an der Creutzfeldt-Jakob-Krankheit erkrankt sind.

BSE (Rinderwahnsinn): Bovine spongiforme Enzephalopathie ist eine erstmals Mitte der achtziger Jahre aufgetretene Erkrankung der Rinder. Zu den klinischen Anzeichen gehören verändertes Verhalten, Gangstörungen sowie Unruhe und Angst. Es besteht eine erhöhte Reaktionsbereitschaft auf Geräusche und Berührungen, sodass die Tiere besonders schreckhaft sind. Weitere Symptome sind allgemeine Schwäche und Nervosität.

Beschreibung der Creutzfeldt-Jakob-Krankheit

Symptome der Erkrankung: Es ist sehr schwierig, den genauen Zeitpunkt des Krankheitsbeginns festzustellen. Am Anfang fällt oft eine leichte Gedächtnisstörung auf, zum Teil auch Stimmungsveränderungen, insbesondere Interessensverlust und Rückzug von sozialen Aktivitäten. Oft werden alltägliche Aufgaben, die sonst keine Schwierigkeiten bereitet haben, nicht mehr bewältigt. Die Erkrankung wird zunächst von Freunden, Verwandten und Ärzten als eine leichte Depression angesehen. Innerhalb weniger Wochen können folgende Symptome rasch auftreten: Unsicherheit beim Gehen, Gleichgewichtsstörungen, Störungen der Vorstellungskraft (oft halten die Patienten Dinge für etwas anderes oder haben sogar Halluzinationen), undeutliche und verlangsamte Sprache sowie Schwierigkeiten, das passende Wort während eines Gespräches zu finden. Meist entwickeln die Patienten rasch zuckende Bewegungen, Zittrigkeit, Steifheit der Körperglieder und Verlust der Fähigkeit, sich zu bewegen und zu sprechen. Nur in sehr frühen Stadien klagen die Patienten gewöhnlich über Ungeschicklichkeit, Unwohlsein oder Sehstörungen. Mit dem Fortschreiten der Symptome bemerken die Patienten die Schwere ihrer eigenen Erkrankung nicht mehr.

Wie schon bereits erwähnt, können viele der anfänglichen Symptome mit einer depressiven Erkrankung verwechselt werden, kennzeichnend ist allerdings die kurze Verlaufsdauer und das rasche Auftreten anderer Zeichen. Es muss betont werden, dass nur in wenigen seltenen Fällen eine leichte Vergesslichkeit und Gangunsicherheit später zur Entwicklung einer Creutzfeldt-Jakob-Krankheit führen.

Verschiedene Formen der Creutzfeldt-Jakob-Krankheit:
Die allermeisten Fälle der Creutzfeldt-Jakob-Krankheit sind sporadische Fälle, das heißt, man findet in der Vorgeschichte keine Besonderheiten, die mit der Erkrankung ursächlich in Zusammenhang gebracht werden können.

In sehr wenigen Fällen liegt eine familiäre Form vor, das heißt, dass diese Erkrankung in den betroffenen Familien gehäuft vorkommt. Meist ist dieses in den entsprechenden Familien schon bekannt. Es besteht die Möglichkeit einer genetischen Analyse des Prionproteingens. Eine solche Testung aus einer normalen Blutprobe kann in Ab-

sprache mit Ihnen bei Ihren Angehörigen durchgeführt werden. Das Ergebnis wird auf Ihre Nachfrage über zum Beispiel eine Genetische Beratungsstelle in Ihrer Nähe mitgeteilt; bitte wenden Sie sich an die Neurologische Klinik und Poliklinik, Prionforschungsgruppe, Klinikum Göttingen, Robert-Koch-Str. 40, 37075 Göttingen.

In einigen wenigen Fällen ist eine Übertragung bei operativen Eingriffen am Gehirn durch ungenügende Sterilität vorgekommen. In allen bekannten Fällen kam es zu einem direkten Kontakt mit infektiösem Material.

Seit März 1996 sind in England und Frankreich 15 Fälle einer neuen Variante der Creutzfeldt-Jakob-Krankheit bekannt geworden, die sich sowohl klinisch als auch in den feingeweblichen Veränderungen von den schon seit langem bekannten sporadischen Formen unterscheiden. Eine mögliche Verursachung dieser neuen Variante durch BSE wird zurzeit erforscht. In Deutschland ist bisher kein Fall aufgetreten.

Leider gibt es zurzeit keine Therapiemöglichkeit, die das Fortschreiten der Erkrankung aufhält; jedoch kann eine Reihe von Medikamenten helfen, die Symptome zu behandeln und die Beschwerden vorübergehend zu lindern.

Durchgeführte Untersuchungen und deren Bedeutung

CT

CT ist eine Abkürzung für Computertomografie. Es ist eine Untersuchung des Gehirns mittels Röntgenstrahlen. Dabei werden Erkrankungsursachen wie zum Beispiel einige Gehirntumore ausgeschlossen.

NMR

NMR steht für Kernspintomografie und ist eine Darstellungsmöglichkeit des Gehirns ohne Röntgenstrahlen. Auch diese Untersuchung wird durchgeführt, um andere Erkrankungsursachen, wie etwa einen Tumor, auszuschließen.

EEG

EEG ist eine Abkürzung für Elektroenzephalogramm. Hierbei wird die elektrische Aktivität des Gehirns aufgezeichnet, indem man eine Reihe kleiner Elektroden auf dem Kopf befestigt. Bei vielen Erkrankungen des Gehirns ändert sich die Hirnstromaktivität. Diese Änderung kann durch den Arzt gedeutet werden. Bei der Creutzfeldt-Jakob-Krankheit können charakteristische Veränderungen des Musters auftreten, welche die Diagnose unterstützen.

Lumbalpunktion

Unter örtlicher Betäubung wird durch eine dünne hohle Nadel eine geringe Menge Flüssigkeit, die sich auf Höhe der Lendenwirbelsäule im Lumbalsack sammelt, für Untersuchungszwecke entnommen. Die Einstichstelle liegt unterhalb des Rückmarks, sodass eine Verletzung des Rückenmarks durch die Nadel nicht möglich ist. Durch diese Untersuchung können behandelbare Infektionskrankheiten des Gehirns ausgeschlossen werden. Durch den Nachweis eines Eiweißkörpers im Nervenwasser, genannt Protein 14-3-3, ist es jetzt möglich, den klinischen Verdacht einer Creutzfeldt-Jakob-Erkrankung zu unterstützen und somit zur Diagnose beizutragen. Da dieser Eiweißkörper nicht lange haltbar ist, ist eine Untersuchung nur in frisch punktiertem Liquor oder frisch tiefgefrorenem Liquor möglich.

Alle genannten Untersuchungen sind darauf ausgerichtet, therapierbare Erkrankungen, wie Leber- oder Nierenerkrankungen, Vitaminmangel, Entzündung oder einen Hirntumor, auszuschließen.

Häufige Fragen zur Creutzfeldt-Jakob-Krankheit

Kann man sich anstecken?

Die Creutzfeldt-Jakob-Krankheit breitet sich nicht von Person zu Person aus. Es ist keine hochinfektiöse Krankheit wie Masern oder Mumps. Menschen, die Patienten einer Creutzfeldt-Jakob-Krankheit pflegen, behandeln oder im selben Raum schlafen, erkranken nicht häufiger als andere, die keinen Kontakt zu den Erkrankten hatten. Selbst Pflegepersonal und Ärzte, bei denen man einen häufigeren Kontakt mit solchen Patienten annehmen muss, sind nicht mehr gefährdet, diese Erkrankung zu entwickeln als die Normalbevölkerung.

Es ist sinnvoll, bei einer Exposition mit Blut von Patienten mit Creutzfeldt-Jakob-Krankheit Handschuhe zu tragen, wie dies auch sonst bei jeder Exposition mit menschlichem Blut empfohlen wird. Bettwäsche und Kleider können wie immer behandelt werden, es ist kein Satz getrennter Koch- oder Essutensilien notwendig.

Hat die oder der Erkrankte Schmerzen?

Menschen, die an der Creutzfeldt-Jakob-Krankheit leiden, können sich manchmal unwohl fühlen, wenn sie zum Bei-

spiel zu lange in einer Position verbleiben. Die Erkrankung selbst ist nicht mit Schmerzen verbunden.

Was können Ärzte und Schwestern tun?
Es gibt eine Reihe Behandlungsmöglichkeiten, die helfen, einige Symptome der Erkrankung zu lindern. Häufiger Lagewechsel hilft, der Entwicklung von Druckstellen vorzubeugen. Ein Urinkatheter wird oft notwendig, wenn die Patienten nicht mehr in der Lage sind, das Wasser zu halten. (Ein Katheter ist ein langer schmaler Gummischlauch, welcher schmerzlos in die Blase eingeführt wird.) Manchmal ist die Schluckfähigkeit gestört; der Patient kann dann durch einen durch die Nase eingeführten Schlauch ernährt werden oder Flüssigkeit durch eine in eine Vene eingeführte Plastiknadel (eine Braunüle) bekommen. Das Zittern oder die Zuckungen, welche bei manchen Patienten vorkommen, können medikamentös behandelt werden.

Als ich das Merkblatt in meine Tasche stecke, weil ich gleich am Flughafen eintreffe, denke ich immer wieder, wie furchtbar diese Diagnose ist – aber immerhin, Jürgen hat keine Schmerzen.

Das Flugzeug ist noch nicht gelandet, stelle ich mit einem Blick auf den Monitor wenig später fest. Ich bewege mich zu dem Ankunfts-Gate. Während ich die langen Förderbänder entlangwandere, überlege ich, was ich machen würde, wenn ich diese Krankheit ebenfalls hätte? Niemand würde meine Hand halten, so viel ist sicher, ich wäre allein. Mein Gott, was hätte Jürgen getan, wenn er es gewusst hätte? Das Buch *Anleitung zum Selbstmord*, das noch in unserem Bücherschrank steht, fällt mir ein.

Schlaftabletten, es sind genügend vorhanden, Jürgen hat sich häufig welche verschreiben lassen. Wären wir ans Meer gefahren, hätten wir den Tod bewusst gesucht? Wie eine Freundin von mir in gleicher Situation vor einem Jahr?

Und was soll ich jetzt überhaupt allein? Wie soll ich als halber Mensch weiterleben, die Aussicht erscheint mir grauenvoll.

Die Ankunft des Fluges aus Berlin wird angekündigt und erlöst mich aus meinen dunklen Gedanken.

Ich stehe auf und stelle mich an die Scheibe, um meine Schwiegermutti gleich zu sehen, wenn sie an das Gepäckband geht.

Als ich sie etwas später umarme, kommen uns beiden die Tränen. Wir versuchen, uns tapfer zu halten.

Später als ich im Bett liege, sage ich mir, steigere dich nicht in etwas hinein. Jürgen ist derjenige, der sterben muss, du darfst leben! Auch wenn es schwer fällt und einfach für dich wäre, auch zu sterben wie er. Außerdem brauchen die Eltern dich, denke an Jürgens Vater, er ist ebenfalls behindert, und es wird immer schwerer für Jürgens Mutter, und ihr Sohn kann ihr nicht helfen. Vielleicht ist es mein Schicksal, sie zu trösten. Mit deiner Geburt hat deine Mutter versucht, über den Tod ihres Sohnes, der im Alter von 20 Jahren im Krieg fiel, hinwegzukommen und sie hat dir viel Liebe mitgegeben.

Vieles geht mir durch den Kopf in dieser Nacht. Bevor ich leise weinend einschlafe, beschließe ich, jeden Tag zu nutzen, den ich mit Jürgen verbringen kann, wie immer die Tage auch beschaffen sein werden.

Dienstag, 16. Februar 1999

Barbara

Die letzte Woche war eigenartig. Jedenfalls nach meinem Empfinden. Auf der einen Seite war ich wie unter Schock, was mir einen kräftigen Adrenalinstoß versetzte und mich in die Lage brachte, glasklar zu denken, sehr überlegt zu handeln, effektiv zu verhandeln, vieles gleichzeitig in die Wege zu leiten. Auf der anderen Seite fließe ich seither über vor zärtlichem Mitgefühl, liebevollen Gedanken und leide nicht nur mit meinem Mann, sondern mit jedem menschlichen Wesen, das in meinen Augen Hilfe braucht. Diese Gefühle sind traurig, aber auch sehr schön, weil sie die Tiefen meines Seins berühren. Nebensächlichkeiten haben keinen Platz mehr in meinem Denken. Ich lebe nur von einem Tag zum anderen und versuche, nicht an die Zeit zu denken, die läuft und läuft, sich nicht anhalten lässt und schneller als normal zu rennen scheint.

Heute wird Jürgen aus der Klinik als unheilbar entlassen und in das Heim verlegt. Mir ist die ganze Zeit bange gewesen. Wie wird er es aufnehmen? Als das Rollstuhltaxi – zum Glück wieder der gleiche Ford Transit wie beim letzten Mal – am Mittleren Ring entlangfährt, setzt mein Herzschlag eine Sekunde lang aus. Jürgen zeigt auf die einmündende Straße und ruft: »Hier müssen wir abbiegen!«

Die Ehrwalder Straße! Geradeaus führt sie zu unserer Wohnung. Wie funktioniert ein Gehirn, frage ich mich in jenem Moment wieder einmal.

Als wir dann im Heim ankommen, stellen sich meine Befürchtungen als unbegründet heraus. Jürgen zieht in das Heim ein wie in ein neues Hotel. Und tatsächlich ist das Heim früher ein Hotel gewesen. Es besitzt eine imposante Eingangshalle, ein riesiger Kronleuchter mit Kristallanhängern überstrahlt die in Altrosa gehaltenen Sessel und Couchen.

Kleine Tischchen stehen vor den Sitzmöbeln, der Boden ist mit Teppichen ausgelegt. Der erste Blick wird von einem überdimensionalen Aquarium in Anspruch genommen. Es gefällt Jürgen, er lacht und ist die ganze Zeit nach unserem Eintreffen fröhlich. Beim Abendessen im Speisesaal sagt er zwar zu seinen Tischgenossen nicht viel, aber als ihn kurze Zeit später die Heimleiterin fragt, wie es ihm im Heim gefällt, strahlt er die Frau an und meint: »Ganz wundervoll!«

Mittwoch, 24. Februar 1999

Barbara

Die ersten drei Tage begleitete ich Jürgen den ganzen Tag im Heim, damit er sich eingewöhnt.

Seit Montag fahre ich mittags zu ihm, so wie heute. Wenn ich eintreffe, schläft Jürgen meist. Das Bett steht gleich neben der Tür, davor ein hoher Nachttisch auf Rollen. Alle Möbel sind aus Kirschholz. Am Fußende steht der kleine Fernseher, den ich beim *Media Markt* gekauft habe, den aber nur ich einschalte, Jürgen kann die Fernbedienung nicht mehr begreifen. Das Bett ist so positioniert, dass Jürgen zum Fenster schaut. Vom Fenster aus blickt man die Straße entlang, an den Rändern stehen winterkahle Bäume, die Straße hat einen Mittelstreifen, der mit zurzeit ebenfalls kahlen Büschen bepflanzt ist. Vom Bett aus sind nur die Kronen der Bäume zu sehen. Der Schnee ist verschwunden, es ist windig, kalt, regnerisch.

Ich habe mir angewöhnt, mich immer schon aus dem kleinen Flur, in dem der Schrank steht und von dem auf der anderen Seite die Badezimmertür abzweigt, mit einem lauten: »Hallo Jürgen, ich bin es!«, zu melden.

Der Grund dafür ist folgender: An einem der ersten Tage trat ich leise ins Zimmer und beugte mich – hinter seinem Bett stehend – zu ihm herunter, um ihm einen Kuss zu geben. Er schrie gellend auf, ich glaube, ich war ebenso erschrocken wie er. Seither mache ich mich stets lautstark bemerkbar.

Meist erwidert er meine Begrüßung mit der Frage: »Bist du es, Barbara?«

Nach dem Begrüßungskuss rufe ich die Pfleger. Sie ziehen ihn an und setzen ihn in den Rollstuhl. In dem auf Jürgens Bedürfnisse zugeschnittenen Gefährt kann er auch mit seiner dicken Winterjacke bequem sitzen. Jeden Nachmittag fahre ich Jürgen spazieren. Die Gleichmäßigkeit der Tage verleiht ihnen so etwas wie Normalität.

Die Heimbewohner kennen uns inzwischen und manche grüßen freundlich. Natürlich nur diejenigen, die sich bewegen können und die Gänge bevölkern, um die Zeit zwischen den Ereignissen des Tages hinter sich zu bringen. Und dies sind zweifelsohne die Mahlzeiten und die Medikamentenausgabe! Die anderen, die auf Jürgens Flur untergebracht sind, sehe ich nur wie Schemen, wenn ihre Zimmertüren offen stehen. Liegende, ans Bett gefesselte Wesen, für die der Tod Erlösung bedeutet und die doch noch nicht sterben können. Ab und zu gehe ich in ein Zimmer, betrachte das geschlechtslose Wesen im Bett, stelle mir Jürgen in ein paar Monaten vor und streichele den oder die Unbekannte/n.

Heute Nachmittag waren wir im Supermarkt ein Stück weit die Straße hoch und haben dort einen Kaffee getrunken. Manchmal fahren wir auch nur um den Block, gestern waren wir zusammen sogar beim Frisör. Jürgen bekam einen Kurzhaarschnitt und ich trennte mich kurzerhand ebenfalls von meinen langen Locken.

Donnerstag, 25. Februar 1999

Barbara

Wie kostbar jeder zärtlich erfüllte Augenblick ist, den ich mit Jürgen noch verleben kann, wird mir bewusst, als ich an diesem Morgen aufwache und das Fenster öffne. Die Vögel zwitschern in dieser Stunde vor dem Hellwerden um die Wette, und ich meine, einen winzigen Hauch Frühling zu erahnen. Tatsächlich entwickelt sich das Wetter so angenehm, dass ich Jürgen zum Biergarten schiebe. Bald sitzen wir als einzige Gäste am langen Holztisch, einen Maßkrug vor uns. Der Wirt kommt später kurz zu uns, und ich unterhalte mich mit ihm. In das Lokal können wir nicht gehen, weil die Stufen nicht für den Rollstuhl geeignet sind, aber es ist auch viel schöner an der frischen Luft, mit der kitzelnden Sonne im Gesicht. Witzigerweise ist es der Biergarten, der nahe an seiner ehemaligen Arbeitsstelle liegt und den er früher oft am Feierabend mit Kollegen aufsuchte. Er ist etwa einen Kilometer vom Heim entfernt.

Zurück rolle ich Jürgen die lange, gerade Straße entlang. Die Sonne strahlt noch immer warm, die Straße verläuft in westlicher Richtung. Doch von einer Minute auf die andere ziehen schwarze Wolken vor die Sonne, verdüstern den blauen Himmel. Ein scharfer Wind bläst uns ins Gesicht, ein Hagelschauer prasselt auf uns nieder. Der Rollstuhl scheint stehen zu bleiben, obgleich ich mit aller Kraft schiebe. Jürgen bekommt Angst, wie wild rüttelt er an seinem Rollstuhl und versucht allen Ernstes aufzustehen. Als der Rollstuhl sich bedenklich zur Seite neigt und anfängt zu kippen, packt mich ebenfalls Panik. Gleich wird Jürgen hilflos am Boden liegen. Kein Mensch ist weit und breit zu sehen. Die Entfernung zum Heim beträgt noch etwa 500 Meter! Ich herrsche Jürgen an: »Sitz still!«

Mein Befehlston verschlimmert die Lage, steigert Jürgens Unruhe. Hasserfüllt schaut er mich an. Seine Augen rollen. In seinem Blick erkenne ich blankes Entsetzen. Ich zwinge mich zur Ruhe. Gehe um den Rollstuhl herum, knie mich vor ihn hin. Leise und beschwörend rede ich auf ihn ein: »Wir sind in ein paar Minuten wieder zu Hause, ganz ruhig, ich bin bei dir, wir schaffen das.«

Wir schaffen es tatsächlich.

Der große Speisesaal füllt sich gerade. Die Heimbewohner, Männer und Frauen unterschiedlichen Alters, manche dick, manche dünn, einige gut angezogen, andere in Trainingssachen, die mit Flecken übersät sind, strömen gleich nach dem Öffnen durch die Türen in den großen Saal, ebenso ungeduldig wie Pauschalreisende in einem Hotel in Spanien.

Die Essenszeit ist ein Highlight des Tages. Ich bugsiere Jürgen an den uns zugewiesenen Tisch. Mir vergeht der Appetit beim Zusehen.

Ähnlich wie bei Jürgen – seine Hand zielt inzwischen immer neben den Mund – gelingt es vielen der Anwesenden nicht, die Nahrung ohne Verluste zum Mund zu führen. Es ist deprimierend anzusehen. Ich setze meine Brille ab.

Wird mir der Aufenthalt im Speisesaal in ein paar Wochen vielleicht als das Paradies vorkommen? Nach den Schilderungen von Doktor Techner, dem Arzt des Krankenhauses, wird die nächste Stufe der Creutzfeldt-Jakob-Krankheit die völlige Unbeweglichkeit sein. Jürgen wird in seinem Bett liegen, muss gefüttert werden, wird nicht mehr wahrnehmen, was um ihn herum geschieht.

Die Aussage der netten Pflegedienstleiterin, die ich bei meinen vielen Heimbesuchen kennen gelernt habe, spukt in meinem Kopf.

»Ihr Mann wird einfacher zu versorgen sein, wenn er noch hilfloser ist.«

Ich überlege, Jürgens Krankenbett kann in unserem Wohnzimmer stehen mit Blick auf die Terrasse. Er kann die Blumen sehen, die Luft atmen, wenn die Türen geöffnet sind. Morgen werde ich mich nach einem Speziallifter für hilflose Personen erkundigen, nehme ich mir vor. So weit meine Zukunftsträume.

Freitag, 26. Februar 1999

Barbara

Als ich heute Mittag bei Jürgen im Heim eintreffe, erschrecke ich. Jürgens Fersen zieren zwei große Blasen! Die ersten Stellen von Dekubitus!

Wir haben ein großes Problem: Das Bett ist für Jürgen zu kurz. Auch seine Beine schmerzen. Er schreit auf, wenn ich sie aus Versehen leicht berühre. Die Muskeln verkrampfen sich, weil sie nicht benutzt werden, meint Frau Doktor Gutner, als sie gegen 15 Uhr kurz vorbeischaut. Sie verordnet ihm Beweglichkeitsübungen mit einer Krankengymnastin und eine Lammfellunterlage gegen das Durchliegen, welches den Dekubitus verursacht.

Gleich am nächsten Tag werde ich die Sachen in der Stadt besorgen. Schließlich kommt meine Schwiegermutti morgen nach München und bleibt über das Wochenende. Ich habe gestern Theaterkarten bestellt und werde sie bei dieser Gelegenheit auch gleich abholen. Meine Absicht ist, dass wir uns lieber von Lessing ablenken lassen, als den ganzen Abend gemeinsam zu heulen.

Durch Jürgens Krankheit sind wir uns überaus nahe gekommen. Wir telefonieren sehr häufig miteinander und sie tut mir unendlich Leid. Sie hat einen behinderten Mann zu Hause, und ich kann jetzt natürlich ihre Sorgen besser nachempfinden. Ich freue mich, dass sie kommt.

Samstag, 27. Februar 1999

Barbara

Seit langer Zeit koche ich mal wieder etwas. Ich schnipple Kartoffeln, Möhren und Bohnen für einen Eintopf. Jürgens Mutter kommt gegen Mittag.

Sie bestand darauf, dass ich sie nicht abholen soll.

Wir wollen nach dem Essen gleich ins Heim fahren.

Ich freue mich, sie zu sehen, es ist tröstlich, mit jemandem zusammen zu leiden. Zwar sind alle meine Freunde und auch mein Bruder rührend besorgt, bieten mir Hilfe an, aber ich habe keine Zeit, mich mit ihnen zu treffen. Es ist schon schön, am Telefon zu reden.

Jürgens engste Freunde habe ich gebeten, ihn bald noch einmal zu besuchen. Noch freut er sich über Besuch, erkennt die Menschen, wer weiß, wie lange.

Nächste Woche will Stefan vorbeischauen, auch Monika will kommen, für die andere Woche hat sich Achim angekündigt und ein anderer Kommilitone aus Konstanz, der jetzt in Stuttgart lebt. Auch Jürgens Cousin aus Berlin will in der nächsten Zeit vorbeischauen. Komischerweise hat sich nie jemand aus Jürgens Sportgruppe bei mir gemeldet, um ihn zu besuchen, dabei ist die Turnhalle gerade einen Steinwurf vom Heim entfernt.

Die Klingel reißt mich aus meinen Überlegungen, ich drücke und ein paar Minuten später umarme ich meine Schwiegermutti.

Sonntag, 28. Februar 1999

Barbara

Heute werden wir nicht draußen sitzen können wie gestern. Wir haben zu dritt an dem Biergartentisch gesessen, jeder eine Maß vor sich.

Jürgen war innerlich geradezu aufgeräumt, er ist gern in Gesellschaft.

Kein Wunder, er schläft zwar viel, aber allein kann er nicht den Raum verlassen und er sitzt einsam da.

Der Liegesessel, den ich Ende Dezember bestellt habe, ist am Freitag endlich geliefert worden, und das Zimmer sieht richtig wohnlich aus. In Hinblick auf die leeren Wände fragte ich ihn: »Was meinst du, soll ich ein paar Bilder von zu Hause mitbringen?«

»So lange bleiben wir nicht, lass mal!«, antwortete Jürgen.

Die Bemerkung versetzte mir einen Stich ins Herz. Ich sagte nichts weiter.

Meine Schwiegermutti hat schlecht geschlafen und ich auch, wir frühstücken so gegen zehn Uhr, als wir beim Heim eintreffen, ist es bereits kurz vor zwölf.

Ich habe uns beim Essen mit angemeldet.

Wir wollen uns Jürgen schnappen und in den Speisesaal gehen, aber daran ist nicht zu denken. Jürgen liegt noch auf seinem Bett, leise weinend, wund gelegen, alles nass. Meine Schwiegermutter ist entsetzt.

Wir lassen Jürgen anziehen, das Pflegepersonal entschuldigt sich, ein Sterbefall auf der Station!

Wir gehen in das kleine Lokal gegenüber zum Essen, weil die Essenszeit inzwischen vorbei ist. Ich bin froh, den Speisesaal umschifft zu haben.

Als ich meine Schwiegermutti am Abend zum Flughafen bringe, schlägt sie mir vor, mir eine Art Gehalt zu zahlen, wenn ich Jürgen zu Hause betreue.

Ich wünschte, ich könnte dies.

Oft genug zerbreche ich mir den Kopf darüber, wie ich es bewerkstelligen könnte, Jürgen die letzte Zeit angenehmer zu machen. Aufgrund Erfahrungen mit ihm habe ich mich für das Heim entschieden. Ist das falsch und herzlos von mir?

Ich verdränge diese Gedanken, sie bringen mich nicht weiter.

Jürgens Mutter schildere ich mein Gespräch mit der netten Pflegedienstleiterin und berichte ihr von dem Lifter, der etwa 15 000 DM kosten soll.

Aber ich weiß nicht, wie Jürgens Zustand Ende nächsten Monats sein wird. Das Heim müsste ich Mitte des Monats kündigen … das Risiko ist mir zu hoch, ich wage es nicht.

Donnerstag, 4. März 1999

Barbara

Vorgestern geisterte der Begriff BSE durch die Medien. Die Landesministerin Höhn verlangt einen Test für Rinder, um die Gesundheitsgefahren für Menschen einzugrenzen. Ich konnte nur bitter lachen. Ein Test? Wie oft ist Jürgen getestet worden, und wie oft wurde nichts gefunden?

Seit Dienstag arbeite ich wieder am Vormittag, meine Chefin bat mich zu kommen, sie würden ohne mich nicht zurechtkommen. Ich bin ganz froh, die Arbeit lenkt mich von meinen Sorgen ab.

Unser oberster Boss schaute vorhin kurz bei mir vorbei, um mir seine Anteilnahme auszusprechen. Anscheinend hat es sich inzwischen rumgesprochen, dass mein Mann diese »BSE«-Krankheit hat! Immerhin sagte er mir zu, dass ich jederzeit beurlaubt werden kann, wenn ich es wünsche. Ein beruhigender Gedanke.

Ich schalte meinen PC aus, einen Großteil der Eingaben für das neue Programm, das jetzt einigermaßen läuft, habe ich erledigen können.

Morgen ist der letzte Abgabetermin für die Abrechnung des Monats März. Ich blättere kurz den Stapel durch, morgen schaffe ich den Rest, denke ich beruhigt und lege ihn beiseite.

Stefan kommt heute mit seiner Frau zu Besuch, und Monika, ich muss zum Heim. Zum Glück ist auf dem Mittleren Ring wenig Verkehr und ich trudele bald ein.

Die Stimme von Monika ist rau und belegt in den ersten Minuten ihrer Anwesenheit. Erkennt Jürgen sie überhaupt? Ich bin Stefan dankbar, dass er die Verlegenheit mit Scherzen überbrückt.

Abends gehe ich mit einer Bekannten ins Theater. Ich genieße die zwei Stunden Entspannung.

Freitag, 5. März 1999

Barbara

Sauwetter! Schneeregen! Als ich bei Jürgen im Heim eintreffe, finde ich die Heimleiterin und die Pflegedienstleiterin bei Jürgen im Zimmer vor. Sie montieren die hintere Bettbegrenzung ab, damit Jürgens Füße Freiraum erhalten.

»Das längere Bett kommt erst Ende des Monats, sie haben Lieferschwierigkeiten«, erklären sie mir ihr Vorgehen. Jürgens Blase am Fuß vom Durchliegen hat wirklich bedrohliche Ausmaße angenommen und ich bin froh, dass etwas geschieht. Die Krankengymnastin kommt jeden zweiten Tag und ich reibe ihm vor dem Schlafengehen die Beine mit Johanniskraut-Rotöl ein, aber seine Beine schmerzen weiterhin. Jedenfalls jammert er bei jeder Berührung.

Zur Abwechslung lasse ich Jürgen in den neuen Sessel setzen, fahre die Fußstütze für ihn aus und wir sehen fern.

Neulich der alte Kästner-Film *Emil und die Detektive* hat ihm gut gefallen, wenn er auch häufig beim Anschauen eingenickt ist.

Bevor ich am Abend gehe, putze ich Jürgen die Zähne. Ich halte ihm die Schüssel unter das Kinn, und er bewegt die Zahnbürste, zuvor hat er Wasser in den Mund genommen. Eine sehr putzintensive Methode, wie ich aus Erfahrung weiß, nicht für den Zähneputzenden, sondern für den Badreinigenden danach. Hier im Heim versuche ich, den Schaden in Grenzen zu halten, und genehmige Jürgen nur einen Schluck Wasser für den Mund. Das gefällt ihm heute ganz und gar nicht, er nimmt die Zahnbürste und wummert entrüstet an die Schüssel, mich wütend ansehend.

Ich beende die Prozedur.

Samstag, 6. März 1999

Barbara

Trotz der schlechten Wettervorhersagen ist es sonnig und angenehm für diese Jahreszeit.

Ein paar Straßen vom Heim entfernt habe ich ein uriges Lokal entdeckt, es hat einen ebenerdigen Eingang ohne Stufen! Dorthin werde ich heute Jürgen und mich ausführen. Vorher muss er mir noch zwei Sachen unterzeichnen, die von der Bundesversicherungsanstalt für Angestellte gekommen sind. Er unterschreibt mit seinem Vornamen.

Auf dem Weg zum Lokal passieren wir einen Autohändler, in dessen Vorhof VW-Busse ausgestellt sind. Ich fahre mit Jürgen herum, schaue nach den Preisen, träume vom Einbau einer Spezialrampe für den Rollstuhl und sehe mich damit Jürgen durch die Lande kutschieren …

Im Lokal bestellen wir später Hamburger, eine Spezialität des Hauses, frisch zubereitet, fast wie in den Staaten in guten Lokalitäten. Mit dem süffigen dunklen Bier zusammen eine Delikatesse. Als ich das Rindfleisch aufschneide und mit Genuss in den Mund stecke, denke ich, welche Ironie des Schicksals. Ich schiebe den Teller Jürgen zu. Inzwischen weiß ich, dass eine Störung des Hypothalamus im Gehirn dafür sorgt, dass er sich immer hungrig fühlt. Ich beschließe an diesem Tag, nie wieder Rindfleisch zu essen.

Der Rückweg führt uns an einer Telefonzelle vorbei. Ich wähle die Nummer von Jürgens Mutti, spreche kurz mit ihr und reiche Jürgen dann den Hörer.

Als er ihn mir zurückgibt und ich auflege, frage ich ihn neugierig, mit wem er telefoniert hat.

Er sieht mich an, als ob ich deppert bin, und sagt: »Mit Mutti!«

Dienstag, 9. März 1999

Barbara

Als ich gestern in das Heim kam und Jürgen wie üblich in den Rollstuhl setzen lassen will, hat er Schwierigkeiten. Er kippt vornüber, kann nicht mehr aufrecht sitzen. Mit meinem langen schwarzen Schal versuche ich, ihn festzubinden.

Heute gleich nach der Arbeit fahre ich beim Sanitätsgeschäft vorbei, besorge einen Gurt, der die Schwäche ausgleicht.

Meine Hast erweist sich als unnötig. Jürgen ist müder als üblich. Er schläft fast die gesamte Zeit. Ich lasse ihn schlafen, verlasse das Heim um 17 Uhr. Als ich ihn zum Abschied küsse, erwacht er kurz.

»Bis morgen, mein Liebling.«

Mittwoch, 10. März 1999

Barbara

Heute erwarte ich eine Sozialarbeiterin vom Vormundschaftsgericht im Heim. Als ich um 13 Uhr eintreffe, steht Jürgens Essen unberührt auf dem Nachtisch, er schläft. Es kommt mir unheimlich vor, ihn entmündigen zu lassen. Trotzdem beantworte ich gewissenhaft alle Fragen und lasse die Belehrungen über mich ergehen.

Jürgen murmelt im Schlaf vor sich hin, ab und zu seufzt er, seine Augen sind geschlossen. Später spreche ich mit den Pflegern. Sie vermuten eine Erkältung. Jürgen hat leichtes Fieber.

Gegen 22 Uhr rufe ich von zu Hause aus die Station an. Ich erhalte die Auskunft, dass sich Jürgens Befinden nicht verändert hat.

Donnerstag, 11. März 1999

Barbara

Am nächsten Morgen rufe ich gleich als Erstes bei der Station an. Ich erhalte die Auskunft, dass sich Jürgens Zustand nicht verändert habe. Also fahre ich in die Arbeit. Frau Doktor Gutner will heute nochmals nach ihm sehen, weiß ich.

Gegen elf klingelt das Telefon, am Apparat ist die Leiterin der Pflegestation. Ihre Stimme klingt besorgt:

»Ihr Mann hat hohes Fieber, wir haben bereits Ihre Ärztin verständigt.«

»Ich komme sofort!«

Ich setze mich gleich ins Auto. Der Mittlere Ring zieht sich endlos hin. Als ich endlich bei Jürgen eintreffe, erschrecke ich. Das Gesicht auf dem rosa Kopfkissen scheint nicht Jürgen zu gehören, sondern einem Mann von mindestens 80 Jahren, es gleicht einer Totenmaske. Die Wangen sind eingefallen, die Haut hat eine gelblich weiße Farbe angenommen wie das Kerzenwachs einer Stearinkerze. Kleine blaurote Flecken heben sich unnatürlich ab. Die Augen sind eingesunken, der Blick geht nach oben, seltsam verdreht, die Lider sind halb geöffnet, nur das Weiße der Augäpfel ist zu sehen. Der Mund stößt rasselnde Laute aus. Die Stirn ist heiß, der gesamte Körper glüht.

Ich hole eine Schüssel mit kühlem Wasser aus dem Bad und beginne, den überhitzten Körper mit einem nassen Waschlappen abzureiben. Die Beine sind stark geschwollen, die Haut wirkt dünn und seltsam marmoriert. Immer wieder benetze ich die trockenen aufgesprungenen Lippen mit Wasser und streichele das leidende Gesicht.

Unsere Ärztin trifft ein, fühlt den Puls und schüttelt besorgt den Kopf. Die Pflegedienstleiterin betritt das Zimmer, streitet mit Frau Doktor Gutner, die per Handy einen Krankenwagen bestellt.

Einige Zeit später liegt Jürgen vor dem Haus auf der Trage. Wieder lässt die graubraune Filzdecke nur den Kopf unbedeckt, der Atem bildet eine weiße Wolke vor seinem Gesicht.

Einige Heimbewohner stehen um uns herum, schauen neugierig, eine Frau kommt auf mich zu, umarmt mich. Es dauert ein paar Minuten, bis die Rettungssanitäter die Türen des Wagens öffnen und Jürgen hineinschieben. Ich nehme neben dem Fahrer Platz. Der Beifahrer telefoniert, sagt dann: »Renatastraße!«, und wir fahren los.

Auf dem Mittleren Ring herrscht starker Verkehr, wir kommen nur stockend voran. Ich höre Jürgen röcheln und sehe besorgt nach hinten. Der Fahrer fragt seinen Kollegen, ob er das Blaulicht einschalten soll. »Nein, bitte, das Geräusch würde meinen Mann erschrecken!«, bettle ich.

Ich fühle mich leer. Während sich das Rettungsfahrzeug durch den Verkehr windet, geht mir das Gespräch mit Frau Doktor Gutner durch den Kopf. In der Wartezeit auf den Krankenwagen fragte ich sie, was ich machen soll, wenn die Ärzte des Krankenhauses Jürgen an ein Beatmungsgerät anschließen, um ihn am Leben zu erhalten. Sie meinte, dass auf lebensverlängernde Maßnahmen auf jeden Fall verzichtet werden sollte. Ich versuche, mich daran zu erinnern, was Doktor Techner, der Stationsarzt der Isartalklinik, mir vor einem Monat sagte: »Bei schweren Erkrankungen versagen die Abwehrkräfte des Patienten, ein Lungenemphysem bildet sich oder der Kreislauf versagt. Ich rate Ihnen, lebensverlängernde Maßnahmen abzulehnen, wenn dies bei Ihrem Mann der Fall ist und er in ein Krankenhaus eingeliefert wird. Alle Körperfunktionen werden bei der Creutzfeldt-Jakob-Krankheit in immer schnellerer Abfolge lahm gelegt. Der Tod in einem früheren Stadium wäre für Ihren Mann eine Erlösung!«

Wer gibt mir das Recht, über Jürgens Leben zu entscheiden? Wie, wenn es noch eine Hoffnung gibt, sich die Ärzte irren? Er gar nicht an dieser schrecklichen Krankheit leidet? Ich will Jürgen behalten, auch so, wie er jetzt ist. Sehr widersprüchliche Gedanken stürmen mir während der Fahrt durch den Kopf und verwirren mich.

Endlich, wir sind bei der Einfahrt zum Krankenhaus angelangt! Jürgen wird ausgeladen, die beiden Sanitäter schieben ihn zu einem kleinen Eingang, dann wird Jürgen in den Personenfahrstuhl geschoben, es ist sehr eng. Ich stehe hinten neben der Trage und fahre mit den Fingern begütigend über Jürgens Gesicht, murmele beruhigende Worte, beuge mich zu ihm herunter, küsse ihn, weine, sehe, wie meine Tränen auf seine von der Trockenheit rissigen Lippen fallen.

Ich bemerke, wie Jürgen plötzlich zusammenzuckt. Ein schmaler weißer Faden Speichel löst sich aus seinem Mundwinkel und rinnt langsam an seinem Kinn entlang. Instinktiv weiß ich: *Jürgen ist gestorben!*

Die Sanitäter schieben die Trage aus dem Fahrstuhl. Eine Ärztin und ein Arzt warten, bereit, den Kranken zu reanimieren. Der Arzt sieht sich Jürgen an, dann nimmt er Jürgens Handgelenk und fühlt nach dem Puls.

»Exitus!«

Er legt den Arm zurück. Eine Schwester in Ordenskleidung kommt, nimmt mich am Arm, setzt mich auf einen Stuhl und bedeutet mir, einen Augenblick zu warten. Die Trage mit Jürgen verschwindet in einem Zimmer.

Die Rettungswagenfahrer gehen im Flur auf und ab. Ich höre, wie der eine dem anderen vorwirft: »Mit Blaulicht hätten wir es noch geschafft!«

Sie tun mir Leid, ich gehe zu ihnen, sage: »Mein Mann war unheilbar krank!«

Als ich in das Totenzimmer trete, liegt Jürgen friedlich, wie schlafend auf dem weißen Laken. Zwei Kerzen brennen und ein kleines Kruzifix ist auf einem Tisch mit einem Blumenstock angeordnet. Ich setze mich neben ihn. Noch aufgeregt, fange ich an zu reden, berichte ihm von meinen Ängsten, meinen Zweifeln. Nach einer Weile habe ich das Gefühl, als würde er lächeln und sagen: »Ist schon okay, Barbara!« Mir wird bewusst, dass Jürgen die Entscheidung über sein Leben selbst getroffen hat.

Mein Innerstes ist plötzlich ruhig. Ich fühle Frieden einkehren.

Als ich Abschied genommen habe und den Raum verlasse, wird mir bewusst, dass eine wichtige Aufgabe noch zu erfüllen ist. Ein Jahr lang sind wir auf der Suche nach der Ursache der Krankheit gewesen. Wir werden jetzt nicht aufgeben! Ich rufe Frau Doktor Gutner an und bitte sie, Doktor Techner zu informieren, damit die Obduktion in die Wege geleitet werden kann.

Mai 1999

Drei Monate nach Jürgens Tod bekomme ich es schwarz auf weiß. Der neuropathologische Befund aus Göttingen bestätigt die Verdachtsdiagnose. Proteinablagerungen sind gefunden worden und, so der Text: »Das neuropathologische Schädigungsmuster sowie Art und Verteilung der Prionablagerungen passen zu einem Bild, wie es bei einer sporadischen Creutzfeldt-Jakob-Erkrankung gesehen wird.«

Gestorben ist Jürgen an hohem Fieber, die Krankheit hat das Temperaturzentrum im Gehirn lahm gelegt.

Er hat den Kampf um sein Leben verloren. Jürgen war am Ende seiner Reisen, er ist angekommen.

Oktober 1999

Wieder einige Monate später, ein neuer Winter steht vor der Tür, sinniere ich beim Durchsehen von Jürgens Unterlagen über die Frage, ob er wirklich angekommen ist. Hat Jürgen sein Leben »richtig« gelebt? So, wie er sich das für sein »Leben« vorstellte und in einem Gedicht verewigte, das er im Alter von 24 Jahren verfasste? Ich kenne es mittlerweile auswendig und beginne, es vor mich hin zu sprechen.

An manchem Tage
da erhebt sich die Frage
muss alles so sein,
wie es ist?

Da muss man ganz einfach
und scheint es auch sinnlos,
verlassen das Muss,
träumen vom Kann.

Dieses Leben, dies lange,
dies stumme, dies dumme,

warum es wohl leben,
muss das so sein?

Und wenn dies so sein muss,
dann tu es doch richtig,
nicht nichtig, wie wir.

Wie lebt denn der Mensch,
als Korn in der Welt,
als Ding unter Dingen,
als Halm im Feld?
Willst du so leben,
als Schwein am Trog,
als Kristall, das sich löst,
im Wasser der Welt?

Nein und abermals nein!
Du musst dich weigern,
du musst dich lösen,
stoß alles von dir,
es muss so sein.

Dann musst du gehen,
dann lass sie stehn,
jetzt suche die Weite,
das Sein und das Ich.

Und du wirst finden,
du wirst erleben,
ohne zu streben,
aber du lebst!

Ja, wir haben gelebt!, beantworte ich alle Fragen und setze wehmütig hinzu: Und jetzt muss ich weiterleben, – ohne dich.

Ich sehe mich um, betrachte die Einrichtung meiner neuen, kleineren Wohnung. Den großen, hellen Tisch aus Buche, der vorher in unserem Wohnzimmer vor dem deckenhohen Fenster nach Westen stand, von dem man so herrlich die untergehende Sonne beobachten konnte. Ich sehe uns mit Freunden an diesem Tisch sitzen, und Jürgen unruhig hin und her rutschen, weil er sich lieber auf seiner Couch aufhielt als auf einem Stuhl. Blicke auf den riesigen, weißen Ruhelederssessel, der verstellbar ist. In dem es möglich ist, eine vollständige Liegeposition einzunehmen und – ein sehr wichtiger Aspekt ihn zu kaufen – er besitzt eine Automatik, um leichter daraus aufzustehen. Der Sessel stand nie in unserem Wohnzimmer, er kam zu spät, um seine Helferautomatik anzubieten. Kurze Zeit vermittelte er in Jürgens Heimzimmer Behaglichkeit, ein- oder zweimal ließ ich Jürgen mithilfe des Pflegepersonals in den Sessel setzen. Der Couchtisch hat noch immer einen Mittelfuß und kippelt, wenn man sich auf ihn stützt. Inzwischen verfügt der Fuß zusätzlich über vier kleine Rollen. Ich habe alles mit Rollen versehen, denn das Leben ist für mich in Bewegung seither. Die Statik, die Ruhe, die Vorbestimmung sind verschwunden.

Diese Wohnung ist nicht unsere Wohnung, es ist meine Wohnung. Dieses »Mein« ist ungewohnt und hat zugegebenermaßen auch seine Reize.

Alles ist jetzt »mein«, nicht mehr »unser«. Und so wie Mein und Unser gibt es ein Davor und ein Danach. Dazwischen ist dieses eine Jahr, das mir vorkommt, als hätte es

Jahrzehnte gedauert. Bruchstücke aus diesem Jahr sind in Jürgens Aufzeichnungen und in meinen Tagebüchern festgehalten. In und zwischen den Zeilen lugt das Nichtglaubenwollen, das Erstaunen, die Betroffenheit, die Trauer heraus.

Die Worte erzählen davon, wie überzeugt wir waren, dass eine Krankheit mit tödlichem Ausgang nicht passieren kann, uns nicht treffen kann, unmöglich! Weshalb fühlten wir uns so sicher? Mir fallen keine Gründe ein. Nur, dass wir meinten, noch kein respektables Alter erreicht zu haben, in dem es an der Zeit ist abzutreten? Bis heute kann ich es nicht genau sagen.

Ich weiß nur, dass ich mir das ganze Jahr über unwirklich vorkam, so als hätte mich jemand in einen Film versetzt. Alles erschien mir bizarr, unfassbar, gespenstisch! Die mir zugeteilte Rolle sagte mir nicht zu, der Film gefiel mir nicht, ich wollte einen Film mit Happyend, einen fröhlichen Streifen. Aber ich musste irgendwann erkennen, dass hier unser Film lief. Jürgen spielte die Hauptrolle, für mich hatte er beim Regisseur eine Nebenrolle durchgesetzt. Jürgen spielte seine Rolle glänzend, er war als Held wundervoll wie immer, und seine Reise war abenteuerlich, aufregend und geheimnisvoll wie alle seine Reisen. Ich gebe zu, dass ich zeitweilig böse war, weil er mich nicht wie sonst überallhin mitnahm, sondern nur verschlüsselte Botschaften, dann Hilferufe sandte – und den letzten Weg ohne mich zurücklegte.

Jürgens letzte Reise! Wieder einmal verändert eine Reise mein Leben! Schon einmal hat eine Reise unser Leben in andere Bahnen gelenkt: Australien.

Traumpfade, nach dem Glauben der australischen Ureinwohner wandern wir auf ihnen, auch wenn wir dem Ahnenreich angehören. Und die Traumzeit umfasst nicht nur die Vergangenheit, sondern auch die Gegenwart und die Zukunft. Ich stelle mir vor, dass Jürgen auf seinem Traumpfad wandert und in einer anderen Dimension lebendig ist, und der Gedanke tröstet mich.

NACHWORT

Haben Sie Kinder?« Ich verneinte die Frage, die mir von dem Wissenschaftler der Forschungsgruppe der Universität Göttingen gestellt wurde.

Erst später überlegte ich.

Manchmal hatte ich mir gewünscht, eine Tochter zu haben, und dabei an Namen wie Kerstin, Gabi oder Kathinka gedacht. Hübsche junge Frauen, die sich ihr Leben selbstbewusst aufbauen und ihren Weg gehen.

Heute bin ich froh, keine Kinder zu haben und befürchten zu müssen, dass sie den Keim der Erkrankung in sich tragen.

Vermutlich waren einige Menschen, die mich und Jürgen kannten, verstört, weil ich nicht in ihr Bild von der trauernden Witwe passte.

Mein Schockzustand hielt an. Mit der gleichen Intention, mit der ich alles in diesem entscheidenden Jahr regelte, gestaltete ich mein Leben neu. Ich löste unsere lieb gewonnene Terrassenwohnung auf und trennte mich von vielen Möbelstücken, die gemeinsame Erinnerungen bargen.

Die Beerdigungsfeier inszenierte ich, als wäre sie unsere Hochzeitsfeier.

Ich erinnerte mich die ersten Jahre nach seinem Tod an den Jürgen, den ich am Schluss seines Lebens kennen lernte. Zärtlichkeit überflutete mich, wenn ich an das große unbeholfene Kind dachte, das meine Hilfe brauchte.

Erst heute kann ich mich an den Mann erinnern, den ich am Anfang unserer Beziehung liebte, und den Mann, der über lange Jahre mein Gefährte war.

Kann anerkennen, dass er Teil meines Lebens war und bleibt, weil er mich in meiner Persönlichkeit mitgeformt hat.

Ich habe einige Zeit gebraucht, dies alles zu erkennen. Im Winter des Todesjahres stürzte ich, brach mir den rechten Ellenbogen, zwei Operationen folgten und zogen unerträgliche Schmerzen nach sich. Die Zwangspause brachte mich dazu, innezuhalten, nachzudenken. Später, als ich meine Hand mühsam wieder bewegen konnte, fing ich an zu schreiben.

Mein Blickwinkel hatte sich verändert, ich war eine andere geworden. Die kleinen Glücksmomente im Leben bedeuten mir mehr, sind mir bewusster.

Das Lachen mit Freunden, das saftige Grün der Wiesen, die mit gelben Butterblumen übersät sind, der Geruch des Flieders, ein liebes Wort, eine kleine Geste, eine Melodie, ein paar Zeilen in einem Buch, eine Freude, die ich anderen machen kann.

Das Leben ist spannend, interessant, aufregend, ich bedauere, dass Jürgen es nicht mehr mitleben kann. Dass er nicht mehr lebt. Das Schicksal wollte es anders.

Die Universität Göttingen erhielt inzwischen Fördermittel im Umfang von 9,1 Millionen Euro. Gefördert wird ein Projekt der Prionenforschung in der Neurologie und Psychiatrie.

Die Göttinger Wissenschaftler entwickelten nach einer Pressemeldung ein neuartiges hoch empfindliches Verfahren zum

Nachweis von Prionen aus der Rückenmarksflüssigkeit. Für die Erkennung einer BSE-Erkrankung bei Rindern als Teil der Nahrungskette ein Fortschritt. Ich hoffe, dass in einigen Jahren eine Heilung möglich sein wird, für diese und für andere Krankheiten, die ebenso tragisch verlaufen.

Die Geschichte, die ich erzählt habe, beruht auf tatsächlichen Ereignissen.

Ich danke allen meinen Freunden für ihre Unterstützung während der Zeit von Jürgens Krankheit und in der Zeit danach und für die Ermunterung, dieses Buch zu schreiben. Ich bitte um Verständnis dafür, dass einige Begebenheiten geringfügig abgeändert wurden. Die vorkommenden Personen gab es, sie hießen anders und, falls sich der eine oder andere wiedererkennt und meint, nicht richtig dargestellt zu sein, bitte ich zu bedenken, dass diese Niederschrift eine subjektiv empfundene ist.

Soweit es um die Erkrankung ging, habe ich versucht, alle Details wirklichkeitsgetreu einzuarbeiten.

DANKSAGUNG

Mein besonderer Dank gilt meinem Bruder Kurt Seeliger, der mir in der Zeit nach Jürgens Tod zur Seite stand, ebenso wie allen Mitgliedern der Familie Ludwig, Jürgens Freunden Eberhard Janke, Ulrich Cosack und dem Frauenstammtisch. Ich danke unserer Ärztin, die uns nicht nur in der schweren Zeit der Krankheit unterstützt hat, sondern mich auch danach ermuntert hat, Jürgens Geschichte niederzuschreiben; der Journalistin und Buchautorin Sylvia Englert, die mir half, einige tückische Klippen zu umschiffen und deren Urteil mir die Kraft gab, das Manuskript einem Verlag anzubieten. Der Autorengruppe »Seitenspinner« unter Leitung von Edith Wiegel und dem »Verein für kreatives Schreiben e.V. Pegasus« unter Ruth Birk bin ich dankbar, dass ich schreiben lernen durfte und der kollegiale Austausch mich weiterbrachte.

Mein Dank gilt ebenso Regina Schreiner, Juliane Reister, Anne Hagelstein, Elke Klein, Heidi Dudek-Mannes, Hanne Becker, Ingrid Schulte-Rhade und meiner Kollegin Christina für viele kleine Hinweise, dem Pianisten Davidon für seine liebevollen Ermunterungen, der Autorin Annette Piechutta für die zahlreichen anregenden Gespräche und ihre Freundschaft.

Meiner Freundin Ingrid Appel danke ich besonders herzlich, dass sie nicht nur die verschiedenen Manuskriptausfertigungen sorgfältig auf Fehler untersuchte, sondern mir auch als

Leserin wertvolle Tipps gab und mir immer wieder Mut zusprach.

Ich bedauere, dass zwei mir sehr wertvolle Menschen, meine Freundin Fränzi Dedner und meine Schwiegermutti Margot Ludwig, das Buch nicht mehr lesen können. Ich vermisse beide. Meiner Schwiegermutti bin ich sehr dankbar für ihre aufrichtigen, geradlinigen Anmerkungen, die sie mir stets gab, wenn ich ihr Teile des Manuskripts vorlas. Ich freue mich sehr darüber, dass der Schauspieler Andreas Geiss sich bereit erklärt hat, bei Lesungen Jürgens Part zu sprechen.

Den beiden Lektorinnen Susanne Haffner und Sylvia Gredig danke ich für viele wertvolle Hinweise und dafür, dass sie mich herausgefordert haben, mehr, als ich anfangs wollte, preiszugeben.

Ich danke Herrn Professor Doktor Hans A. Kretzschmar, dass er mein Buch unterstützt.

Frauen-Leben in Afghanistan!
Eine RAWA-Aktvistin erzählt

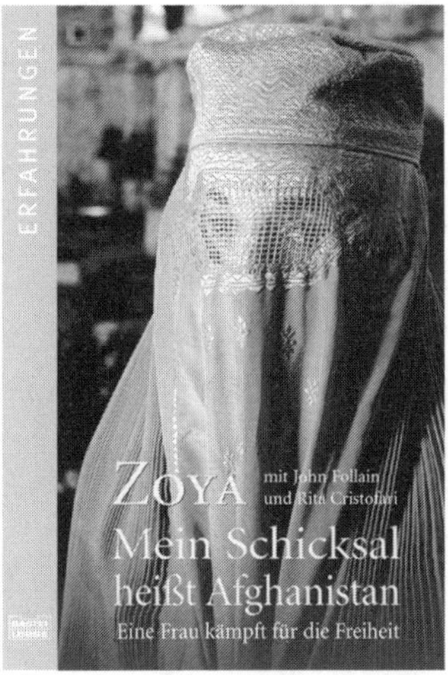

Zoya mit John Follain
und Rita Cristofari
ZOYA – MEIN SCHICKSAL
HEISST AFGHANISTAN
Eine Frau kämpft für die Freiheit.
Erfahrungen
224 Seiten
ISBN 978-3-404-61497-4

Zoya ist 23 Jahre alt und stammt aus Kabul. Seit 1994 ist sie Mitglied von RAWA, dem revolutionären Frauenverband Afghanistans. Diese Widerstandsbewegung kämpft seit über 20 Jahren gegen fundamentalistische Restriktionen und für eine Gleichheit der Geschlechter. Die sanften Rebellinnen operierten während der Taliban-Herrschaft unter unglaublichen Gefahren von Pakistan aus. Sie schleusten Ärzteteams und Krankenschwestern nach Afghanistan ein und brachten Mädchen und Frauen heimlich Lesen und Schreiben bei.

Den Journalisten John Follain und Rita Cristofari erzählte Zoya ihre Lebensgeschichte und von dem gefahrvollen Alltag in Afghanistan, wo Frauen weniger gelten als Tiere.

Bastei Lübbe Taschenbuch

»Irgendwas hält dich. Doch es tut weh: Dieses Werde und Stirb. Dieses Blüh' und Vergeh'« Konstantin Wecker

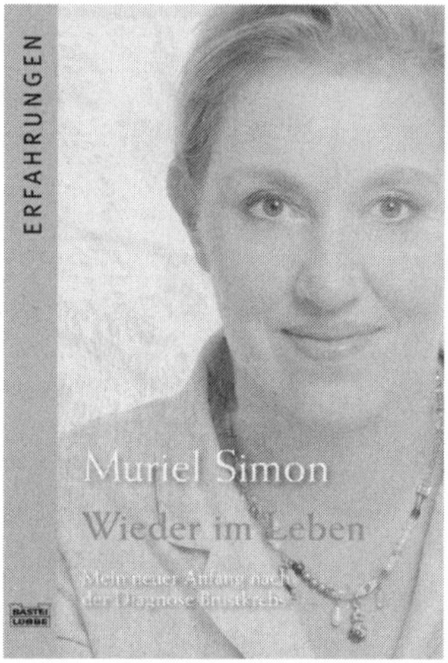

Muriel Simon
WIEDER IM LEBEN
Mein neuer Anfang nach
der Diagnose Brustkrebs
Erfahrungen
224 Seiten
ISBN 978-3-404-61601-5

An einem späten Sommerabend, während sich die Arbeit auf und unter dem Schreibtisch stapelt und der Wecker längst auf sieben gestellt ist, weil die Tochter zur Schule gebracht werden muss, ertastet die 40-jährige Muriel durch Zufall einen Knoten in ihrer Brust. Gefangen zwischen Ahnung und Hoffnung, durchlebt sie die folgenden Tage. Schließlich ist sie für die kleine Lara allein verantwortlich … Aber das Leben hat andere Pläne. Der Knoten stellt sich als aggressiv heraus, schnell wachsend, vermutlich schon streuend. Die Ärzte läuten sofort die Behandlung mit einer starken Chemotherapie ein. Ein ganzes Jahr lang, das für Muriel zur Tortur wird.

Bastei Lübbe Taschenbuch

Ein Buch,
das Hoffnung zum Leben schenkt

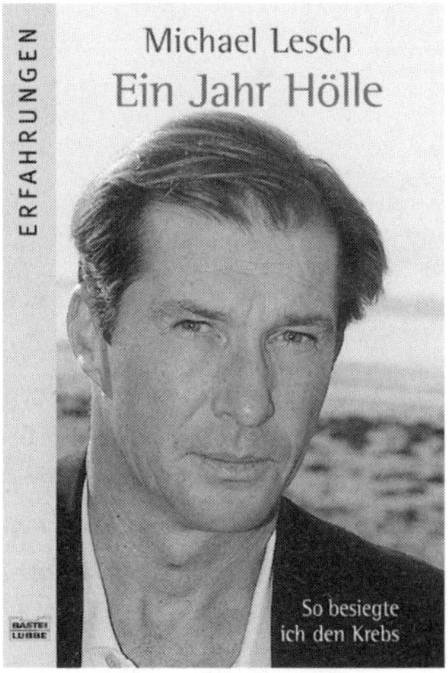

Michael Lesch
EIN JAHR HÖLLE
So besiegte ich den Krebs
Erfahrungen
208 Seiten mit Bildtafelteil
ISBN 978-3-404-61490-5

Im November 1999 bricht der Schauspieler Michael Lesch plötzlich zusammen. Diagnose: verschleppte Lungenentzündung. Doch dann entdecken die Ärzte – eher zufällig – mehrere Tumore im Schulter- und Brustbereich sowie im Magen. Morbus Hodgkin, Lymphdrüsenkrebs. Michael Lesch übersteht mit ungeheurer Willensstärke die Chemotherapie und zahlreiche Komplikationen. Mehr als einmal hängt sein Leben an einem seidenen Faden. Er besiegt den Krebs und kann schon nach einem Jahr wieder ein renommiertes Golfturnier gewinnen.

Bastei Lübbe Taschenbuch

Mutmach-Geschichte über den Überlebenswillen und die Lebensfreude, die ein junges Mädchen trotz seiner Erkrankung aufbringt

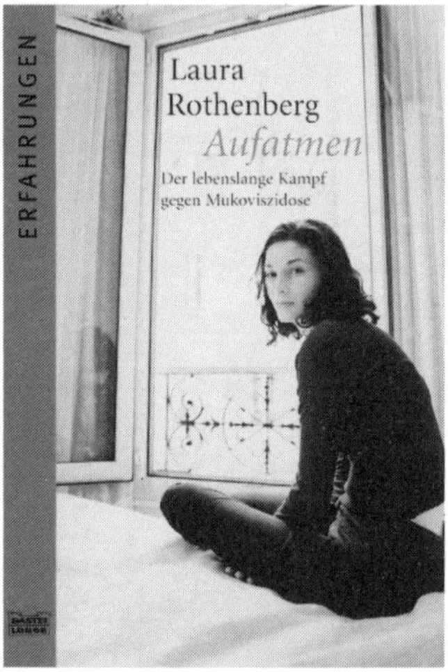

Laura Rothenberg
AUFATMEN
Leben mit Mukoviszidose
mit 16 Seiten Bildteil s/w
Erfahrungen
288 Seiten
ISBN 978-3-404-61569-8

Laura leidet leidet an Mukoviszidose, einer tückischen Erbkrankheit, die sie immer wieder für Wochen ans Krankenhausbett fesselt. In solchen Wochen der Einsamkeit ist ihr Tagebuch ihr bester Freund. Ihm vertraut sie die Schmerzen und die Verzweiflung an, die sie in Gegenwart ihrer Freunde und ihrer Familie so gut zu verbergen weiß. Und hier schreibt sie auf, was sie bewegt, als sie sich für eine Lungentransplantation entscheidet …

Bastei Lübbe Taschenbuch